『简单实用的祛病养生指南』

药酒·药浴·药粥

许俊霞 / 编著

北京联合出版公司
Beijing United Publishing Co.,Ltd.

图书在版编目（CIP）数据

药酒·药浴·药粥/许俊霞编著 . -- 北京：北京
联合出版公司，2016.9（2020.4 重印）
　　ISBN 978-7-5502-8567-5

　　Ⅰ . ①药… Ⅱ . ①许… Ⅲ . ①药酒—配方②药浴疗法
③粥—食物疗法 Ⅳ . ① R289.5 ② R244.9 ③ R247.1

　　中国版本图书馆 CIP 数据核字（2016）第 224706 号

药酒·药浴·药粥

编　　著：许俊霞
责任编辑：孙志文
封面设计：韩立强
责任校对：史　翔
美术编辑：盛小云

北京联合出版公司出版
（北京市西城区德外大街83号楼9层　　100088）
三河市南阳印刷有限公司印刷　新华书店经销
字数450千字　720毫米×1020毫米　1/16　24印张
2016年9月第1版　2020年4月第2次印刷
ISBN 978-7-5502-8567-5
定价：59.00元

随着当今社会老龄化问题的日益突出，人们追求健康调养、益寿延年的心愿越来越迫切，中医养生正成为现代人的生活时尚，成为保健养生的重要选择。而药酒、药浴、药粥疗法起源悠久，应用广泛，经济实用，深受广大人民群众的喜爱并加以选用。

酒有"通血脉、行药势、温肠胃、御风寒"等多种作用，被奉为"百药之长"。将强身健体的中药与酒"溶"于一体的药酒，不仅配制方便、药性稳定、安全有效，而且因为酒精是一种良好的半极性有机溶剂，中药的各种有效成分都易溶于其中，药借酒力、酒助药势而充分发挥其效力，提高疗效。药酒主要具有补血益气、滋阴温阳的滋补强身之效，同时酒本身又有辛散温通的功效。因此药酒疗法可广泛应用于各种慢性虚损性疾患的防治，并能抗衰老、延年益寿。

药浴疗法是中华医学的经典外治法之一，是中国古人的伟大智慧结晶，从古至今，被历代医家所推崇，伟大爱国诗人屈原在《云中君》里记述："浴兰汤兮沐芳华。"药浴曾一度盛行在宫廷和贵族当中，显示出其疗法的尊贵与奇效。药浴疗法具有简、便、验、廉的特点，且使用方便，无须特殊设备，不受环境条件的过多限制，所用药物价廉易得又疗效显著，患者乐于接受。

药粥是由富含淀粉的粮食，如米、麦、玉米等加入适宜的药物和一定比例的水煮成的半流质饮食，它以粥为基础，又有药的功效，是食疗和药疗相结合的剂型，具有制作方便、易于消化吸收的特点。药粥疗法最早见于春秋战国时期。《史记·扁鹊仓公列传》中记载有：淳于意（仓公）用火齐粥为齐王治病。我国最早记载的食用药粥方，是来自于长沙马王堆汉墓出土的十四种医学方剂书。书中记载有服青粱米粥治疗蛇咬伤，用加热石块煮米汁内服治疗肛门痒痛等方。汉代医圣张仲景善用米与药同煮作为药方，开创了使用药粥之先驱。此后的医家如孙思邈、陈直、忽思慧、邹铉等在探索药粥疗法、收集粥方等方面做出了卓越贡献，为后世留下了宝贵财富，使得人们对药粥的益处也有了更加广泛深入的了解。当下，药粥作为一种治疗保健方法，正在为人类的健康发挥着巨大的作用。

为方便读者利用药酒、药浴、药粥养生祛病，我们组织专家从浩如烟海的资料文献中撷取部分取材容易、制作方便，实用性、有效性、安全性较好的药酒、药浴、药粥配方，介绍给广大读者，以发扬中医药的精粹。全书共分为三部分，第一部分主要介绍药酒的起源与发展，药酒的特色和作用，药酒的炮制、储存与服用，药酒的适用范围和禁忌等，并针对日常常见的一些病症，分门别类地收录了历代文献所记300余道药酒方，每个药酒方下设药材配方、泡制方法、功能效用、饮用、储藏、注意事项等内容，让读者知其然，亦知其所以然。第二部分主要介绍药浴的发展历史、作用机制与功效，药浴的分类及使用方法，药浴的安全知识，为读者介绍了具有清热解毒、发散风热、活血化瘀、美容祛毒等作用的80余款经典药浴方，并针对内科、外科、妇科、男科、骨伤科等疾病，遴选了相应的药浴方进行调理。第三部分介绍了药粥的基础知识，药粥的常用药材和食材，药粥的禁忌和制作，并收录了针对感冒、咳嗽、高血压病、贫血、腹泻、胃炎、失眠等常见病症的近百种药粥方，每个药粥方下设做法、原料、功效、性味归经、适用疗效、用法用量、食用禁忌等内容，普通读者都能一看就懂，一学就会。

需要注意的是，药酒、药浴、药粥在治病保健方面虽然特色优势明显，但并不适合所有病症，有些人群更需避免。此外，中药存在不少同名异物的现象，不懂医者拿不准的中药最好咨询中药师，或在中医师的指导下使用，以免对身体造成危害。

目录

第一篇 / 药酒：病痛一扫光

▶ 第一章　药酒的相关知识

药酒的起源与发展 2
　　1. 药酒的起源 2
　　2. 药酒的发展 2
药酒的特色与作用 4
　　1. 药酒的特色 4
　　2. 药酒的作用 4
如何泡制药酒 5
　　1. 泡酒前的准备工作 5
　　2. 泡酒的具体制作方法 5
如何正确选用药酒 7
药酒的服用与贮藏 8
　　1. 药酒的服用方法 8
　　2. 药酒的贮藏要点 8
药酒的适用范围与使用禁忌 9
　　1. 药酒的适用范围 9
　　2. 药酒的使用禁忌 9

▶ 第二章　防治心脑血管疾病的药酒

高血压病 10
　　复方杜仲酊 10

竹酒 11
桑葚降压酒 11
高脂血症 12
　　消脂酒 12
　　玉竹长寿酒 12
心绞痛 13
　　灵脂酒 13
　　灵芝丹参酒 13
　　桂姜酒 14
　　冠心酒 14
心悸 15
　　安神酒 15
　　补心酒 15
心律失常 16
　　怔忡药酒 16
　　参苏酒 16
眩晕 17
　　补益杞圆酒 17
　　菊花酒 17
面瘫 18
　　加味酒调牵正散 18
　　牵正酒 18

1

桂圆补血酒............19

枸杞熟地酒............19

鹿茸山药酒............20

壮血药酒............20

脑卒中............21

黑豆白酒............21

复方白蛇酒............21

仙酒方............22

爬山虎药酒............22

▶ **第三章　防治泌尿系统疾病的药酒**

阳痿............23

琼浆药酒............23

西汉古酒............24

补肾健脾酒............24

早泄............25

韭子酒............25

沙苑莲须酒............25

锁阳苁蓉酒............26

蛤蚧菟丝酒............26

遗精............27

内金酒............27

熙春酒............27

首乌归地酒............28

六神酒............28

不育症............29

雄蚕蛾酒............29

生精酒............29

枸杞肉酒............30

沉香五花酒............30

附睾炎............31

天星酒............31

香楝酒............31

慢性前列腺炎............32

小茴香酒............32

二山芡实酒............32

荠菜酒............33

萆薢酒............33

肾结核............34

肉桂鸡肝酒............34

百部二子酒............34

尿频............35

尿频药酒............35

消石酒............35

尿失禁............36

益丝酒............36

茴香酒............36

淋症............37

金钱草酒............37

车前草酒............37

猕猴桃酒............38

石苇酒............38

臌胀............39

薏仁芡实酒............39

石榴酒............39

水肿............40

桑葚酒............40

黑豆浸酒............40

菟丝芫花酒............41

大生地酒............41

▶ 第四章　防治呼吸系统疾病的药酒

感冒 **42**
　　肉桂酒 42
　　蔓荆子酒 42
　　葱豉酒 43
　　桑菊酒 43

咳嗽 **44**
　　葶苈酒 44
　　红颜酒 44

哮喘 **45**
　　蝙蝠酒 45
　　紫苏陈皮酒 45

支气管炎 **46**
　　雪梨酒 46
　　丹参川芎酒 46
　　绿豆酒 47
　　山药酒 47

▶ 第五章　防治消化系统疾病的药酒

呃逆 **48**
　　姜汁葡萄酒 48
　　紫苏子酒方 48
　　苏半酒 49
　　荸荠降逆酒 49

呕吐 **50**
　　姜附酒 50
　　复方半夏酊 50
　　吴萸姜豉酒 51
　　玉露酒 51

胃痛 **52**
　　玫瑰露酒 52
　　吴萸香砂酒 52
　　姜糖酒 53
　　温脾酒 53

黄疸 **54**
　　灯草根酒 54

　　茵陈栀子酒 54

胃及十二指肠溃疡 **55**
　　山核桃酒 55
　　复方白屈菜酊（止痛酊） 55
　　元胡酊 56
　　平胃酒 56

腹泻 **57**
　　党参酒 57
　　蒜糖止泻酒 57
　　地瓜藤酒 58
　　白药酒 58

便秘 **59**
　　秘传三意酒 59
　　芝麻枸杞酒 59
　　芝麻杜仲牛膝酒 60
　　地黄羊脂酒 60

便血 **61**
　　刺五加酒 61
　　地榆酒 61

▶ 第六章　防治皮肤病的药酒

白癜风 **62**
　　菟丝子酒 62
　　骨脂猴姜酒 62
　　补骨丝子酊 63
　　白癜风酊 63

冻疮 **64**
　　防治冻伤药酒 64
　　姜椒酒 64
　　复方樟脑酒 65
　　复方当归红花酊 65

手癣 **66**
　　生姜浸酒 66
　　当归百部酒 66
　　大黄甘草酒 67
　　一号癣药水 67

痱子·······68
　二黄冰片酒·······68
　参冰三黄酊·······68
　豆薯子酒·······69
　苦黄酊·······69

鸡眼和胼胝·······70
　补骨脂酊·······70

足癣·······70
　黑豆酒·······70
　二味独活酒·······71
　十味附子酒·······71
　三味牛膝酒方·······72
　二牛地黄酒·······72

疥疮·······73
　白藓酊·······73
　苦参酒·······73
　灭疥酒·······74
　十味百部酊·······74

皮肤瘙痒症·······75
　蝉蜕藓皮酒·······75
　活血止痒酒·······75

荨麻疹·······76
　浮萍酒·······76
　枳壳秦艽酒·······76
　独活肤子酒·······77
　碧桃酒·······77

跌打损伤·······78
　苏木行瘀酒·······78
　闪挫止痛酒·······78
　风伤擦剂·······79

神经性皮炎·······80
　红花酊·······80

外擦药酒方·······80
　苦参酊·······81
　顽癣药酒方·······81
　复方斑蝥酒·······82
　神经性皮炎药水·······82

湿疹·······83
　蛇床苦参酒·······83
　苦参地肤酒·······83
　苦参百部酒·······84
　五子黄柏酒·······84

银屑病·······85
　斑蝥百部酊·······85
　牛皮癣酒·······85
　洋金花外用擦剂·······86

寻常疣·······87
　蝉肤白花酒·······87
　消疣液·······87

脂溢性皮炎·······88
　苦参百部酊·······88
　皮炎液·······88

斑秃、脱发·······89
　枸杞沉香酒·······89
　神应养真酒·······89

须发早白·······90
　首乌当归酒·······90
　固本酒·······90
　鹤龄酒·······91
　乌发益寿酒·······91

▶第七章　防治风湿痹痛类疾病的药酒
　独活寄生酒·······92
　杜仲丹参酒·······93
　白花蛇酒·······93

薏仁酒 94
杜仲丹参酒 94
黄精益气酒 95
丹参加皮酒 95
当归附子酒 96
冯了性酒 96

第二篇 / 药浴：老祖宗留下的灵丹妙药

▶ 第一章 中华药浴——学用药浴不生病

药浴发展历史 98
药浴的发展 98
药浴的作用机制及治疗功效 99
药浴的作用机制 99
药浴的功效 100
药浴的分类及使用方法 101
全身浴 101
局部浴 101
头面浴 102
目浴 102
手足浴 102
药浴安全常识 103
药浴水质的选择 103
药浴的时间禁忌 103
药浴禁忌病症 103
用药安全 104

▶ 第二章 经典药浴——药浴治病一招灵

清热解毒 105
蒲公英浴 105
大青叶与板蓝根浴 106
贯众浴 107
穿心莲浴 108
紫花地丁浴 109

野菊花浴 110
清热燥湿 111
蚤休浴 111
黄连浴 112
龙胆草浴 113
秦皮浴 114
解表 115
麻黄浴 115
桂枝浴 116
香薷浴 117
荆芥浴 118
发散风热 119
薄荷浴 119
牛蒡子浴 120
桑叶浴 121
菊花浴 122
清热泻火 123
密蒙花浴 123
芦根浴 124
垂盆草浴 125
利水渗湿 126
土茯苓浴 126
泽泻浴 127
冬瓜浴 128
车前子、车前草浴 129
木通浴 130
通草浴 131
温里 132
附子浴 132
姜浴 133
肉桂浴 134
吴茱萸浴 135
小茴香浴 136
理气 137
枳实浴 137
荔枝核浴 138

檀香浴 139

活血化瘀 140

乳香浴、没药浴 140

红花浴 141

益母草浴 142

泽兰浴 143

月季花浴 144

止血 145

大蓟浴、小蓟浴 145

地榆浴 146

槐花浴 147

侧柏叶浴 148

羊蹄浴 149

三七浴 150

化痰止咳平喘 151

半夏浴 151

天南星浴 152

禹白附浴 153

旋覆花浴 154

攻毒杀虫止痒 155

雄黄浴 155

蛇床子浴 156

白矾浴 157

驱虫 158

使君子浴 158

槟榔浴 159

大蒜浴 160

美容祛毒 161

芫花浴 161

甘松浴 162

胆矾浴 163

炉甘石浴 164

▶ 第三章 常见疾病药浴——对症药浴治百病

内科疾病药浴法 165

高血压病 165

糖尿病 167

感冒 168

头痛 170

咳嗽 172

呕吐 173

腰痛 174

腹泻 176

腹痛 178

便秘 179

痢疾 180

胃痛 181

哮喘 182

失眠 184

水肿 186

痛风 188

脑卒中 190

外科和皮肤科疾病药浴法 191

颈椎病 191

前列腺炎 192

阴囊肿胀 194

尿路结石 195

冻伤 196

体臭 198

烧伤 199

口腔溃疡 200

咽炎 201

牙痛 203

耳鸣 204

慢性鼻炎 205

鼻出血 206

睑腺炎 207

眼结膜炎 208

睑缘炎 210

少白头 212

甲沟炎 213

痤疮 214

痔疮 215

脱肛 217

肛瘘 218

肛裂 220

肛门瘙痒症 221

肛门湿疹 223

肛门尖锐湿疣 224

银屑病 225

癣病 227

白癜风 229

疥疮 231

带状疱疹 233

痱子 234

湿疹 235

风疹 237

斑秃 238

酒渣鼻 240

鱼鳞病 241

接触性皮炎 242

疣 243

雀斑 245

热疮 247

脂溢性皮炎 248

妇科、男科、儿科疾病药浴法 **249**

少乳 249

痛经 250

带下病 252

盆腔炎 254

外阴瘙痒 255

乳腺增生 257

子宫脱垂 258

乳痈 260

遗尿 262

不孕症 263

更年期综合征 264

疝气 266

早泄 267

阳痿 268

阴茎包皮炎 270

厌食 272

儿童泄泻 274

小儿发热 276

皮肤感染 278

流行性腮腺炎 280

第三篇 / 药粥：养生祛病一碗粥

▶ 第一章　中华药粥：老祖宗留下的灵丹妙药

药粥的基础知识 **282**

1. 药粥的起源 282

2. 药粥的发展演变 282

3. 与普通粥的区别 282

药粥常用食材、药材 **283**

1. 药粥材料 283

2. 如何选购 285

常喝药粥保健的好处 **287**

1. 增强体质，预防疾病 288

2. 养生保健，益寿延年 288

3. 辅助治疗 288

如何制作药粥及禁忌 **289**

1. 选料 289

2. 择水 289

3. 掌握好火候 289

4. 容器的选择 289

5. 选择药物 290

6. 煮粥的方法 290

喝药粥的禁忌 290

▶ 第二章　常见病对症药粥

感冒 291
芋头香菇粥 291
山药扁豆粥 292
小白菜萝卜粥 292
空心菜粥 293
南瓜红豆粥 293

哮喘 294
核桃乌鸡粥 294
山药冬菇瘦肉粥 294
白果瘦肉粥 295
黑豆瘦肉粥 295

咳嗽 296
枇杷叶冰糖粥 296
花生粥 296
红豆枇杷粥 297
鸭腿萝卜粥 297

便秘 298
大麻仁粥 298
山楂苹果大米粥 298
西蓝花香菇粥 299
萝卜猪肚大米粥 299

消化不良 300
白术猪肚粥 300
猪肝枸杞粥 300
薏苡仁豌豆粥 301
大米竹叶汁粥 301

胃痛 302
牛奶玉米粥 302
木耳山药粥 302
南瓜百合杂粮粥 303

萝卜芦荟粥 303

腹泻 304
山药薏苡仁白菜粥 304
红枣薏苡仁粥 304
鸡腿瘦肉粥 305
香菇鸡腿粥 305

痢疾 306
山药黑豆粥 306
扁豆山药粥 306
绿豆苋菜枸杞粥 307
豆芽豆腐粥 307

失眠 308
红枣桂圆粥 308
莲子青菜粥 308
红豆核桃粥 309
核桃红枣木耳粥 309

▶ 第三章　慢性病对症调养药粥

高血压病 310
槐花大米粥 310
玉米核桃粥 311
红枣杏仁粥 311
山药山楂黄豆粥 312
鳕鱼蘑菇粥 312

高脂血症 313
红枣双米粥 313
燕麦南瓜豌豆粥 313
芝麻麦仁粥 314
虾仁干贝粥 314

糖尿病 315
党参百合冰糖粥 315
大米高良姜粥 315
枸杞麦冬花生粥 316

龙荔红枣糯米粥 ……………316
莲子山药粥 ……………………317
南瓜山药粥 ……………………317

桂圆枸杞红枣粥 ………………331
山药赤小豆糯米粥 ……………332
花生红枣大米粥 ………………332

冠心病 ……………………………**318**
油菜枸杞粥 ……………………318
菠菜玉米枸杞粥 ………………318
枸杞木瓜粥 ……………………319
木耳枣杞粥 ……………………319
西红柿桂圆粥 …………………320
桂圆银耳粥 ……………………320

闭经 ……………………………**333**
桂圆羊肉粥 ……………………333
红枣羊肉糯米粥 ………………333
鸡肉枸杞萝卜粥 ………………334
红枣桂圆鸡肉粥 ………………334

肝炎 ……………………………**321**
刺五加粥 ………………………321
天冬米粥 ………………………321
羊骨杜仲粥 ……………………322
白菜薏苡仁粥 …………………322
胡萝卜薏苡仁粥 ………………323
鹌鹑瘦肉粥 ……………………323

崩漏 ……………………………**335**
枸杞牛肉莲子粥 ………………335
红枣百合核桃粥 ………………335
羊肉枸杞姜粥 …………………336
羊肉麦仁粥 ……………………336

流产 ……………………………**337**
青菜枸杞牛奶粥 ………………337
山药人参鸡粥 …………………337
百合板栗糯米粥 ………………338
鸡蛋紫菜粥 ……………………338

▶ **第四章　女性常见病调养药粥**

贫血 ……………………………**324**
桂圆枸杞糯米粥 ………………324
山药枣荔粥 ……………………325
红豆腰果燕麦粥 ………………325
桃仁红米粥 ……………………326
猪肝粥 …………………………326

妊娠呕吐 ………………………**339**
蛋奶菇粥 ………………………339
生姜黄瓜粥 ……………………339
皮蛋玉米萝卜粥 ………………340
蛋花南瓜粥 ……………………340

痛经 ……………………………**327**
银耳桂圆蛋粥 …………………327
红枣茄子粥 ……………………327
陈皮白术粥 ……………………328
陈皮眉豆粥 ……………………328

妊娠水肿 ………………………**341**
玉米须大米粥 …………………341
莲子红米粥 ……………………341
扁豆玉米红枣粥 ………………342
鲤鱼米豆粥 ……………………342

月经不调 ………………………**329**
益母红枣粥 ……………………329
牛奶鸡蛋小米粥 ………………329
冬瓜鸡蛋粥 ……………………330
鸡蛋生菜粥 ……………………330

产后缺乳 ………………………**343**
雪梨红枣糯米粥 ………………343
四豆陈皮粥 ……………………343
西葫芦韭菜粥 …………………344
香菇猪蹄粥 ……………………344

带下病 …………………………**331**
莲子百合糯米粥 ………………331

产后恶露不净 …………………**345**
芥菜大米粥 ……………………345
洋葱豆腐粥 ……………………345

子宫脱垂 346
　红枣红米补血粥 346
　飘香鳝鱼粥 346

更年期综合征 347
　甘麦大枣粥 347
　洋葱青菜肉丝粥 347
　山楂猪骨大米粥 348
　河虾鸭肉粥 348

乳腺炎 349
　豆腐杏仁花生粥 349
　青菜罗汉果粥 349
　扁豆山药糯米粥 350
　胡萝卜玉米罗汉粥 350
　猪肚马蹄粥 351
　猪腰香菇粥 351

▶第五章　男性常见病调养药粥

早泄 352
　苁蓉羊肉粥 352

遗精 353
　牛筋三蔬粥 353
　猪肚槟榔粥 353
　鸭肉菇杞粥 354
　枸杞鸽粥 354

▶第六章　小儿常见病调养药粥

小儿腹泻 355
　茯苓大枣粥 355

小儿厌食症 356
　香菜大米粥 356

毛豆糙米粥 356
鲜藕雪梨粥 357
菠萝麦仁粥 357

积滞疳积 358
　银耳山楂大米粥 358
　茶叶消食粥 358

小儿流涎 359
　韭菜枸杞粥 359
　多味水果粥 359

流行性腮腺炎 360
　猪肉紫菜粥 360
　玉米须玉米粥 360

水痘 361
　香蕉菠萝薏苡仁粥 361
　桃仁花生蛋粥 361

▶第七章　美容美体调养药粥

肥胖 362
　绿茶乌梅粥 362
　莱菔子大米粥 363
　绿豆莲子百合粥 363
　玉米须荷叶葱花粥 364
　燕麦枸杞粥 364

美发乌发 365
　木瓜芝麻粥 365
　芝麻花生杏仁粥 365
　芝麻牛奶粥 366
　南瓜银耳粥 366
　芋头芝麻粥 367
　猪骨芝麻粥 367

第一篇

药酒

病痛一扫光

第一章
药酒的相关知识

■ 药酒的起源与发展

药酒是选配适当中药材，用度数适宜的白酒或黄酒为溶媒，经过必要的加工，浸出其有效成分而制成的澄明液体。在传统工艺中，也有在酿酒过程加入适宜的中药材酿制药酒的方法。

药酒应用于防治疾病，在我国医药史上已处于重要的地位，成为历史悠久的传统剂型之一，至今在国内外医疗保健事业中享有较高的声誉。本文将为大家介绍药酒的起源与发展历史。

1. 药酒的起源

我国最古老的药酒酿制方，是在 1973 年马王堆出土的帛书《养生方》和《杂疗方》中。从《养生方》的现存文字中，可以辨识的药酒方共有五个：

（1）用麦冬（即颠棘）配合秫米等酿制的药酒（原题："以颠棘为浆方"治"老不起"）。

（2）用黍米、稻米等制成的药酒（"为醴方"治"老不起"）。

（3）用石膏、藁本、牛膝等药酿制的药酒。

（4）用漆和乌喙（乌头）等药物酿制的药酒。

（5）用漆、节（玉竹）、黍、稻、乌喙等酿制的药酒。

《杂疗方》中酿制的药酒只有一方，即用智（不详何物）和薛荔根等药放入瓶（古代一种炊事用蒸器）内制成醴酒。其中大多数资料已不齐，比较完整的是《养生方》"醪利中"的第二方。该方包括了整个药酒制作过程，服用方法，功能主治等内容，是酿制药酒工艺最早的完整记载，也是我国药学史上重要史料。

2. 药酒的发展

早在新石器时代晚期的龙山文化遗址中，就曾发现过很多陶制酒器。远古时代的酒要保存不易，所以大多数是将药物加入到酿酒原料中一起发酵的。采用药物与酿酒原料同时发酵的方法，由于发酵时间较长，药物成分可充分溶出。

殷商时代，酿酒业更加普遍。当时已掌握了曲糵酿酒的技术。从甲骨文的记载可以看出，商朝对酒极为珍重，把酒作为重要的祭祀品。

到了周代，饮酒之风盛行，已设有专门管理酿酒的官员，称"酒正"，酿酒的技术也日臻完善，到西周时期，已有较好的医学分科和医事制度。

先秦时期，中医的发展已达到可观的程度，中国的医学典籍《黄帝内经》也出于这个时代。

到了汉代，随着中药方剂的发展，药酒便渐渐成为其中的一部分，其表现是临床应用的针对性大大加强，疗效也进一步得到提高。采用酒煎煮法和酒浸渍法大约始于汉代。

隋唐时期，是药酒使用较为广泛的时期，许多经典典籍都收录了大量的药酒和补酒的配方和制法。记载最丰富的当数孙思邈的《千金方》，共有药酒方80余种，涉及补益强身，内、外、妇科等几个方面，对酒及酒剂的不良反应也有一定认识，针对当时一些嗜酒纵欲所致的种种病状，研制了不少相应的解酒方剂。

宋朝时期，由于科学技术的发展，制酒事业也有所发展。由于雕版印刷的发明，加上政府对医学事业的重视，使得当时中医临床和理论得到了发展，对药酒的功效也渐渐从临床上升到理论。

元代是当时世界各国最繁华的都城。国内外名酒荟萃，种类繁多，更成为元代宫廷的特色。由蒙古族营养学家忽思慧编撰的《饮膳正要》就是在这个时期产生的，它是我国第一部营养学专著，共3卷，于天历三年（1330年）成书。

明代宫廷建有御酒房，专造各种名酒，尚有"御制药酒五味汤、珍珠红、长春酒"，当时民间作坊也有不少药酒制作出售，都成为人们常酿的传统节令酒类，其中有不少就是药酒。举世闻名的《本草纲目》是由明代医学家李时珍编撰而成，收集了大量前人和当代人的药酒配方，据统计有200多种，绝大多数是便方，具有用药少、简便易行的特点。

清代乾隆初年，就以"酒品之多，京师为最"了。清代王孟英所编撰的一部食疗名著《随息居饮食谱》中的烧酒一栏就附有7种保健药酒的配方、制法和疗效，大多以烧酒为酒基，可增加药中有效成

分的溶解。在清宫佳酿中，也有一定数量的药酒，如夜合枝酒，即为清官御制之一大药酒。

在元明清时期，我国已经积累了大量的医学文献，前人的宝贵经验受到了元明清时期医家的普遍重视，因而出版了不少著作，如元代忽思慧的《饮膳正要》、明代朱棣等人的《普济方》、方贤的《奇效良方》、王肯堂的《证治准绳》等；其中明清两代更是药酒新配方不断涌现的时期，如明代吴某的《扶寿精方》、龚庭贤的《万病回春》《寿世保元》、清代孙伟的《良朋汇集经验神方》、陶承熹的《惠直堂经验方》、项友清的《同寿录》等。

民国时期，由于战乱频繁，药酒研制工作和其他行业一样，也受到一定影响，进展不大。中华人民共和国成立以后，政府对中医中药事业的发展十分重视，建立了不少中医医院，中医药院校，开办药厂，发展中药事业，使药酒的研制工作呈现出新的局面。

由于现代科学技术的发展，对中医药理论有了彻底的理解和深层次的阐述，特别是对中药成分的分类、结构、性质等有了更加明确的认识。目前，酒的酿造工艺日臻完善，质量标准的制定使得药酒质量大大提高，并且逐渐趋于产业化。

我们有理由相信，中华药酒在继承和发扬传统药酒制备方法优点的基础上，结合先进的现代酒剂制备工艺，必定会发生质的突破，在预防和治疗疾病方面的功效也将会更加显著。

■ 药酒的特色与作用

药酒就是将一些药合理搭配，按照一定比例和方法，与酒配制成一种可用于保健、治疗的酒剂。药酒的特点表现在适应范围广、便于服用、吸收迅速、有效掌握剂量，还有比其他剂型的药物容易保存、见效快、疗效高等优点上。

从根本上讲，药酒的医疗保健作用大致分为两种：一种是对人体有滋补作用的补益性药酒；另一种是针对某些疾病起防治作用的治疗性药酒。

1. 药酒的特色

（1）药酒本身就是一种可口的饮料。一杯口味醇正，香气浓郁的药酒，既没有古人所讲"良药苦口"的烦恼，也没有现代打针输液的痛苦，给人们带来的是一种佳酿美酒的享受，所以人们乐意接受。

（2）药酒是一种加入中药材的酒，而酒本身就有一定的保健作用，它能促进人体胃肠分泌，帮助消化吸收，增强血液循环，促进组织代谢，增加细胞活力。

（3）酒又是一种良好的有机溶媒，其主要成分乙醇，有良好的穿透性，易于进入药材组织细胞中，可以把中药里的大部分水溶性物质，以及水不能溶解，需用非极性溶媒溶解的有机物质溶解出来，起到更好地发挥生药原有的作用，服用后又可借酒的宣行药势之力，促进药物最大限度地发挥疗效，并可按不同的中药配方，制成各种药酒来治疗各种不同的病症。

（4）中国药酒适应范围较广，几乎涉及临床所有科目。当然，其中有些可能是古代某位医者个人的经验，是否能普遍应用，还须进一步验证，但是从总体来看，当以可取者多。

（5）由于酒有防腐消毒作用，当药酒含乙醇40%以上时，可延缓许多药物的水解，增强药剂的稳定性。所以药酒久渍不易腐坏，长期保存不易变质，并可随时服用，十分方便。

2. 药酒的作用

（1）理气活血

气是构成人体和维持人体生命活动的最基本物质；血具有濡养滋润全身脏腑组织的作用，是神志活动的主要物质基础。药酒能起到益气补血、振奋精神、增强食欲、调理身心等作用，效果显著。

（2）滋阴壮阳

阴虚则热、阳虚则寒，阴阳的偏盛、偏衰都有可能产生病症。药酒的作用在于，通过调和阴阳，利用其相互交感、对立制约、互根互用、消长平衡、相互转化的特点，达到壮肾阳、滋肾阴的目的，对人体健康至关重要。

（3）舒筋健骨

肾主骨生髓，骨骼的生长、发育、修复，全赖肾的滋养；肝主筋，肝之气血可以养筋。药酒可以起到补肾、补肝的作用，从而达到舒筋健骨的功效。

（4）补脾和胃

脾主运化、主升清、主统血；胃主受纳、主通降，脾和胃相表里，共同完成饮食的消化吸收及其精微的输布，从而滋养全身。肺病日久则可影响到脾，导致脾的功能失调、气虚，从而出现不良症状。

（5）养肝明目

肝开窍于目，又有藏血功效；眼依赖于血濡养来发挥视觉功能，而肝病往往反映于目。药酒可以起到保肝护肝、增强视力的作用。

（6）益智安神

在现代生活中，人们遭受着内在和外在的双重压力，身体不堪负荷，常会出现"亚健康"的症状。心主血脉、主藏神，应养心血、补心气，使心的气血充盈，才能有效推动血行，达到精神旺盛的目的，也应时常注意情志调节，凝神定心。

由此可见，药酒的作用是多种多样的，既有医疗作用，又有滋补保健作用，乃一举两得之功，真可谓善饮也。

■ 如何泡制药酒

泡制药酒，是决定药酒最后成品质量好坏的重要环节。从器具挑选、药材准备到具体制作，每一个步骤都需要精准到位。不熟悉泡酒酿制过程的人，可以先向其他有经验的人学习之后再实践，或者在专人指导下完成，以便更快掌握内容方法。本文将告诉大家如何正确泡制药酒。

1.泡酒前的准备工作

药酒服用简便，疗效显著，家庭中亦可自制，但要掌握正确的方法。在制作药酒前，必须做好几项准备工作：

（1）保持作坊清洁，严格按照卫生要求执行。要做到"三无"，即无灰尘、无沉积、无污染，配制人员亦要保持清洁，闲杂人等一律不准进入场地。

（2）凡是药酒都有不同的配方和制作工艺要求，并不是每种配方都适合家庭配制，如果对药性、剂量不甚清楚，又不懂药酒配制常识，则切勿盲目配制饮用药酒。所以要根据自身生产条件来选择安全可靠的药酒配方。

（3）选择配制药酒，一定要辨清真伪，切忌用假酒配制，以免造成不良后果。按配方选用中药，一定要选用正宗中药材，切忌用假冒伪劣药材。对于来源于民间验方中的中药，首先要弄清其品名、规格，要防止同名异物而造成用药错误。

（4）准备好基质用酒。目前用于配制

药酒的酒类，除白酒外，还有医用酒精（忌用工业酒精）、黄酒、葡萄酒、米酒和烧酒等多种，具体选用何种酒，要按配方需要和疾病而定。

（5）制作前，一般都要将配方中药材切成薄片，或捣碎成粒状。凡坚硬的皮、根、茎等植物药材可切成3毫米厚的薄片，草质茎、根可切成3厘米长碎段，种子类药材可以用棒击碎。同时，在配制前要将加工后的药材洗净、冻干后方能使用。

（6）处理动物药材时，宜先除去内脏及污物（毒蛇应去头），用清水洗净，用火炉或烤箱烘烤，使之散发出微微的香味。烘烤不仅可除去水分，还可以达到灭菌的效果，并保持浸泡酒的酒精浓度。还可使有效成分更易溶于酒中，饮用起来也有香醇的感受。

（7）药酒制作工具按照中医传统的习惯，除了一些特殊的药酒之外，煎煮中药一般选用砂锅等非金属的容器。

（8）要熟悉和掌握配制药酒常识及制作工艺技术。

2. 泡酒的具体制作方法

一般来说，现代药酒的制作多选用50%~60%的白酒，因为50%浓度或以上的酒在浸泡过程中能最大限度地杀灭中草药材中夹带的病菌，以及有害的微生物、寄生虫及虫卵等，使之能在安全的条件下饮用，更有利于中药材中有效成分的溶出。

对于不善于饮酒的人，或者根据病情需要，可以选用低度白酒、黄酒、米酒或果酒等基质酒，但浸出时间要适当延长，或复出次数适当增加，以保证药物中有效成分的溶出。

制作药酒时，通常是将中药材浸泡在酒中一段时间，致使中药材中的有效成分充分溶解在酒中，随后过滤去渣，方可使用。

目前一般常用的泡酒制作方法有如下几种：

（1）冷浸法

冷浸法最为简单，尤其适合家庭配制药酒。

以消脂酒为例，制作方法步骤如下：

①将所用药材切薄片。

②装入洁净纱布袋中。

③将纱布袋放入容器。

④加入白酒，密封浸泡 15 日。

⑤拿掉纱布袋，加入蜂蜜混匀。

⑥取药液饮用。

（2）煎煮法

以当归荆芥酒为例，制作过程如下：

①将所用药材切薄片。

②将药材放入砂锅，加白酒。

③用火熬煮。

④取药液饮用。

（3）热浸法

热浸法是一种古老而有效的药酒制作方法。

①将药材和白酒（或其他类型的酒）放在砂锅或搪瓷罐等容器中，然后放到更大的盛水锅中炖煮。

②一般在药面出现泡沫时，即可离火。

③趁热密封，静置半月左右，过滤去渣即得药酒。

（4）酿酒法

①将药材加水煎熬，过滤去渣后浓缩成药片，也可直接压榨取汁。

②将糯米煮成饭。

③将药汁、糯米饭和酒曲搅拌均匀，放入干净的容器中，密封浸泡 10 天左右，待其发酵后滤渣，即得药酒。

（5）渗漉法

渗漉法适用于药厂生产。

①将药材研磨成粗粉，加入适量的白酒浸润 2 ~ 4 小时，使药材充分膨胀。

②将浸润后的药材分次均匀地装入底部垫有脱脂棉的渗漉器中，每次装好后用木棒压紧。

③装好药材后，上面盖上纱布，并压上一层洗净的小石子，以免加入白酒后使药粉浮起。

④打开渗滤器下口的开关，慢慢地从渗漉器上部加进白酒，当液体自下口流出时，关闭上开关，从而使流出的液体倒入渗漉器内。

⑤加入白酒至高出药粉面数厘米为止，然后加盖放置 1～2 天，打开下口开关，使渗源液缓缓流出。

⑥按规定量收集渗源液，加入矫味剂搅匀，溶解后密封静置数日，再滤出药液，添加白酒至规定量，即得药液。

■ 如何正确选用药酒

药酒将药以酒的形式应用，可以从整体调节人的阴阳平衡、新陈代谢，具有吸收快、完全灵活、作用缓慢、服用方便等特点。药酒虽好，选择时还是需要因人而异。

懂得如何选用药酒非常重要。一要熟悉药酒的种类和性质；二要针对病情，适合疾病的需要；三要考虑自己的身体状况；四要了解药酒的使用方法。

药酒既可治病，又可强身，但并不是说每一种药酒都包治百病。饮用者必须仔细挑选，认清自己的病症和身体状况，要有明确的目的选用，服用药酒要与所治疗的病症相一致，切不可人用亦用，见酒就饮。

①气血双亏者，宜选用龙凤酒、山鸡大补酒、益寿补酒、十全大补酒等。

②脾气虚弱者，宜选用人参酒、当归北芪酒、长寿补酒、参桂营养酒等。

③肝肾阴虚者，宜选用当归酒、枸杞子酒、蛤蚧酒、桂圆酒等。

④肾阳亏损者，宜选用羊羔补酒、龟龄集酒、参茸酒、三鞭酒等。

⑤有中风后遗症、风寒湿痹者宜选用国公酒、冯了性药酒等。

⑥风湿性类风湿性关节炎、风湿所致肌肉酸痛者，宜选用风湿药酒、追风药酒、风湿性骨病酒、五加皮酒等。如果风湿症状较轻者可选用药性温和的木瓜酒、养血愈风酒等；如风湿多年，肢体麻木、半身不遂者则可选用药性较猛的蟒蛇药酒、三蛇酒、五蛇酒等。

⑦筋骨损伤者，宜选用跌打损伤酒、跌打药酒等。

⑧阳痿者，宜选用多鞭壮阳酒、助阳酒、淫羊藿酒、海狗肾酒等。

⑨神经衰弱者，宜选用五味子酒、宁心酒、合欢皮酒等。

⑩月经病者，宜选用妇女调经酒、当归酒等。

对于药酒的药材选取，也是相当讲究的。一般要选择补益药，分别有补气药、补血药、补阴药和补阳药四种。同时，还需要考虑饮酒的剂量，药量切勿过多，以免造成身体不适。

药酒所治疾病甚多，可参考本书所列病症之药酒方，随症选用。

总之，选用药酒要因人而异、因病而异。选用滋补药酒时要考虑到人的体质。形体消瘦的人，多偏于阴虚血亏，容易生火、伤津，宜选用滋阴补血的药酒；形体肥胖的人，多偏于阳衰气虚，容易生痰、怕冷，宜选用补心安神的药酒；妇女有经、带、胎、产等生理特点，所以在妊娠、哺乳时不宜饮用药酒；儿童脏腑尚未发育完全，一般也不宜饮用药酒；选用以治病为主的药酒，要随证选用，最好在中医师的指导下选用为宜。

■ 药酒的服用与贮藏

服用药酒，不仅仅是喝这么简单，还需要通过药酒的具体效用来决定患者本身应该使用哪些药酒。哪些药酒用于内服，哪些药酒用于外敷，服用时剂量、规格如何，等等，都是需要注意的地方。

配制好的药酒，不可能立即服用完毕，还有如何贮藏药酒的问题。根据药酒的特性，选取合适的环境封存药酒，使药酒得以完好保存，发挥更大的药效，也是非常重要的一个步骤。

1. 药酒的服用方法

药酒大多数为中药材加上酒泡制而成的，因此药酒也属于药的一种形式，也有其适宜的症状、不良反应以及毒性，所以在服用药酒时掌握服用方法和剂量是非常重要的。

药酒服用方法一般分为内服和外用两种。外用法一般按照要求使用即可，内服法则要严格根据药酒所适宜的功效来使用。

（1）服用药酒时要适度

根据不同人的不同情况，一般每次可饮用10~30毫升，每天2~3次，或根据病情以及所用药物的性质和浓度来调整。酒量小的患者，可在服用药酒的同时，加入适量清水，或兑入其他饮品一同服用，以减小高度数药酒的刺激性气味。饮用药酒应病愈即止，不宜长久服用。

（2）服用药酒时要注意时间

通常在饭前或睡前服用，一般佐膳服用，以温饮较佳，使药性得以迅速吸收，更好地发挥药性的温通补益作用。有些药酒也应因季节的变化而用量不同，一般夏季炎热可适当减少服用量，冬季寒冷则可适当增加服用量。

（3）服用药酒时要注意年龄和生理特点

若老人或小孩服用，要适当减少药量，也要注意观察服用后有无不良反应，或尽量采用外服法；若女性服用，要注意在妊娠期和哺乳期一般不宜饮用药酒，在行经期不宜服用活血功能较强的药酒。

（4）尽量避免同时服用其他药物

服用药酒时要尽量避免同时服用其他药物，若不同治疗作用的药酒交叉使用，可能影响治疗效果。

（5）不宜加糖或冰糖

服用药酒时，不宜加糖或冰糖，以免影响药效，最好加一点儿蜜糖，因为蜜糖性温和，加入药酒后不仅可以减少药酒对肠胃的刺激，还有利于保持和提高药效。

（6）药酒出现酸败味时忌服

一旦出现药酒质地混浊、絮状物明显、颜色变暗、表面有一层油膜、酒味转淡、有很明显的酸败味道等情况时，证明该药酒不适宜再服用了。

2. 药酒的贮藏要点

如果药酒的贮藏方法不当，不仅容易使药酒受到污染甚至变质，而且还会影响药酒的疗效。因此，对于一些服用药酒的人来说，掌握一些药酒的贮藏方法是十分必要的。通常情况下，贮藏药酒应注意以下几个要点：

（1）首先应该将用来盛装药酒的容器清洗干净，然后用开水烫一遍，这样可以消毒。

（2）药酒配制完毕后，应及时装入合适的容器中，并盖上盖密封保存。

（3）贮藏药酒的地方最好选择在阴凉通风干燥处，温度在 10～20℃为宜。夏季储藏药酒要避免阳光的直接照射，同时要做好防火措施，因强烈的光照可破坏药酒内的有效成分及稳定性和色泽，使药物功效降低；如果用黄酒或米酒配制药酒时，冬天要避免受冻变质，一般贮藏在不低于 -5℃的环境下。

（4）贮藏药酒时切忌与汽油、煤油、农药以及带强烈刺激性味道的物品一同存放，以免药酒变质、变味，影响了治疗的效果。

（5）配制好的药酒最好贴上标签，并写上所用药酒的名称、作用、配制时间、用量等详细的内容，以免时间久了发生混乱辨认不清，造成不必要的麻烦，甚至导致误用错饮而引起身体不适。

（6）当药酒的颜色不再加深，表明药物的有效成分已经停止渗出，药酒浓度已达到最大，就可以服用了。一般来说，动物类药酒浸泡 1～2 周才可以服用，而植物类药酒 3～5 天就可以了。有些贵重药材，可反复浸泡，离喝光尚有 1 寸的液高时，再次倒入新酒继续浸泡。

■ 药酒的适用范围与使用禁忌

由于药酒所含的药物成分不同，其功能效用也会有所不同，所适应的群体、病症也往往大不相同，因此，在选择药酒之前，首先应该弄清楚所选药酒的适用范围以及禁忌，综合考虑之后再做出选择，只有对症选药酒，才能产生较好的疗效，否则，因为药酒选用不当或随意服用，可能会产生负面的影响，严重时甚至危及生命。因此，本篇将告诉您药酒的适用范围以及使用禁忌，希望对您有帮助！

1. 药酒的适用范围

（1）防治疾病。由于所选取的药材不同，不同的药酒可以治疗内科、外科、骨科、男科、儿科等近百种疾病。很多疾病都可以通过药酒来慢慢治疗，药酒相对于西药来说，对身体的副作用较小，而且效果也甚佳。

（2）延年益寿。选择合适的中药材来制作药酒，能增强人体免疫功能，改善体质，可以保持旺盛的精力，对中老年人有很大的益处，可以延长人的寿命。

（3）美容养颜。选择合适的药酒对女性朋友来说也有很多好处，可以补血养颜、美白护肤，是爱美女性的很好选择。

（4）防癌抗癌。选择合适的药材来制作药酒，可以达到防癌抗癌的作用。

2. 药酒的使用禁忌

（1）儿童、青少年最好不要采用药酒疗法。

（2）对酒精过敏、患皮肤病的人，应禁用或慎用药酒。

（3）高血压患者宜戒酒，或尽量少服药酒。

（4）冠心病、心血管疾病、糖尿病患者病情较为严重时，不宜采用药酒疗法。

（5）消化系统溃疡较重者不宜服用药酒。

（6）肝炎患者由于肝脏解毒功能降低，饮酒后酒精在肝脏内聚集，会使肝细胞受到损害而进一步降低解毒功能，加重病情，因此不宜服用药酒。

（7）女性在妊娠期和哺乳期不宜服用药酒，在正常行经期也不宜饮用活血功能强的药酒。

（8）育龄夫妇忌饮酒过多，容易破坏性行为，并抑制性功能。

（9）用药酒治病可单用，必要时也可与中药汤剂或其他的外治法配合治疗。

（10）外用药酒绝不可内服，以免中毒，危及身体。

第二章
防治心脑血管疾病的药酒

 ## 高血压病

复方杜仲酊

【药材配方】

【使用方法】口服。每日2次，每次2~5毫升。

【贮藏方法】放在干燥阴凉避光处保存。

【注意事项】低血压患者忌服。

制作方法

① 把诸药材捣碎，入纱布袋中。

② 把布袋放入容器，加入白酒。

③ 密封浸泡约15日后拿掉纱布袋即可饮用。

功能效用

杜仲具有补肝肾、强筋骨、安胎气、降血压的功效。此款药酒具有镇静降压功效，适用于高血压病、肾虚腰痛等不适症状。

黄芩200克

金银花200克

红花2克

白酒2升

生杜仲200克

桑寄生200克

当归100克

通草10克

特别提示

金银花的成色不同，药用效果也不同，自古被誉为清热解毒的良药，以山东产量最大，但是河南产的质量最佳，购买时建议购买知名品牌。

竹酒

【使用方法】口服。每日2次，每次20毫升。

【贮藏方法】放在干燥阴凉避光处保存。

【注意事项】低血压患者忌服。

【药材配方】

嫩竹120克　　白酒1升

制作方法

① 将嫩竹捣碎，装入洁净纱布袋中。

② 将洁净纱布袋放入合适的容器中，倒入白酒密封。

③ 密封12日后即可服用。

功能效用

嫩竹性寒味甘淡，具有清热除烦，生津利尿之功效。此款药酒具有降低血压、强筋健骨、清热利窍的功效，适用于原发性高血压、痔疮、便秘等疾病。

特别提示

竹叶是中医一味传统的清热解毒药，被中华人民共和国卫生部批准列入"药、食两用的天然植物"。竹叶提取物有效成分包括黄酮、酚酮、蒽醌、内酯、多糖、氨基酸、微量元素等，可广泛用于医药、食品、抗衰老产品及美容化妆品、饲料等领域。竹叶不宜久煎，入食以鲜品为佳，煮粥时宜稀薄，不宜稠厚。

桑葚降压酒

【使用方法】口服。每日2次，每次15毫升。

【贮藏方法】放在干燥阴凉避光处保存。

【注意事项】脾胃虚寒、便溏者忌服。

制作方法

① 把桑葚捣碎入锅，加入800毫升的水煎汁，浓缩至100毫升左右待用。

② 把糯米用水浸后沥干，放入锅中蒸到半熟。

③ 把桑葚汁倒入蒸好的糯米中，加入研成细末的酒曲，搅拌均匀后密封，使其发酵，如周围温度过低，可用稻草或棉花围在四周进行保温，约10日后味甜即可饮用。

【药材配方】

酒曲40克

桑葚200克　　糯米1千克

功能效用

此款药酒具有养肝明目、滋阴补肾、润燥止渴、生津润肺的功效。主治高血压、眩晕耳鸣、心悸失眠、内热消渴、血虚便秘、神经衰弱、肝肾阴亏等症。

高脂血症

消脂酒

【使用方法】口服。每日2次，每次20～30毫升。

【贮藏方法】放在干燥阴凉避光处保存。

【注意事项】孕妇不宜服用。

【药材配方】

山楂片60克

泽泻60克

丹参60克

香菇60克

蜂蜜300克

白酒1升

制作方法

① 把上述药材切成薄片，装入洁净纱布袋中。

② 把装有药材的纱布袋放入合适的容器中，倒入白酒后密封。

③ 浸泡约15日后拿掉纱布袋。

④ 加入蜂蜜混匀后即可饮用。

功能效用

　　山楂片有消食化积、活血散瘀的功效；泽泻具有显著的利尿、降压、降血糖、抗脂肪肝的功效；丹参具有凉血消痈、清心除烦、养血安神的功效。此款药酒具有补脾健胃、活血祛脂的功效，适用于高脂血症。

玉竹长寿酒

【使用方法】口服。每日2次，每次10～20毫升。

【贮藏方法】放在干燥阴凉避光处保存。

【注意事项】① 痰湿气滞者忌服；② 脾虚便溏者慎服。

制作方法

① 将玉竹、白芍、当归、制首乌、党参分别捣碎，放入布袋中，再将此布袋放入容器中。

② 加入白酒。

③ 密封浸泡7日，过滤留渣，取药液。

④ 压榨液渣取滤液，将滤液和药液混合，过滤后方可服用。

【药材配方】

玉竹60克

白芍60克

制首乌40克

当归40克

党参40克

白酒2升

功能效用

　　此款药酒具有益气活血、健脾和胃、降脂减肥的功效。主治高脂血症、伴有阴气不足、身倦乏力、食欲不振。

心绞痛

灵脂酒

【使用方法】口服。每日 2 ~ 3 次，每次 10 毫升。

【贮藏方法】放在干燥阴凉避光处保存。

【注意事项】孕妇慎服。

【药材配方】

五灵脂60克

延胡索60克

没药60克

白酒1升

制作方法

① 把五灵脂、延胡索、没药略炒后研成粗末，装入洁净纱布袋中。

② 把装有药材的纱布袋放入合适的容器中。

③ 将白酒倒入容器中后密封。

④ 浸泡约15日后拿掉纱布袋即可饮用。

功能效用

五灵脂具有活血散瘀、止血的功效；延胡索能活血、散瘀、理气、止痛，对心肌梗死有一定的防治作用。此款药酒具有活血化瘀、通络止痛的功效，适用于女性功能失调性子宫出血、男性脾胃积气、心绞痛。

灵芝丹参酒

【使用方法】口服。每日 2 次，每次 20 ~ 30 毫升。

【贮藏方法】放在干燥阴凉避光处保存。

【注意事项】孕妇慎服。

制作方法

① 把灵芝、丹参、三七分别切碎，装入洁净纱布袋中。

② 把装有药材的纱布袋放入合适的容器中。

③ 将白酒倒入容器后密封。

④ 每日摇动至少一次。

⑤ 浸泡约15日后拿掉纱布袋即可饮用。

【药材配方】

灵芝120克

丹参20克

三七20克

白酒2升

功能效用

此款药酒具有活血祛瘀、养血安神、滋补肝肾的功效。主治衰弱、腰膝酸软、眩晕失眠、头昏等病症，适合于心绞痛、冠心病、神经衰弱。

桂姜酒

【使用方法】口服。每日2次，每次15～20毫升。

【贮藏方法】放在干燥阴凉避光处保存。

【注意事项】孕妇慎服。

【药材配方】

干姜100克　　肉桂50克

白酒1升

制作方法

1 把肉桂和干姜分别切成薄片装入洁净纱布袋中。

2 把装有药材的纱布袋放入合适的容器中。

3 将白酒倒入容器后密封。

4 浸泡10日左右拿掉纱布袋即可饮用。

功能效用

干姜具有温中散寒、回阳通脉、祛湿消痰、温肺化饮的功效；肉桂具有补火助阳、散寒止痛、温经通脉的功效。此款药酒具有温中散寒、行气止痛的功效，适用于寒凝引起的心绞痛。

冠心酒

【使用方法】口服。每日2次，每晚临睡前1次，每次10～30毫升。

【贮藏方法】放在干燥阴凉避光处保存。

【注意事项】孕产妇慎服。

制作方法

1 除冰糖外，其余诸药全部切片捣碎，装入洁净纱布袋中。

2 把纱布袋放入容器中，加入冰糖和白酒后密封。

3 浸泡约7日后去纱布袋饮用。

功能效用

此药酒功能行气解郁，清心除烦，通阳散结，化痰宽胸，祛瘀止痛。长期饮用可预防和治疗冠心病与心绞痛。

【药材配方】

三七40克

栀子40克

薤白120克

豆豉120克

丹参60克

瓜蒌120克

冰糖200克

白酒2升

心悸

安神酒

【使用方法】口服。每日2次，每次20毫升。

【贮藏方法】放在干燥阴凉避光处保存。

【注意事项】宜饭前空腹饮用。

【药材配方】

白酒3升

龙眼肉500克

制作方法

①把龙眼肉装入洁净纱布袋中。

②把装有龙眼肉的纱布袋放入合适的容器中。

③将白酒倒入容器后密封。

④浸泡1个月后拿掉纱布袋即可饮用。

功能效用

此款药酒具有健脾养心、滋补气血、益智安神的功效。主治心悸怔忡、虚劳羸弱、健忘失眠、倦怠乏力、面色不华、精神不振等症。

补心酒

【使用方法】口服。每日2次，每次10毫升。

【贮藏方法】放在干燥阴凉避光处保存。

【注意事项】感冒及实热证所致的心烦失眠者忌服。

制作方法

①将麦冬去心、柏子仁去油。

②把诸药材切碎入纱布袋。

③把纱布袋放入容器，加白酒密封，每日摇动至少一次。

④浸泡约7日后去纱布袋饮用。

功能效用

此药酒功能安神定心，补血养心。适用于阴血亏虚所致的心悸心烦、多梦健忘、严重失眠、疲倦等症。

【药材配方】

当归50克

白茯神50克

麦冬100克

柏子仁50克

龙眼肉50克

生地黄75克

白酒10升

心律失常

怔忡药酒

【使用方法】口服。早晚各1次，每次15～20毫升。

【贮藏方法】放在干燥阴凉避光处保存。

【注意事项】心动过速者忌服。

制作方法

1. 将上述6味药捣碎，装入洁净纱布袋中。
2. 将洁净纱布袋放入合适的容器中，倒入白酒密封。
3. 浸泡7天后，过滤即可服用。

功能效用

此款药酒能养血安神，宁心益智。主治心血虚少所致的头昏乏力、惊悸怔忡，有养血宁心作用，对于心血虚所致的各种心律失常有一定作用。

【药材配方】

 茯苓10克

 柏子仁10克

 枣仁15克

 龙眼肉20克

 当归身10克

 生地15克

 白酒1升

参苏酒

【使用方法】口服。每日2次，每次20毫升。

【贮藏方法】放在干燥阴凉避光处保存。

【注意事项】阴虚火旺或阳盛之人不宜饮用。

制作方法

1. 将上述药材捣碎，装入洁净的纱布袋中。
2. 将洁净纱布袋放入合适的容器中。
3. 将白酒倒入容器中。
4. 浸泡一周后，过滤即可服用。

【药材配方】

 红参20克

 苏木20克

 陈皮20克

 甘草20克

 红花10克

 白酒1升

功能效用

此款药酒具有益气活血、安神宁心的功效。主治气虚血瘀所导致的心律失常、血瘀所导致的胸闷心悸和失眠。

眩晕

补益杞圆酒

【使用方法】口服。每日2次，每次10～20毫升。

【贮藏方法】放在干燥阴凉避光处保存。

【注意事项】孕妇慎服。

【药材配方】

枸杞子60克

龙眼肉60克

白酒500毫升

制作方法

① 把枸杞子和龙眼肉捣碎，装入洁净纱布袋中。

② 把装有药材的纱布袋放入合适的容器中，倒入白酒后密封。

③ 每日摇动数次。

④ 浸泡约10日后拿掉纱布袋即可饮用。

功能效用

　　枸杞子性平、味甘，具有补肝益肾之功效。此款药酒功能养肝补肾，补益精血，养心健脾。适用于肾虚血虚所致的头晕目眩、腰膝酸软、乏力倦怠、健忘失眠、神志不宁、目昏多泪、食欲不佳等症。

菊花酒

【使用方法】口服。每日2次，每次20毫升。

【贮藏方法】放在干燥阴凉避光处保存。

【注意事项】高血压患者忌服。

制作方法

① 把上述药材放入锅中，加水煎汁，过滤待用。

② 把糯米用水浸后沥干，放入锅中，熬煮至半熟后凉凉。

③ 把药汁倒入冷却后的糯米中，加入酒曲，搅拌均匀后密封。

④ 用稻草或棉花围在四周保温使其发酵，约7日后味甜即可饮用。

【药材配方】

菊花500克

糯米1千克

枸杞子200克

当归200克

生地黄200克

酒曲适量

功能效用

　　菊花具有预防心脑血管疾病的功效。此款药酒具有延缓衰老、疏风清热、滋阴健脑、养肝明目的功效。适用于头晕目眩、耳鸣耳聋、头风、手足震颤等。

面瘫

加味酒调牵正散

【使用方法】口服。每日1剂，分3次服用。

【贮藏方法】放在干燥阴凉避光处保存。

【注意事项】全蝎为有毒之品，用量宜慎。

【药材配方】

当归30克　　黄芪200克　　白酒20毫升

全蝎20克　　僵蚕20克

制作方法

① 将黄芪、当归、僵蚕、全蝎放入容器中。

② 加适量清水，上火煎煮药材。

③ 将药液过滤去渣，取澄清滤液备用。

④ 将白酒倒入滤液中，待其混匀，取汁液服用。

功能效用

　　黄芪功能补气固表、利水消肿。当归具有增强心肌血液供应、促进血红蛋白及红细胞生成、促进淋巴细胞转化的功效。此款药酒具有熄风止痉、化痰通络的功效。主治面瘫。

牵正酒

【使用方法】口服。每日3次，每次10～15毫升。临睡前饮用效果更佳。

【贮藏方法】放在干燥阴凉避光处保存。

【注意事项】病属痰热及阴虚肝阳上亢者忌用，孕妇慎用。

制作方法

① 把上述药材分别捣碎，装入洁净的纱布袋中。

② 把装有药材的纱布袋放入合适的容器中。

③ 把白酒倒入容器中。

④ 浸泡35日或放在火上煮沸几次，拿掉纱布袋即可饮用。

【药材配方】

独活50克　　白附子10克

全蝎10克　　大豆100克

僵蚕16克　　白酒1升

功能效用

　　独活具有祛风止痛的功效；白附子具有燥湿化痰、解毒散结的功效。此款药酒具有熄风止痉、化痰通络的功效。主治口眼歪斜。

再生障碍性贫血

桂圆补血酒

【使用方法】口服。每日2次，每次20～30毫升。

【贮藏方法】放在干燥阴凉避光处保存。

【注意事项】儿童慎服。

制作方法

❶ 把上述药材捣碎，装入洁净纱布袋中。

❷ 把装有药材的纱布袋放入合适的容器中。

❸ 将白酒倒入容器中。

❹ 浸泡约15日后拿掉纱布袋即可饮用。

【药材配方】

龙眼肉250克

何首乌250克

鸡血藤250克

白酒3升

功能效用

此款药酒能益精补髓，养心安神。主治血虚气弱所致的贫血、面色无华、容颜憔悴、头晕心悸、失眠健忘、四肢乏力、神经衰弱、须发早白等症。

枸杞熟地酒

【使用方法】口服。每日2次，每次10～15毫升。空腹饮用效果更佳。

【贮藏方法】放在干燥阴凉避光处保存。

【注意事项】痰湿内盛者忌服。

制作方法

❶ 把诸药材捣碎，入纱布袋中。

❷ 把纱布袋放入容器，倒入白糖和白酒后密封。

❸ 浸泡约15日后去布袋饮用。

功能效用

此款药酒能养肝补肾，清心宁神，补血益精。主治失眠多梦、肝肾阴虚、心悸健忘、口干舌燥、面色不华、舌质偏红、脉虚无力、眩晕、贫血等。

【药材配方】

枸杞子100克

黄精20克

熟地黄20克

远志10克

白糖200克

百合10克

白酒2升

鹿茸山药酒

【使用方法】口服。每日3次，每次15～20毫升。

【贮藏方法】放在干燥阴凉避光处保存。

【注意事项】大便燥结者慎服。

【药材配方】

鹿茸75克　　　　山药30克

白酒500毫升

制作方法

① 将鹿茸、山药放入容器中。

② 将白酒倒入容器中。

③ 密封浸泡7天后取出。

④ 过滤去渣，取药液服用。

功能效用

　　鹿茸具有提高机体抗氧化能力、降血压、调整心律的功效；山药含有的营养成分和黏液质、淀粉酶等，有滋补作用，能助消化、补虚劳、益气力、长肌肉。此款药酒具有补肾壮阳的功效。主治阳痿早泄、再生障碍性贫血、其他贫血症。

壮血药酒

【使用方法】口服。每日2次，每次15～20毫升。

【贮藏方法】放在干燥阴凉避光处保存。

【注意事项】①忌油腻辛辣食物；②孕妇、儿童、感冒病人不宜服用。

制作方法

① 炒白术、炙甘草，然后与其他药材一起蒸2小时，入纱布袋。

② 把纱布袋入容器加白酒，密封浸泡40日，去纱布袋饮用。

功能效用

　　此款药酒具有补气养血、疏经通络、强壮筋骨、健脾养胃的功效。主治贫血、病后体虚、腰膝酸痛、妇女带下、月经不调。

【药材配方】

当归500克

钻地风240克

白术70克

鸡血藤500克

何首乌240克

五指毛桃700克

甘草40克

白酒9升

骨碎补340克

脑卒中

黑豆白酒

【使用方法】口服。徐徐灌服，视个人身体情况适量饮用。

【贮藏方法】放在干燥阴凉避光处保存。

【注意事项】儿童慎服。

【药材配方】

黑豆500克

白酒2升

制作方法

① 把黑豆放入锅中，炒至烟出。

② 把炒好的黑豆装入洁净纱布袋中。

③ 将装好药材的纱布袋趁热投入准备好的白酒中。密封浸泡约2日后，拿掉纱布袋即可饮用。

功能效用

　　黑豆具有活血解毒、利尿明目、滋补肾阴的功效。此款药酒具有活血化瘀、温经祛风、通窍止痛的功效，适用于中风口噤、筋脉挛急等症。

复方白蛇酒

【使用方法】口服。每日2次，每次30～50毫升。

【贮藏方法】放在干燥阴凉避光处保存。

【注意事项】孕产妇和儿童慎服。

制作方法

① 把糯米入锅蒸到半熟放冷，与酒曲拌匀密封，待其酒出。

② 将其余诸药捣碎入纱布袋再入容器，加糯米酒密封，隔水煮沸后浸泡10日，去纱布袋饮用。

功能效用

　　此款药酒具有祛风除湿、通经活络、平肝止痛的功效。主治中风偏瘫、半身不遂、口眼歪斜、风湿痹痛等。

【药材配方】

白花蛇90克

炙全蝎90克

天麻180克

赤芍300克

当归300克

独活300克

糯米7.5千克

酒曲适量

仙酒方

【使用方法】口服。每日3次，每次温饮30～50毫升。空腹饮用效果更佳。

【贮藏方法】放在干燥阴凉避光处保存。

【注意事项】饮用期间忌食鱼、面；

制作方法

① 将苍术去皮蒸烂，其余诸药捣碎后入纱布袋中。

② 把纱布袋入容器。

③ 将白酒倒入容器中。

④ 密封浸泡约7日去纱布袋饮用。

功能效用

此款药酒具有疏经通络、活血通脉、柔肝熄风、健脾燥湿的功效。主治半身不遂、大风虚冷、手足拘挛、左瘫右痪等。

【药材配方】

 牛膝24克

 秦艽24克

 桔梗24克

当归36克 羌活24克 防风24克

 牛蒡子100克

 苍术24克

 枳壳24克

 天麻100克

 天麻子400克

 晚蚕沙24克

 枸杞子800克

 牛蒡根200克

 白酒6升

爬山虎药酒

【使用方法】口服。每日1～2次，每次20毫升。

【贮藏方法】放在干燥阴凉避光处保存。

【注意事项】阳虚体质者慎服。

【药材配方】

 爬山虎180克

 西洋参360克

 麝香3.6克

白酒4.5升

制作方法

① 把爬山虎和西洋参捣碎，麝香研成细粉一并装入洁净纱布袋中。

② 把装有药材的纱布袋放入合适的容器中。

③ 将白酒倒入容器中。

④ 密封浸泡约15日后拿掉纱布袋即可饮用。

功能效用

爬山虎具有祛风通络、活血解毒的功效；西洋参具有清热去烦、止渴生津的功效。此款药酒具有扶正祛邪、疏经通络的功效。主治重型瘫痪等中风后遗症。

第三章

防治泌尿系统疾病的药酒

 阳痿

琼浆药酒

【使用方法】口服。每日2～3次，每次10～15毫升。

【贮藏方法】放在干燥阴凉避光处保存。

【注意事项】阴虚阳亢者忌服。

制作方法

① 将狗脊沙烫，去毛；将黄精用酒炙；将补骨脂用盐水炮制；将淫羊藿用羊油炮制。

② 把上述前17味药材捣碎，装入洁净纱布袋中；把纱布袋放入合适的容器中，加入白蜜、红曲、红糖和白酒后密封。

③ 隔水煮2小时后取出放冷；经常摇动，浸泡约7日后拿掉纱布袋即可饮用。

功能效用

　　鹿茸具有提高机体抗氧化能力、降低血压、减慢心律、扩张外周血管的功效。此款药酒具有补肾壮阳、益气养血的功效。主治肾阳虚衰、精血亏损、体质虚弱、气血不足、腰膝酸软、神疲乏力、精神不振、手足不温、阳痿不举、遗精早泄、宫寒不孕、妇女白带清稀量多等症。

【药材配方】

 鹿茸9克

 淫羊藿36克

 狗脊36克

 川附片18克

 黄精18克

 冬虫草18克

 桂圆9克

 陈皮27克

 枸杞子36克

 补骨脂36克

 金樱肉36克

 白蜜1.5千克

 怀牛膝36克

 灵芝36克

 红曲75克

 麻雀头10克

 人参18克

 红糖900克

 当归18克

 佛手18克

白酒15升

西汉古酒

【使用方法】口服。每日2次，每次25～50毫升。

【贮藏方法】放在干燥阴凉避光处保存。

【注意事项】①忌油腻食物；②孕妇、儿童、感冒病人不宜服用。

制作方法

① 用酒炙蛤蚧、狗鞭，与其余研粗药材入纱布袋后入容器，加白酒密封浸泡7日后取滤液。

② 把蜂蜜炼至嫩蜜，待温混匀滤液，加白酒至总量5升饮用。

【药材配方】

 鹿茸4克
 蛤蚧40克
 狗鞭20克

 松子仁100克
黄精400克
 蜂蜜500克

 柏子仁120克
 枸杞子200克
 白酒适量

功能效用

此款药酒能补肾壮阳，强壮筋骨，益气安神，温肺定喘。主治面色无华、腰膝酸软、肢冷乏力、心悸不宁、失眠健忘、阳痿不举、遗精早泄等。

补肾健脾酒

【使用方法】口服。每日2次，每次空腹温饮10～30毫升。

【贮藏方法】放在干燥阴凉避光处保存。

【注意事项】①孕妇忌服；②饮用期间忌食牛肉、马肉。

制作方法

① 将厚朴、杜仲用姜炒，黑故子、黑豆微炒，与其余捣碎药材同入纱布袋中。

② 把纱布袋入容器，加白酒。

③ 密封浸泡15日去纱布袋饮用。

功能效用

此款药酒能补肾健脾，补火助阳，理气化痰。主治脾肾两虚、阳痿不举、妇女带下、月经不调等。

【药材配方】

 白术60克
 青皮60克
 生地黄60克

 黑故子60克
 陈皮60克
 川椒60克

 小茴香60克
 肉苁蓉60克
 黑豆120克

 厚朴60克
 杜仲60克
 青盐30克

 巴戟天60克
白茯苓60克
 白酒3升

早泄

韭子酒

【使用方法】口服。每日2次，每次10～15毫升。

【贮藏方法】放在干燥阴凉避光处保存。

【注意事项】阴虚火旺者慎服。

【药材配方】

韭菜子240克

益智仁60克

白酒2升

制作方法

① 把韭菜子和益智仁捣碎，装入洁净纱布袋中。

② 把装有药材的纱布袋放入合适的容器中。

③ 将白酒倒入容器中密封。

④ 每日摇动数次。

⑤ 浸泡约7日后拿掉纱布袋即可饮用。

功能效用

　　韭菜子具有温补肝肾、壮阳固精的功效。此款药酒具有补肾壮阳、固气涩精、补肝益脾的功效。主治肾虚阳痿、遗精早泄、腰膝酸软、腹部冷痛等。

沙苑莲须酒

【使用方法】口服。每日2次，每次10～20毫升。

【贮藏方法】放在干燥阴凉避光处保存。

【注意事项】孕产妇慎服。

制作方法

① 把沙苑子、莲子须、龙骨、芡实分别捣碎，装入洁净纱布袋中。

② 把装有药材的纱布袋放入合适的容器中。

③ 将白酒倒入容器中密封。

④ 每日摇动数次。

⑤ 浸泡约7日后拿掉纱布袋即可饮用。

【药材配方】

沙苑子360克

莲子须120克

龙骨120克

白酒6升

芡实80克

功能效用

　　沙苑子具有温补肝肾、固精缩尿的功效。此款药酒具有养肝益肾、明目固精的功效。主治肝肾不足、遗精早泄、腰膝酸痛、头昏目暗等症。

锁阳苁蓉酒

【使用方法】口服。每日2次，每次10～20毫升。空腹饮用效果更佳。

【贮藏方法】放在干燥阴凉避光处保存。

【注意事项】阴虚火旺者慎服。

制作方法

① 把上述药材捣碎，装入洁净纱布袋中。

② 把装有药材的纱布袋放入合适的容器中，倒入白酒后密封。

③ 隔日摇动数次。

④ 浸泡约7日后拿掉纱布袋即可饮用。

特别提示

肉苁蓉生用润肠通便的效果佳，酒用则补肾阳、益筋骨的作用较显著。

【药材配方】

 锁阳120克

 肉苁蓉120克

 龙骨60克

 白酒5升

 桑螵蛸80克

功能效用

锁阳具有补肾润肠的功效。此款药酒具有补肾壮阳、收敛固精的功效。主治肾虚阳痿、遗精早泄、腰膝酸软、大便糖稀等。

蛤蚧菟丝酒

【使用方法】口服。每日2次，每次15～30毫升。

【贮藏方法】放在干燥阴凉避光处保存。

【注意事项】大便燥结者慎服。

制作方法

① 蛤蚧去头足，与其他捣碎药材入纱布袋再入容器，加白酒。

② 每日摇动数次，密封浸泡约30日后拿掉纱布袋即可饮用。

功能效用

此款药酒具有补肾壮阳、敛汗固精的功效。主治阳痿不举、遗精早泄、腰膝酸软、自汗盗汗、精神不振等。

【药材配方】

 蛤蚧2对

 菟丝子60克

 沉香6克

 龙骨40克

 淫羊藿60克

 金樱子40克

 白酒4升

遗精

内金酒

【使用方法】口服。每日清晨及临睡前各1次，用3.5克鸡内金粉和15毫升白酒调匀后以温开水送服。

【贮藏方法】放在干燥阴凉避光处保存。

【注意事项】脾虚无积者慎服。

【药材配方】

鸡内金适量

白酒适量

制作方法

1. 把鸡内金洗净。
2. 用小火把洗净的鸡内金焙30分钟左右。
3. 焙至颜色焦黄时取出鸡内金。
4. 把焙干的鸡内金研成细粉备用。

功能效用

鸡内金具有消食健胃、促进消化、涩精止遗的功效。此款药酒具有消除积滞、健脾养胃、涩精止遗、除烦去燥的功效。主治结核病患者遗精、食积胀满、呕吐反胃等。

熙春酒

【使用方法】口服。每日3次，每次10～20毫升。饭前饮用效果更佳。

【贮藏方法】放在干燥阴凉避光处保存。

【注意事项】感冒及实热证者忌服。

制作方法

1. 把诸药材捣碎入纱布袋中。
2. 把纱布袋入容器，加白酒。
3. 猪油入铁锅炼好，趁热与药酒拌匀，日晃数次，密封浸泡20日后，去纱布袋饮用。

功能效用

此款药酒功能补肝益肾，益气补血，强筋健骨，润肺止咳，健步驻颜。主治遗精滑精、阳痿不举、腰膝酸软、心悸心慌、久咳干咳、肌肤粗糙等。

【药材配方】

生地黄240克

枸杞子300克

淫羊藿300克

绿豆240克

龙眼肉300克

女贞子300克

猪油800克

白酒10升

首乌归地酒

【使用方法】 口服。每日2次，每次15～20毫升。

【贮藏方法】 放在干燥阴凉避光处保存。

【注意事项】 大便稀溏者忌服。

制作方法

① 把上述药材捣碎，装入洁净纱布袋中。

② 把装有药材的纱布袋放入合适的容器中。将白酒倒入容器中。

③ 隔水用小火煮沸数次，取出放冷后密封。

④ 浸泡约7日后拿掉纱布袋即可饮用。

【药材配方】

 何首乌96克　 当归48克

 黑芝麻仁48克　 白酒2升　生地黄64克

功能效用

此款药酒具有乌须黑发、补肝益肾、补益精血、清热生津的功效。主治精血虚亏、遗精滑精、妇女带下、腰膝酸痛、头昏目眩、体倦乏力、须发早白等。

六神酒

【使用方法】 口服。每日2次，每次15～25毫升。早晚空腹饮用效果更佳。

【贮藏方法】 放在干燥阴凉避光处保存。

【注意事项】 实证、热证而正气不虚者慎服。

制作方法

① 其余诸药材捣碎，加水5升入砂锅煎至1升，再加入白酒煮至总量2升，入研细的人参、白茯苓混匀后密封。

② 密封浸泡7日后过滤饮用。

功能效用

此款药酒具有补精益髓、健脾养胃、益气补血、健步驻颜、延年益寿的功效。主治遗精滑精、腰膝酸软、头昏目眩、大便秘结、肌肤粗糙、面色无华。

【药材配方】

 人参120克　 白茯苓120克

 枸杞子300克　 杏仁160克

 麦冬120克　 生地黄300克

 白酒3升

不育症

雄蚕蛾酒

【使用方法】口服。每日2次，每次20毫升。

【贮藏方法】放在干燥阴凉避光处保存。

【注意事项】孕产妇慎服。

【药材配方】

雄蚕蛾300克

白酒2升

制作方法

① 把雄蚕蛾进行炮制，研成细粉。

② 把研成细粉的雄蚕蛾装入容器中。

③ 将白酒倒入容器中密封。

④ 饮用时摇动使其充分混匀，取药液服用。

功能效用

雄蚕蛾具有壮阳、止泄精、治各类疥疮的功效。此款药酒具有补益精气、壮阳助性、强阴益精的功效。主治肾虚阳痿、滑精早泄、精液量少、不育症等。

生精酒

【使用方法】口服。每日3次，每次10毫升。

【贮藏方法】放在干燥阴凉避光处保存。

【注意事项】内火旺盛者慎服。

制作方法

① 把诸药材切碎入纱布袋中。

② 把纱布袋入容器。

③ 将白酒倒入容器中密封。

④ 密封浸泡约15日后拿掉纱布袋即可饮用。

功能效用

鹿茸具有降低血压、调整心律不齐的功效。此款药酒具有补肾壮阳、益精养血、生津敛汗的功效。主治肾虚型男性不育症。

【药材配方】

鹿茸30克

狗鞭20克

巴戟天60克

淫羊藿60克

熟地120克

韭菜子60克

五味子60克

白酒5升

枸杞肉酒

【使用方法】 口服。每日3次，每次15～20毫升。

【贮藏方法】 放在干燥阴凉避光处保存。

【注意事项】 脾虚泄泻者和感冒发热患者忌服。

制作方法

①把枸杞子、龙眼肉、核桃仁分别捣碎，再装入洁净纱布袋中。

②把装有药材的纱布袋放入合适的容器中。

③把白糖、糯米酒和白酒一起倒入容器后密封。

④浸泡约21日后拿掉纱布袋即可饮用。

【药材配方】

枸杞子250克

龙眼肉250克

白糖250克

核桃仁250克

白酒7升

糯米酒500毫升

功能效用

此款药酒具有补肾健脾、助阳固精、益肝养血的功效。主治精少不育、脾肾两虚、面色萎黄、精神不振、腰膝酸软、阳痿早泄等症。

沉香五花酒

【使用方法】 口服。视个人身体情况适量饮用。

【贮藏方法】 放在干燥阴凉避光处保存。

【注意事项】 儿童慎服。

制作方法

①把诸药材切碎入纱布袋中。

②把纱布袋入容器，加白酒。

③密封浸泡30日后去纱布袋。

④把米酒倒入容器后混匀即可饮用。

功能效用

此款药酒具有补肾助阳、益肾固精的功效。主治肾精不足、阳痿不举、男子不育、女子不孕、痢疾等。

【药材配方】

玫瑰花30克

蔷薇花30克

沉香30克

核桃仁300克

梅花30克

韭菜花30克

米酒3升

白酒3升

附睾炎

天星酒

【使用方法】口服。1次服完，未愈再服。

【贮藏方法】放在干燥阴凉避光处保存。

【注意事项】孕产妇及儿童慎服。

【药材配方】

满天星20克

鲜车前草20克

淘米水适量

黄酒适量

白糖25克

制作方法

① 把满天星和鲜车前草洗净，装入洁净纱布袋中。

② 把装有药材的纱布袋放进淘米水中，榨出滤汁。

③ 加入等量黄酒混匀。

④ 加入白糖，搅拌使其完全溶解即可饮用。

功能效用

满天星具有祛风清热的功效；车前草有清热利尿、祛痰、凉血、解毒的功效。此款药酒具有清热解毒、利水祛湿、通利小便的功效。主治小便不利、热胀、淋浊带下、水肿胀满、尿路结石。

香楝酒

【使用方法】口服。趁热空腹1次服完或2次分服。

【贮藏方法】放在干燥阴凉避光处保存。

【注意事项】孕妇慎服。

制作方法

① 把南木香、大茴香、小茴香、川楝子一起放入锅中炒香。

② 放入葱白，加水一碗一起煎煮。

③ 煮至水剩半碗时取出去渣，加入白酒混匀。

④ 放入1勺食盐（约10克），充分溶解后即可饮用。

【药材配方】

南木香15克

大茴香15克

川楝子15克

连须葱白5根

小茴香15克

白酒100毫升

功能效用

南木香具有理气止痛、祛风活血的功效。此款药酒具有理气止痛、疏肝泻火、祛风活血的功效。主治单侧睾丸肿大、疝气疼痛、风湿骨痛、脘腹胀痛等症。

慢性前列腺炎

小茴香酒

【使用方法】口服。每日2次，每次30～50毫升。

【贮藏方法】放在干燥阴凉避光处保存。

【注意事项】小茴香应炒黄。

【药材配方】

小茴香200克

黄酒2升

制作方法

① 把小茴香研成粗粉，放入合适的容器中。

② 把黄酒上火煮沸。

③ 用煮沸的黄酒冲泡小茴香粉。

④ 放置一边冷却15分钟后过滤即可饮用。

功能效用

小茴香具有开胃消食、理气散寒、助阳的功效，茴香油有不同程度的抗菌作用。此款药酒具有温中理气、散寒止痛的功效。主治白浊、脘腹胀痛、经寒腹痛。

二 山茱实酒

【使用方法】口服。每日2～3次，每次20～30毫升。

【贮藏方法】放在干燥阴凉避光处保存。

【注意事项】脾虚火旺及大便燥结者慎服。

制作方法

① 把山药、山茱萸、芡实、熟地黄、莲子、菟丝子切碎，放入纱布袋再入容器。

② 加白酒，密封浸泡约7日后拿掉纱布袋即可饮用。

功能效用

山药具有补脾益肺、补肾涩精的功效。此款药酒具有补肾益精、收敛固涩的功效。主治慢性前列腺炎、尿频、白浊等。

【药材配方】

山药150克

山茱萸150克

莲子100克

菟丝子200克

芡实150克

熟地黄150克

白酒3升

荠菜酒

【使用方法】口服。每日2次，每次30～50毫升。

【贮藏方法】放在干燥阴凉避光处保存。

【注意事项】儿童慎服。

【药材配方】

荠菜1千克

萆薢200克

黄酒2升

制作方法

① 把荠菜和萆薢切碎，装入洁净纱布袋中。

② 把装有药材的纱布袋放入合适的容器中。

③ 将黄酒倒入容器中。

④ 隔水煮沸后取出放冷，密封。

⑤ 浸泡1日后拿掉纱布袋过滤即可饮用。

功能效用

荠菜具有维持人体功能新陈代谢、明目、通便的功效；萆薢具有祛风除湿、利水通淋的功效。此款药酒具有清热利尿、利湿去浊的功效。主治白浊、膏淋、小便痢疾、风湿痹痛。

萆薢酒

【使用方法】口服。每日2次，每次40～50毫升。

【贮藏方法】放在干燥阴凉避光处保存。

【注意事项】内无湿热者慎服。

【药材配方】

萆薢100克

龙胆草500克

车前子500克

黄酒5升

芡实360克

制作方法

① 把萆薢、龙胆草、芡实、车前子捣碎，装入洁净纱布袋中。

② 把装有药材的纱布袋放入合适的容器中，倒入黄酒。

③ 隔水煮沸后取出放冷，密封。

④ 浸泡1日后拿掉纱布袋即可饮用。

功能效用

萆薢具有利湿去浊、祛风通痹的功效；龙胆草具有清热燥湿、熄风止痛的功效。此款药酒具有清热利湿、补肾益精、收敛固涩的功效。主治急性前列腺炎、小便不利。

特别提示

车前的干燥全草即为车前草，其功用基本与车前子相同，利尿作用不及车前子，但清热解毒、消炎止血、止泻作用较强。

肾结核

肉桂鸡肝酒

【使用方法】口服。每晚临睡前服用，每次15～25毫升，同时送服药粉3～5克。

【贮藏方法】放在干燥阴凉避光处保存。

【注意事项】药材残渣可晒干研成细粉，以药酒送服。

【药材配方】

肉桂120克

白酒3升

雄鸡肝240克

制作方法

① 把上述药材切碎，装入洁净纱布袋中。

② 把装有药材的纱布袋放入合适的容器中。

③ 加入白酒后密封。

④ 经常摇动，浸泡约7日后拿掉纱布袋即可饮用。

功能效用

　　肉桂具有发汗止痛、温通经脉的功效。此款药酒具有补肝益肾、健脾暖胃、固精止遗的功效。主治肾虚遗尿、肾结核、阳痿遗精、夜多小便等。

百部二子酒

【使用方法】口服。每日2次，每次饭前温饮15～30毫升。

【贮藏方法】放在干燥阴凉避光处保存。

【注意事项】大便溏泄者慎服。

制作方法

① 把百部、车前子、菟丝子、杜仲、白茅根捣碎，装入洁净纱布袋中。

② 把装有药材的纱布袋放入合适的容器中。加入白酒后密封。

③ 浸泡约15日后拿掉纱布袋即可饮用。

特别提示

　　风寒犯肺而咳者，可用百部与紫菀相须为用，并加荆芥、白前、桔梗等宣肺散邪。

【药材配方】

百部200克

车前子180克

杜仲100克

白茅根30克

菟丝子300克

白酒1.5升

功能效用

　　百部具有润肺止咳、杀虫灭虱的功效；车前子具有清热利尿、祛湿明目的功效。此款药酒具有补肾益精、利水渗湿、清热利尿的功效。主治肾结核、小便不利等。

尿频

尿频药酒

【使用方法】口服。每日2次，每次10～20毫升。

【贮藏方法】放在干燥阴凉避光处保存。

【注意事项】阴虚火旺体质、风寒感冒、咳嗽气喘、大叶性肺炎者忌服。

【药材配方】

蛤蚧1对

38度白酒800毫升

制作方法

① 将蛤蚧去掉头、足、鳞片，放入容器中。

② 将白酒倒入容器中。

③ 密封浸泡14天，每天时常摇动。

④ 过滤去渣后，取药液服用。

功能效用

　　蛤蚧具有补肺益气、养精助阳、养血止咳的功效。此款药酒具有清热利湿、补肾壮阳、固精缩尿的功效。主治老年人肾阳虚所致尿频、尿不净等症。

消石酒

【使用方法】口服。每日3次，每次空腹以20毫升药酒兑50毫升金钱草汁饮用。

【贮藏方法】放在干燥阴凉避光处保存。

【注意事项】忌食油腻、辛辣食物。

制作方法

① 用水煎金钱草2次，去渣取汁。

② 将其余诸药捣碎入容器，加白酒，密封浸泡约15日后过滤去渣即可饮用。

功能效用

　　此款药酒具有清热利湿、活血止痛、行气解郁、消石排石的功效。主治泌尿系统结石、小便频数、脘腹疼痛等。

【药材配方】

金钱草600克

延胡索360克

核桃仁320克

滑石400克

广郁金400克

玄明粉400克

生鸡内金400克

白酒4升

尿失禁

益丝酒

【使用方法】口服。每日2次，每次15～30毫升。

【贮藏方法】放在干燥阴凉避光处保存。

【注意事项】孕妇慎服。

【药材配方】

益智仁200克

菟丝子200克

白酒2升

制作方法

① 把益智仁、菟丝子捣碎，装入洁净纱布袋中。

② 把装有药材的纱布袋放入合适的容器中。

③ 加入白酒后密封。

④ 每日摇动1次，浸泡约7日后拿掉纱布袋即可饮用。

功能效用

益智仁具有温肾固精、缩尿温脾、开胃清痰的功效；菟丝子具有补肾益精的作用。此款药酒具有缩尿止遗、补肾助阳、固气涩精的功效。主治肾虚遗尿、阳痿遗精等症。

茴香酒

【使用方法】口服。每日2～3次，每次10～20毫升。

【贮藏方法】放在干燥阴凉避光处保存。

【注意事项】空腹饮用效果更佳。

制作方法

① 把小茴香、桑螵蛸、菟丝子捣碎，装入洁净纱布袋中。

② 把装有药材的纱布袋放入合适的容器中。

③ 加入白酒后密封。

④ 每日摇动数次，浸泡约7日后拿掉纱布袋即可饮用。

【药材配方】

小茴香120克

桑螵蛸120克

菟丝子80克

白酒2升

功能效用

小茴香具有开胃消食、理气散寒、助阳的功效。此款药酒具有补肾助阳、缩尿止遗的功效。主治肾虚遗尿、小便白浊、小便失禁等。

淋症

金钱草酒

【使用方法】口服。每日1剂，分3次服完。

【贮藏方法】放在干燥阴凉避光处保存。

【注意事项】儿童慎服。

【药材配方】

金钱草100克

海金沙30克

黄酒500毫升

制作方法

① 把金钱草和海金沙洗净切碎。

② 把切碎的金钱草和海金沙放入砂锅中。

③ 倒入黄酒，用小火煎煮。

④ 煎煮至黄酒总量为400毫升，过滤去渣即可饮用。

功能效用

　　金钱草具有利水通淋、清热解毒、散瘀消肿的功效；海金沙性寒、味甘，归膀胱、小肠经，具有清利湿热、通淋止痛的功效，主要用于热淋、砂淋、血淋、尿道涩痛等。此款药酒具有清热利湿、消肿解毒、利胆利尿、排石通淋的功效。主治石淋、热淋、湿热黄疸等症。

车前草酒

【使用方法】口服。每日1剂，分2次服完。

【贮藏方法】放在干燥阴凉避光处保存。

【注意事项】湿热毒甚至可以加龙胆草15克一起煎煮。

制作方法

① 把鲜车前草洗净。

② 把洗净后的鲜车前草切碎。

③ 把切碎的鲜车前草和陈皮一起放入砂锅中。

④ 倒入黄酒煮沸，可根据个人习惯放入白糖。过滤去渣，即可取药液饮用。

【药材配方】

鲜车前草30克

黄酒100毫升

陈皮适量

白糖适量

功能效用

　　鲜车前草具有清热利尿、祛湿止泻、明目祛痰的功效。此款药酒具有清热利尿、利湿消胀的功效。主治热淋、小便不利、小腹胀满等症。

猕猴桃酒

【使用方法】口服。每日 2 次，每次 10 ~ 15 毫升。

【贮藏方法】放在干燥阴凉避光处保存。

【注意事项】空腹饮用效果更佳。

【药材配方】

猕猴桃750克

白酒3升

制作方法

① 把猕猴桃去皮捣碎。

② 把捣碎后的猕猴桃放入合适的容器中。

③ 加入白酒后密封。

④ 每日摇动1次，浸泡约30日后过滤去渣即可饮用。

功能效用

　　此款药酒具有清热止渴、生津润燥、和胃降逆、利尿通淋的功效。主治热病烦渴、尿道结石、小便淋涩、黄疸、反胃呕吐、食欲不佳等。

石苇酒

【使用方法】口服。每日 1 剂，分 3 次服完。

【贮藏方法】放在干燥阴凉避光处保存。

【注意事项】空腹饮用效果更佳。

制作方法

① 除鸡内金外，其余诸药研粗后入砂锅，加黄酒小火煎煮至黄酒总量800毫升，过滤去渣。

② 把鸡内金研成细粉，入药酒中混匀即可饮用。

功能效用

　　石苇具有利水通淋、清肺泄热的功效，对热淋、石淋、小便不利、淋漓涩痛、肺热咳嗽等症状均有不错的效果。此款药酒具有清肺泄热、利湿利尿、排石通淋的功效。主治石淋、热淋、尿血、尿路结石、淋漓涩痛、肺热咳嗽等。

【药材配方】

石苇30克

木通6克

滑石30克

冬葵子30克

瞿麦12克

赤茯苓12克

海金沙30克

鸡内金9克

车前子12克

甘草6克

金钱草30克

黄酒1升

臌胀

薏仁芡实酒

【使用方法】口服。每日2次，每次10～15毫升。

【贮藏方法】放在干燥阴凉避光处保存。

【注意事项】脾虚无湿，大便燥结及孕妇慎服。

【药材配方】

薏苡仁50克

芡实50克

白酒1升

制作方法

① 把薏苡仁、芡实洗净捣碎，装入洁净纱布袋中。

② 把装有药材的纱布袋放入合适的容器中。加入白酒后密封。

③ 经常摇动，浸泡约15日后拿掉纱布袋即可饮用。

功能效用

薏苡仁具有健脾祛湿、除痹止泻的功效；芡实具有补中益气的功效。此款药酒具有健脾利湿、除痹止泻的功效。主治小便不利、水肿、肌肉酸重、关节疼痛等。

石榴酒

【使用方法】口服。每日3次，每次10毫升。饭前温服。

【贮藏方法】放在干燥阴凉避光处保存。

【注意事项】可时饮时加酒，味薄即止。

制作方法

① 将酸石榴、甜石榴连皮捣烂，与其余捣碎药材同入容器中。

② 加入白酒密封浸泡，春夏5天，秋冬10天，取药液服用。

功能效用

苍耳子具有散风祛湿、通窍止痛的功效。此款药酒具有散风除胀、清热消肿的功效，适用于臌胀、头面热毒、生疮等症。

【药材配方】

酸石榴3个

甜石榴3个

苦参15克

丹参15克

苍耳子15克

党参15克

羌活15克

白酒1.5升

水肿

桑葚酒

【使用方法】口服。每日2次，每次15毫升。视个人身体情况适量饮用也可。

【贮藏方法】放在干燥阴凉避光处保存。

【注意事项】脾胃虚寒便溏者忌服。

【药材配方】

桑葚200克

白酒40克

制作方法

① 把桑葚捣碎入锅，加入800毫升的水煎汁，浓缩至100毫升左右待用。

② 把糯米用水浸后沥干，放入锅中蒸到半熟；把桑葚汁倒入蒸好的糯米中，加入研成细末的甜酒曲，搅拌均匀后密封。

③ 放在通风阴凉处使其发酵，如周围温度过低，可用稻草或棉花围在四周进行保温，约10日后味甜即可饮用。

功能效用

此款药酒具有养肝明目、滋阴补肾、润燥止渴、生津润肺的功效。主治高血压、眩晕耳鸣、心悸失眠、内热消渴、血虚便秘、神经衰弱、肝肾阴亏等。

黑豆浸酒

【使用方法】口服。每日3次，每次饭前温饮15～30毫升。

【贮藏方法】放在干燥阴凉避光处保存。

【注意事项】牛蒡子应酥炒至微黄；大麻仁应蒸熟。

制作方法

① 将黑豆炒黑、苍耳子炒至微黄、白花蛇炙微黄。

② 把诸药材捣碎入纱布袋再入容器，加白酒，密封浸泡约7日后拿掉纱布袋即可饮用。

特别提示

五加皮使用方便，煎汤、入丸、散或浸酒均可，但阴虚火旺者慎用。

【药材配方】

黑豆1千克

牛蒡子1千克

苍耳子250克

白花蛇250克

大麻仁2千克

白酒15升

五加皮250克

功能效用

黑豆具有补肾益脾、降胆固醇、美容养颜的功效。此款药酒具有祛风除湿、润燥滑肠、宣肺通窍、消肿止痛的功效。主治风肿。

菟丝芫花酒

【使用方法】口服。每日2次，每次20毫升。

【贮藏方法】放在干燥阴凉避光处保存。

【注意事项】儿童慎服。

【药材配方】

芫花125克

白酒1.5升

菟丝子125克

制作方法

1. 把芫花和菟丝子捣碎，装入洁净纱布袋中。
2. 把装有药材的纱布袋放入合适的容器中。
3. 加入白酒后密封。
4. 浸泡约7日后拿掉纱布袋即可饮用。

功能效用

芫花具有消肿解毒、活血止痛的功效；菟丝子具有补肾益精、养肝明目的功效。此款药酒具有补肝益肾、利水消肿的功效。主治肾虚水肿、头面遍身皆肿。

大生地酒

【使用方法】口服。每日3次，每次不超过50毫升。饭前服用效果最佳。

【贮藏方法】放在干燥阴凉避光处保存。

【注意事项】①不宜与羊肝、猪肝同食。②生地性寒而滞，脾虚湿滞、腹满便溏者不宜使用。

制作方法

1. 将牛蒡根去皮，与其余捣碎药材同入纱布袋，再入容器中。
2. 加入白酒后密封。
3. 浸泡约7日后去纱布袋饮用。

功能效用

此款药酒具有疏通经络、清热凉血、消肿解毒、活血止痛、祛风除湿的功效。主治小腿虚肿、烦热疼痛、行走不便。

【药材配方】

生地480克

牛膝200克

大麻仁240克

防风80克

杉木节200克

牛蒡根480克

独活120克

地骨皮120克

丹参120克

白酒6升

第四章
防治呼吸系统疾病的药酒

感冒

肉桂酒

【使用方法】口服。每日1剂，1次或分2次温服。

【贮藏方法】放在干燥阴凉避光处保存。

【注意事项】风热感冒者忌服。

【药材配方】

肉桂10克　　白酒40毫升

制作方法

①把肉桂研成细粉放入合适的容器中。

②加入白酒后密封。

③浸泡2日后即可饮用。

④肉桂粉也可直接用温酒调服。

功能效用

　　肉桂具有止痛助阳、发汗解肌、温通经脉的功效。此款药酒具有温中补阳、解表散寒、通脉止痛的功效。主治风寒感冒、阳虚外感、痛痹。

蔓荆子酒

【使用方法】口服。每日3次，每次10~15毫升。

【贮藏方法】放在干燥阴凉避光处保存。

【注意事项】孕妇及儿童慎服。

【药材配方】

蔓荆子400克　　白酒1升

制作方法

①把蔓荆子捣碎。把捣碎的蔓荆子放入合适的容器中。加入白酒后密封。

②浸泡7日后过滤去渣即可饮用。

功能效用

　　蔓荆子具有疏散风热、止晕明目的功效。此款药酒具有疏风散热、清热明目、祛风止痛的功效。主治风热感冒所致的头昏头痛、头晕目眩、目赤肿痛、牙龈肿痛等。

葱豉酒

【使用方法】口服。每日1剂，分2次服完。

【贮藏方法】放在干燥阴凉避光处保存。

【注意事项】豆豉要反复多洗几次。

【药材配方】

葱白30克

白酒100毫升

豆豉15克

制作方法

①把葱白和豆豉洗净。

②把洗净的葱白和豆豉放入砂锅中。

③加入白酒，用小火煎煮至白酒总量减半。

④取出放温，过滤去渣后即可饮用。

功能效用

葱白具有发表通阳、杀虫消毒的功效；豆豉有解肌发表、宣郁除烦的功效。此款药酒具有发汗解表，宣通肺气，祛寒和胃的功效。主治外感风寒、发热恶寒、头痛鼻塞、虚烦无汗、恶心呕吐等。

桑菊酒

【使用方法】口服。每日早晚各1次，每次15～20毫升。

【贮藏方法】放在干燥阴凉避光处保存。

【注意事项】空腹饮用效果更佳。

制作方法

①把诸药材捣碎入纱布袋中。

②把纱布袋入容器加糯米酒。

③密封浸泡约7日后，拿掉纱布袋即可饮用。

功能效用

桑叶有疏散风热、清肺润燥的功效。此款药酒具有消肿散结、清肺润燥、疏风散热、清热解毒的功效。主治风热感冒、发热头痛、微恶风寒、咽喉肿痛、鼻塞、咽干口渴等。

【药材配方】

桑叶60克　　　菊花60克

薄荷20克　　　桔梗40克

芦根70克　　　杏仁60克

甘草20克　　　糯米酒2升

连翘60克

咳嗽

葶苈酒

【使用方法】口服。每日2次，每次20毫升。

【贮藏方法】放在干燥阴凉避光处保存。

【注意事项】①肺虚咳喘者忌服；②脾虚肿满者忌服。

【药材配方】

葶苈子200克 　　　　白酒1升

制作方法

① 把葶苈子捣碎，装入洁净纱布袋中。

② 把装有葶苈子的纱布袋放入合适的容器中。

③ 加入白酒后密封。

④ 浸泡约3日后拿掉纱布袋即可饮用。

功能效用

葶苈子具有温肺理气、散结通络的功效。此款药酒具有祛痰平喘、利水消肿、泻肺降气的功效。主治咳嗽气喘、痰多、胸胁痞满、肺痈、水肿、胸腹积水、小便不利。

红颜酒

【使用方法】口服。每日早晚各1次，每次空腹服20～30毫升。

【贮藏方法】放在干燥阴凉避光处保存。

【注意事项】杏仁应提前浸泡半天。

制作方法

① 把杏仁用水浸泡后去皮尖，晒干研成细粉。

② 把红枣和核桃仁捣碎和杏仁粉一起放入合适的容器中。

③ 加入蜂蜜、酥油、和白酒后密封。

④ 经常摇动，浸泡7日后过滤去渣即可饮用。

特别提示

经常食用鲜枣的人很少患胆结石，因为鲜枣中含有丰富的维生素C，可使体内多余的胆固醇转变为胆汁酸。

【药材配方】

红枣240克 　　　　核桃仁240克

蜂蜜200克 　　　　酥油140克

杏仁60克 　　　　白酒2升

功能效用

红枣具有补中益气、养血安神的功效。此款药酒具有补肺益肾、定喘止咳的功效。主治肺肾气虚、痰多咳喘、腰腿酸软、老人便秘等。

哮喘

蝙蝠酒

【使用方法】口服。每日 1 剂，1 次服完。

【贮藏方法】放在干燥阴凉避光处保存。

【注意事项】本药酒须在冬季服用，夏季服用无效。

制作方法

① 把夜蝙蝠放在火上烤干。

② 把烤干的夜蝙蝠研成粉末。

③ 把夜蝙蝠粉放入合适的容器中。

④ 加入黄酒和白酒（比例为2:1），调匀即可饮用。

【药材配方】

夜蝙蝠1只　　　　黄酒适量

白酒适量

功能效用

夜蝙蝠具有止咳、治疟、通淋的功效。此款药酒具有定喘止咳、通淋治疟的功效。主治久咳不愈、胸闷气促。

紫苏陈皮酒

【使用方法】口服。每日 2 次，每次温饮 30 毫升。

【贮藏方法】放在干燥阴凉避光处保存。

【注意事项】痰热咳喘者忌服。

【药材配方】

陈皮125克

紫苏叶100克

紫苏梗100克

白酒3升

紫苏子100克

制作方法

① 把陈皮、紫苏叶、紫苏子、紫苏梗捣碎，装入洁净纱布袋中。

② 把装有药材的纱布袋放入合适的容器中。加入白酒后密封。

③ 浸泡约7日后拿掉纱布袋即可饮用。

功能效用

陈皮具有理气健脾、燥湿化痰的功效。此款药酒具有理气定喘、散寒祛湿、降逆消痰的功效。主治气逆咳喘、胸腹胀满、痰壅气滞等。

特别提示

民间常用鲜苏叶煎炒田螺，一方面取其芳香辟腥，使之可口，另一方面亦是取其解毒的作用。紫苏在中国常用中药，而日本人多用于料理，尤其在吃生鱼片时是必不可少的陪伴物。

支气管炎

雪梨酒

【使用方法】口服。不拘时，视个人身体情况适量饮用。

【贮藏方法】放在干燥阴凉避光处保存。

【注意事项】脾胃虚寒、血虚者忌服。

【药材配方】

雪梨2千克

白酒4升

制作方法

① 把雪梨洗净切成小块。

② 把切好的雪梨放入合适的容器中。

③ 加入白酒后密封。

④ 每3天搅拌1次，浸泡约7日后即可饮用。

功能效用

雪梨具有生津润燥、清热化痰的功效。此款药酒具有清热生津、润肺清燥、止咳化痰的功效。主治热病口渴、咽喉干痒、大便干结、痰热痰稠、风热咳嗽等。

丹参川芎酒

【使用方法】口服。每日2次，每次10～20毫升。

【贮藏方法】放在干燥阴凉避光处保存。

【注意事项】孕妇慎服。

制作方法

① 将附子进行炮制。

② 把诸药材捣碎入纱布袋中。

③ 把纱布袋入容器，加白酒。

④ 密封浸泡约7日后拿掉纱布袋即可饮用。

功能效用

丹参具有凉血消肿、清心除烦的功效；川芎具有理气活血、祛风止痛的功效。此款药酒具有扶正祛邪的功效。主治阳虚咳嗽。

【药材配方】

丹参75克

川芎60克

石斛60克

黄芪60克

肉苁蓉60克

附子45克

秦艽45克

桂心45克

干地黄75克

牛膝60克

白术60克

干姜45克

防风45克

独活45克

白酒10升

绿豆酒

【使用方法】口服。不拘时，视个人身体情况适量饮用。

【贮藏方法】放在干燥阴凉避光处保存。

【注意事项】酌量服用，不可过量。

制作方法

① 把诸药材捣碎入纱布袋中。

② 把纱布袋入容器，加黄酒。

③ 密封浸泡约15日后拿掉纱布袋即可饮用。

功能效用

此款药酒具有养阴清火、益气生津、清热解毒的功效。主治阴虚痰火、肺津不足、干咳少痰、口干舌燥、津伤便秘、痈肿疮毒等。

【药材配方】

绿豆120克

山药120克

元参90克

白芍90克

山栀子90克

当归72克

天门冬90克

黄柏90克

沙参90克

甘草18克

花粉90克

蜂蜜90克

牛膝90克

黄酒2升

山药酒

【使用方法】口服。不拘时，视个人身体情况适量饮用。

【贮藏方法】放在干燥阴凉避光处保存。

【注意事项】外感咳嗽者忌服。

【药材配方】

山药700克

蜂蜜适量

黄酒4升

制作方法

① 把山药洗净，去皮切片。

② 把黄酒1升倒入砂锅内煮沸，放入山药。

③ 煮沸后将剩下的黄酒慢慢倒进砂锅。

④ 煮至山药熟透，过滤取汁，加入蜂蜜混匀即可饮用。

功能效用

山药具有补脾养胃、生津益肺的功效。此款药酒具有补脾养胃、益气生津的功效。主治肺虚喘咳、痰湿咳嗽、脾虚食少、泄泻便溏、虚热消渴、小便频数等。

第五章
防治消化系统疾病的药酒

呃逆

姜汁葡萄酒

【使用方法】口服。每日2次，每次50毫升。

【贮藏方法】放在干燥阴凉避光处保存。

【注意事项】①轻者服1～2次，重者服4～6次；②热性呃逆忌服。

【药材配方】

生姜200克　　葡萄酒2升

制作方法

1. 将生姜捣烂，放入容器中。
2. 将葡萄酒倒入容器中，与药材充分混合。
3. 将容器中的药酒密封浸泡3天。
4. 过滤去渣后，取药液服用。

功能效用

生姜具有发汗解表、温中止呕、温肺止咳的功效。此款药酒具有祛湿散寒、健胃止痛的功效。主治打嗝、饱嗝、寒性腹痛等症。

紫苏子酒方

【使用方法】口服。每日数次，酌量服用。

【贮藏方法】放在干燥阴凉避光处保存。

【注意事项】肺虚咳喘者、脾虚滑泄者忌服。

【药材配方】

紫苏子500克　　白酒5升

制作方法

1. 将紫苏子微炒后捣碎，放入布袋中，然后将此布袋放入容器中。
2. 将白酒倒入容器中。
3. 密封浸泡3天。
4. 过滤去渣后，取药液服用。

功能效用

紫苏子具有降气消痰、平喘润肠的功效。此款药酒具有散风理气、利膈止呃的功效。主治打嗝、恶心干呕等症。

苏半酒

【使用方法】口服。每日2～3次，每次15～20毫升。

【贮藏方法】放在干燥阴凉避光处保存。

【注意事项】热性呃逆忌服。

制作方法

① 将紫苏子、丁香、姜半夏、生姜分别切成薄片，与红糖一起放入容器中。

② 将白酒倒入容器中，密封浸泡约7天。

③ 过滤去渣后取药液服用。

特别提示

紫苏子是唇形科草本植物紫苏的成熟果实。紫苏的叶（苏叶）、梗（苏梗）、果（苏子）均可入药，嫩叶可生食、做汤，茎叶可腌渍。

【药材配方】

紫苏子80克　　　丁香16克

白酒800毫升　　　生姜16克

姜半夏48克　　　红糖80克

功能效用

紫苏子具有降气消痰、平喘润肠的功效；丁香具有暖胃温肾的功效。此款药酒具有温中散寒、止呃降逆的功效。主治打嗝、饱嗝、腹胀不适、恶心干呕等症。

荸荠降逆酒

【使用方法】口服。早、中、晚各1次，每次30～50毫升。

【贮藏方法】放在干燥阴凉避光处保存。

【注意事项】此药酒养胃健脾、温而不燥、顺气降逆、清气和胃。

制作方法

① 炒白蔻仁、姜炒厚朴，与荸荠、陈皮捣碎后入布袋再入容器，加白酒。

② 密封浸泡14天，取滤液加蜂蜜、白糖、冰糖溶后澄清即可。

功能效用

荸荠具有消渴祛热、温中益气的功效。此款药酒具有降逆和胃的功效。主治打嗝、食欲不佳、饭后干呕、胸膈不适等症。

【药材配方】

荸荠160克

陈皮40克

厚朴40克

白糖135克

白蔻仁40克

蜂蜜100克

冰糖160克

白酒1升

呕吐

姜附酒

【使用方法】空腹口服。早午晚各1次，每次15～30毫升，温水服。

【贮藏方法】放在干燥阴凉避光处保存。

【注意事项】如急用，可直接煎煮后饮用。

【药材配方】

干姜180克

制附子120克

黄酒1.5升

制作方法

① 将干姜、制附子分别捣碎，放入布袋中，然后将此布袋放入容器中。

② 将黄酒倒入容器中。

③ 密封浸泡7天左右。

④ 过滤去渣，取药液服用。

功能效用

干姜具有温中散寒、回阳通脉、温肺化饮的功效；制附子具有回阳救逆、补火助阳的功效。此款药酒具有温肺散寒化痰、回阳通脉的功效。主治因消化不良导致的腹泻、心腹冷痛、打嗝呕吐、喘促气逆等症。

复方半夏酊

【使用方法】口服。每日3～4次，成人每次5～10毫升，小孩酌情减量。

【贮藏方法】放在干燥阴凉避光处保存。

【注意事项】气虚体燥者、阴虚燥咳者、吐血及内有实热者慎服。

制作方法

① 将半夏、陈皮、葱白、生姜分别洗净，晾干。

② 将上述四味药分别捣碎，然后放入容器中。

③ 将白酒倒入容器中。

④ 密封浸泡约15天，过滤去渣后取药液服用。

【药材配方】

半夏240克

陈皮60克

生姜60克

白酒1.2升

葱白60克

功能效用

半夏具有燥湿化痰、降逆止呕、消痞散结的功效。此款药酒具有降气止呕的功效。主治恶心不畅、急性呕吐等症。

吴茱姜豉酒

【使用方法】口服。每日3次，每次20～30毫升，用温水服。

【贮藏方法】放在干燥阴凉避光处保存。

【药材配方】

吴茱萸16克

生姜48克

淡豆豉48克

白酒400毫升

制作方法

① 将吴茱萸捣碎，生姜去皮再切片，和豆豉一起放入砂锅中。

② 加入白酒，煎煮至半。

③ 或加入白酒，密封浸泡约7天。

④ 过滤去渣后取药液服用。

功能效用

吴茱萸具有祛寒止痛、降逆止呕、助阳止泻的功效。此款药酒具有温中驱寒的功效。主治突发心口疼痛、脘腹冷痛、肢冷不适、心烦呕吐、腹泻痢疾等症。

特别提示

大量吴茱萸对中枢有兴奋作用，并可引起视力障碍、错觉等，请谨慎用量。

玉露酒

【使用方法】口服。每日2～3次，每次2～5克药末，用黄酒服。

【贮藏方法】放在干燥阴凉避光处保存。

【注意事项】①不用引子，诸物不忌；②老少皆宜。

制作方法

① 天门冬、麦门冬去心，白茯苓去皮，与诸药捣碎入容器密封蒸2小时，取出晒干。

② 加入研细硼砂、白糖、冰片搅匀，取药液服用。

功能效用

此款药酒具有健脾滋阴、降火清痰的功效。主治上喘下坠、痰饮喧塞、骤寒骤热、喉咙肿痛、头晕目眩。

【药材配方】

薄荷叶3克

天门冬40克

绿豆1千克

柿霜160克

麦门冬40克

白茯苓160克

硼砂20克

白糖1000克

天花粉40克

冰片8克

胃痛

玫瑰露酒

【使用方法】口服。每日2次，每次15～20毫升。

【贮藏方法】放在干燥阴凉避光处保存。

【注意事项】对寒凝气滞、脾胃虚寒者尤其有效。

【药材配方】

玫瑰花420克

冰糖240克

白酒1.8升

制作方法

1. 将鲜玫瑰花放入容器中。
2. 将白酒、冰糖倒入容器中，与药材充分混合。
3. 密封浸泡30天以上，过滤去渣。
4. 用瓷罐或玻璃器皿密封贮藏，取药液服用。

功能效用

玫瑰花具有理气解郁、补血止痛的功效；冰糖能补充体内水分和糖分，具有供给能量、补充血糖、解毒等作用。此款药酒具有理气去痛、养肝和胃的功效。主治胃气痛、食欲不佳等症。

吴萸香砂酒

【使用方法】口服。每日2～3次，每次30～50毫升。用温水服。

【贮藏方法】放在干燥阴凉避光处保存。

【注意事项】①治疗脾胃虚寒尤其有效；②可用于中阳不足症。

【药材配方】

吴茱萸18克

砂仁18克

木香15克

生姜90克

淡豆豉90克

黄酒450毫升

制作方法

1. 将砂仁翻炒后，与吴茱萸、淡豆豉、木香、生姜一起放入容器中。
2. 加入黄酒，用文火熬煮至半。
3. 密封浸泡2～3天。
4. 过滤去渣后取药液服用。

功能效用

吴茱萸具有祛寒止痛、降逆止呕、助阳止泻的功效。此款药酒具有理气温中、止痛驱寒的功效。主治因受寒导致的胃腹疼痛、四肢冰冷、恶心干呕。

特别提示

目前药用的砂仁主要有三种：即中国广东省的春砂、中国海南的壳砂以及主产于东南亚国家的缩砂密。

姜糖酒

【使用方法】口服。每日2~3次，每次20~30毫升。

【贮藏方法】放在干燥阴凉避光处保存。

【注意事项】淋雨或水中长留者饮用可预防感冒；阴虚发热者忌服。

制作方法

① 将生姜捣碎，放入容器中。

② 将红糖、黄酒倒入容器中，与药材充分混合。

③ 密封浸泡约7天。

④ 过滤去渣后取药液服用。

【药材配方】

生姜200克

黄酒2升

红糖200克

功能效用

此款药酒具有体表散热、温经驱寒、健脾养胃的功效。主治因肠胃功能下降引起的食欲不佳、受寒感冒、胃寒干呕、女性痛经等症。

温脾酒

【使用方法】口服。早、晚各1次，每次15~25毫升。用温水服。

【贮藏方法】放在干燥阴凉避光处保存。

【注意事项】虚寒性便秘3天可见效；老年虚寒性便秘可常饮。

【药材配方】

人参60克

甘草90克

大黄90克

干姜90克

制附子60克

黄酒1.5升

制作方法

① 将人参、甘草、制附子、大黄、干姜分别捣碎，或切成薄片，放入容器中。

② 加入黄酒，密封浸泡约7天。

③ 过滤去渣后取药液服用。

④ 或者直接将容器隔水煮沸，浸泡1~2天后，取药液服用。

功能效用

人参具有大补元气的功效；甘草益气补中、润肺止咳的功效。此款药酒具有温中通便、止痛驱寒的功效。主治脘腹冷痛、便秘久痢等症。

特别提示

不同方法炮制的大黄有不同的功用：生大黄泻火解毒效果好，熟大黄泻下力逊，清热化湿力强；酒大黄长于活血行瘀；大黄炭偏于收敛止血，止泻；醋大黄可泻血分实热，多与活血调经药配伍，用以治疗实热壅于血分而致经闭、痛经及产后腹痛等症。

黄疸

灯草根酒

【使用方法】空腹口服。每日2～3次，每次15～30毫升，用温水服。

【贮藏方法】放在干燥阴凉避光处保存。

【注意事项】中寒小便不禁者忌服。

功能效用

灯草根具有利水通淋、清心降火的功效。此款药酒具有清热解暑、利水祛湿的功效。主治湿热黄疸。

制作方法

① 将灯草根捣碎，放入容器中。
② 将黄酒倒入容器中，与灯草根混匀。
③ 隔水熬煮1～2小时。
④ 静置一夜，过滤去渣后取药液服用。

【药材配方】

灯草根240克

黄酒600毫升

特别提示

黄酒是医药上很重要的辅料或"药引子"。中药处方中常用黄酒浸泡、烧煮、蒸炙一些中草药或调制药丸及各种药酒。黄酒的另一功能是调料。人们都喜欢用黄酒作作料，在烹制荤菜时，特别是羊肉、鲜鱼时加入少许，不仅可以去腥膻还能增加鲜美的风味。

茵陈栀子酒

【使用方法】口服。一剂分3次服用，每日200毫升。

【贮藏方法】放在干燥阴凉避光处保存。

【注意事项】切忌与豆腐、生冷、油腻食物共食。

功能效用

茵陈具有利胆清热、降血压、降血脂的功效；栀子具有下火除烦、清热祛湿、凉血解毒的功效。此款药酒具有清热解毒、利水祛湿的功效。主治湿热黄疸（热重于湿）。

制作方法

① 将茵陈、栀子放入容器中。
② 将黄酒倒入容器中，与茵陈、栀子混匀。
③ 将容器中的药材用火煎熬。
④ 取药液服用。

【药材配方】

茵陈90克　　栀子45克

黄酒1.5升

胃及十二指肠溃疡

山核桃酒

【使用方法】口服。每日3次，每次10毫升。

【贮藏方法】放在干燥阴凉避光处保存。

【药材配方】

山核桃1.5千克　　白酒2.5升

制作方法

① 将山核桃放入容器中。

② 将白酒倒入容器中，与山核桃混合。

③ 密封浸泡20天，待药酒变为褐色，过滤去渣，取药液服用。

功能效用

山核桃具有活血化瘀、润燥滑肠的功效。此款药酒具有温肾润肠、收敛定喘、消炎止痛的功效。主治急性胃病、慢性胃病。

特别提示

当疲劳时，嚼些核桃仁，有缓解疲劳和压力的作用。

复方白屈菜酊（止痛酊）

【使用方法】口服。每日3次，每次5～10毫升。

【贮藏方法】放在干燥阴凉避光处保存。

制作方法

① 将白屈菜、橙皮切成薄片，放入容器中。

② 加入白酒，密封浸泡2～3天。

③ 过滤后，用纱布将药渣取汁。

④ 加入白酒150毫升，澄清后取药液服用。

功能效用

白屈菜具有止咳平喘、镇痛消肿的功效；橙皮具有理气化痰、健脾去滞的功效。此款药酒具有理气和胃、消炎止痛的功效。主治慢性胃肠炎、胃肠道痉挛疼痛。

【药材配方】

白屈菜30克

50度白酒适量

橙皮15克

特别提示

白屈菜，别名山黄连、土黄连、牛金花、八步紧、断肠草，其性凉、味苦，主要用于胃炎、胃溃疡、腹痛、肠炎、痢疾、黄疸、慢性气管炎、百日咳的治疗；外用可治水田皮炎、毒虫咬伤。

元胡酊

【使用方法】口服。每日2次，每次10～15毫升。

【贮藏方法】放在干燥阴凉避光处保存。

【注意事项】对胃痉挛治疗效果甚佳。

【药材配方】

延胡索400克

米醋适量

50度白酒适量

制作方法

1. 将延胡索研磨成粗粉，放入容器中。
2. 将米醋、白酒倒入容器中。
3. 密封浸泡2～3天。
4. 过滤去渣后取药液服用。

功能效用

延胡索又名延胡、元胡、玄胡索、元胡索，其性温，味苦、辛，具有活血理气、止痛通便的功效；米醋具有消脂降压、降低固醇、解毒解酒、安神除烦的功效。此款药酒具有安神止痛的功效。主治各类平滑肌痉挛疼痛。

平胃酒

【使用方法】口服。每日2次，每次25毫升，60天1疗程。

【贮藏方法】放在干燥阴凉避光处保存。

【注意事项】外邪实热、脾虚有湿、泄泻者忌服。

制作方法

1. 翻炒陈皮、大枣去核，诸药材研细，入容器加白酒以70℃热浸半小时，凉凉。
2. 取药渣加白酒浸20分钟，滤液合并加蜂蜜溶匀后去渣服用。

功能效用

山药具有补脾养胃的功效。此款药酒具有补中益气、健脾和胃、消食化积、温中散寒、养肝补肾的功效。主治胃及十二指肠溃疡。

【药材配方】

山药400克

山楂200克

小茴香60克

鸡内金60克

大枣400克

麦芽200克

砂仁200克

干姜60克

枸杞400克

陈皮160克

肉豆蔻60克

40度白酒600毫升

腹泻

党参酒

【使用方法】空腹口服。早、晚各1次，每次10～15毫升。

【贮藏方法】放在干燥阴凉避光处保存。

【注意事项】感冒发热、中满邪实者忌服；老年体弱者可常服。

制作方法

1. 选取粗大、连须的老条党参。
2. 将老条党参切成薄片，放入容器中。
3. 将白酒倒入容器中，与老条党参混合。
4. 密封浸泡7～14天后开封，取药液服用。

【药材配方】

老条党参80克　　白酒1升

功能效用

此款药酒具有补中益气、健脾止泻的功效。主治脾虚泄泻、食欲不佳、体虚气喘、四肢乏力、头晕血虚、津液耗伤、慢性贫血等症。

蒜糖止泻酒

【使用方法】口服。每日1～2剂，每次顿服。

【贮藏方法】放在干燥阴凉避光处保存。

【注意事项】服其他药期间不要喝此酒。

制作方法

1. 将大蒜剥去外皮后捣烂，放入容器中。
2. 将红糖、烧酒倒入容器中，与大蒜充分混匀。
3. 将药材熬煮至沸腾。
4. 过滤去渣后取药液服用。

（特别提示）

红糖一般是指甘蔗经榨汁，通过简易处理，经浓缩形成的带蜜糖，除了具备糖的功能外，还含有维生素和微量元素，如铁、锌、锰、铬等，营养成分比白砂糖高很多。

【药材配方】

大蒜2个

烧酒100毫升

红糖20克

功能效用

大蒜具有消炎解毒、祛寒健胃的功效。此款药酒具有散风驱寒、清热解毒、强身止泻的功效。主治突发疾病、感冒风邪、泄泻恶呕、自然汗出、头痛发热等症。

地瓜藤酒

【使用方法】口服。每日2~3次，每次20~30毫升。

【贮藏方法】放在干燥阴凉避光处保存。

【药材配方】

地瓜藤250克

白酒500毫升

制作方法

① 将地瓜藤切成薄片，放入容器中。

② 将白酒倒入容器中，与地瓜藤充分混匀。

③ 密封浸泡约7天。

④ 过滤去渣后取药液服用。

功能效用

地瓜藤具有利尿消肿、清肺解毒的功效。此款药酒具有理气活血、清热解毒、祛湿止泻的功效。主治腹胀腹泻、黄疸、痢疾痔疮、消化不良、白带异常等症。

白药酒

【使用方法】口服。每日2~3次，每次15~20毫升。

【贮藏方法】放在干燥阴凉避光处保存。

【注意事项】可加适量白糖调味。

制作方法

① 将诸药材捣碎入纱布袋，再入容器。

② 加白酒密封，每2天晃1次。

③ 浸泡约15天后过滤去渣，取药液服用。

功能效用

白茯苓是茯苓的一种，切去赤茯苓后的白色部分，功能渗湿健脾；白术为菊科植物白术的干燥根茎，其性温，味甘、苦，与茯苓同用具有健脾、燥湿、止泻之功效。此款药酒具有补脾和胃、理气活血、祛湿利水的功效。主治脾虚纳少、积谷不化、小便不畅、大便溏泄等症。

【药材配方】

白茯苓30克

白术30克

豆蔻18克

牛膝30克

山药30克

薏苡仁30克

天花粉30克

白酒10升

芡实30克

便秘

秘传三意酒

【使用方法】口服。每日适量饮用，患病时勿服。

【贮藏方法】放在干燥阴凉避光处保存。

【注意事项】脾虚泄泻者忌服。

【药材配方】

枸杞子400克

火麻仁240克

生地黄400克

白酒3.2升

制作方法

1 将枸杞子、火麻仁、生地黄分别研磨成粗粉，放入布袋中，然后将此布袋放入容器中。

2 将白酒倒入容器中，与以上诸药材充分混匀。

3 密封浸泡约7天，过滤去渣后取药液服用。

功能效用

此款药酒具有活血滋阴、清热解暑、润肠祛燥的功效。主治阴虚血少、头晕目眩、面色萎黄、口干舌少、体弱乏力、大便干黄等症。

芝麻枸杞酒

【使用方法】口服。每日2～3次，每次30～50毫升。用温水服，适量，勿醉。

【贮藏方法】放在干燥阴凉避光处保存。

【注意事项】感冒发热、身体有炎症、腹泻等急症患者在发病期间不宜食用枸杞子。

【药材配方】

黑芝麻600克

枸杞子1000克

生地黄600克

糯米3000克

火麻仁300克

酒曲240克

制作方法

1 将黑芝麻翻炒后捣碎，再将枸杞子、火麻仁、生地黄分别捣碎，一起放入容器中。

2 将糯米煮熟凉凉，酒曲研磨成细粉。

3 加入6升水，熬煮至4升后凉凉。

4 加入药材、酒曲拌匀，置保温处密封约15天，过滤去渣后取药液服用。

功能效用

此款药酒具有益气活血、补肝养肾、调理五脏、滋补精髓的功效。主治腰酸膝软、食欲不佳、面瘦肌黄、发须早白、便结遗精、视线模糊等症。

芝麻杜仲牛膝酒

【使用方法】空腹口服。每日3次，每次15毫升。用温水服。

【贮藏方法】放在干燥阴凉避光处保存。

【注意事项】阴虚火旺者慎服；忌食牛肉。

制作方法

① 将杜仲、牛膝、白石英、丹参分别捣碎，放入纱布袋中，然后将此纱布袋放入容器中。

② 将黑芝麻翻炒加入容器中，加入白酒，搅拌均匀。密封浸泡约14天后过滤去渣，取药液服用。

特别提示

用打湿的手绢或纸巾搓揉黑芝麻，揉搓不掉色的是真货，否则可能是假货。

【药材配方】

黑芝麻36克　　　　杜仲36克

白石英12克　　　　丹参12克

牛膝36克　　　　白酒1升

功能效用

黑芝麻具有美容养颜的功效；杜仲有通便利尿的作用。此款药酒具有补肝肾益精血、坚筋骨、祛风湿的功效。主治精血亏损、腰酸腿软、便秘骨萎、头晕目眩、风湿痹痛等症。

地黄羊脂酒

【使用方法】口服。每日3次，每次20～30毫升。

【贮藏方法】放在干燥阴凉避光处保存。

【注意事项】阳虚怕冷、腹胀腹痛、大便溏稀者忌服。

【药材配方】

地黄140克　　羊脂300克　　生姜汁100毫升

白蜜150克　　糯米酒2升

制作方法

① 将糯米酒倒入容器中，用文火熬煮至沸腾，边煮边倒羊脂，待其溶化，备用。

② 将地黄捣烂取汁，再与生姜汁搅拌均匀，煮沸数十次后离火凉凉。

③ 将白蜜炼熟，倒入容器中搅拌均匀。

④ 密封浸泡3天后取药液服用。

功能效用

羊脂具有补虚、润燥、祛风、化毒的功效。此款药酒具有理气和胃、健脾调中、滋阴润燥、生津通便的功效。主治内脏虚损、脾胃虚弱、阴虚干咳、口渴烦热、食欲不佳、肠燥便秘等症。

便血

刺五加酒

【使用方法】空腹口服。每日2～3次，每次20毫升。

【贮藏方法】放在干燥阴凉避光处保存。

【注意事项】切忌与辛辣食物共食。

【药材配方】

刺五加260克　　　　白酒2升

制作方法

① 将刺五加捣碎，放入容器中。

② 将白酒倒入容器中，与刺五加充分混合。

③ 密封浸泡约10天。

④ 过滤去渣后取药液服用。

功能效用

　　刺五加具有抗疲劳、补虚弱、增强骨髓造血功能，并具有活血作用。此款药酒具有凉血通络、活血止痛的功效。主治肠风痔血、风湿骨痛、跌打损伤。

地榆酒

【使用方法】空腹口服。每日2次，每次20～30毫升。

【贮藏方法】放在干燥阴凉避光处保存。

【注意事项】切忌与辛辣食物共食。

制作方法

① 将地榆、赤芍、甘草、白茅根分别捣碎，放入容器中。

② 加入黄酒，密封后放入盛好水的锅中。

③ 隔水熬煮1小时。

④ 加入白糖，浸泡3天后过滤去渣，取药液服用。

特别提示

　　白茅根味甘、性寒；归心、肺、胃、膀胱经。白茅根忌犯铁器，切制时忌用水浸泡，以免钾盐丢失。

【药材配方】

地榆150克

赤芍90克

白茅根150克

白糖750克

甘草45克

黄酒1.5升

功能效用

　　地榆具有凉血止血、清热解毒、消肿敛疮的功效；赤芍具有止痛消肿、活血化瘀的功效。此款药酒具有凉血止血的功效。主治肠胃积热、小便带血、大便带血等症。

第六章
防治皮肤病的药酒

 白癜风

菟丝子酒

【使用方法】外敷。每日数次。用棉球蘸后擦于患病处。

【贮藏方法】放在干燥阴凉避光处保存。

【注意事项】阴虚火旺者忌用。

【药材配方】

菟丝子90克　　　　　白酒180毫升

制作方法

❶ 将菟丝子洗净后切成薄片，放入容器中。

❷ 将白酒倒入容器中，与药片充分混合。

❸ 密封浸泡约7天。

❹ 过滤去渣后取药液使用。

功能效用

　　菟丝子具有补肾壮阳、调节内分泌、降低血压的功效。此款药酒具有润肤止痒、理气祛风的功效。主治白癜风。

骨脂猴姜酒

【使用方法】外敷。每日2次。用棉球蘸药酒擦于患病处。

【贮藏方法】放在干燥阴凉避光处保存。

【注意事项】阴虚火旺者忌用。

【药材配方】

补骨脂30克　　75%乙醇250克　　猴姜30克

制作方法

❶ 将补骨脂、猴姜分别捣碎，放入容器中。

❷ 将乙醇倒入容器中，与药粉充分混匀。

❸ 密封浸泡10天，经常摇晃。

❹ 开封后，取药液使用。

功能效用

　　补骨脂具有温肾壮阳、理气止泻的功效；猴姜具有强壮筋骨的功效。此款药酒具有活血通络、祛斑止痒。适用于白癜风。

补骨丝子酊

【使用方法】外敷。每日数次。用棉球蘸药酒，擦于患病处。

【贮藏方法】放在干燥阴凉避光处保存。

【注意事项】阴虚火旺者忌用。

【药材配方】

补骨脂500克

菟丝子150克

75%乙醇2升

制作方法

① 将补骨脂、菟丝子分别研磨成细粉，放入容器中。

② 将乙醇倒入容器中，与细粉充分混合。

③ 密封浸泡约7天。

④ 过滤去渣后取药液服用。

功能效用

补骨脂具有温肾壮阳、理气止泻的功效；菟丝子具有壮阳、调节内分泌的功效。此款药酒具有润肤止痒、理气祛风、活血通络的功效。主治白癜风。

白癜风酊

【使用方法】外敷。每日3～5次。用棉球蘸药酒擦于患处。

【贮藏方法】放在干燥阴凉避光处保存。

【注意事项】下焦有湿热、肾阴不足、相火易动、精关不固者忌用。

制作方法

① 将蛇床子、土槿皮、苦参片分别研磨成粉末状，放入容器中。

② 加入乙醇至渗透药物，静置6小时。

③ 加入乙醇至2 000毫升，浸泡数日。

④ 加入薄荷脑，待其溶化后搅拌均匀，取药液使用。

【药材配方】

蛇床子80克

土槿皮适量

苦参片80克

75%乙醇2升

薄荷脑适量

特别提示

蛇床子为伞形科植物蛇床的果实，市场上有以同科植物旱芹干燥成熟的果实冒充蛇床子，使用时注意鉴别。

功能效用

蛇床子具有温肾壮阳、散风祛湿、杀虫解毒的功效；苦参片具有清热祛湿、杀虫利尿的功效。此款药酒具有清热祛风、润肤止痒的功效。主治白癜风。

冻疮

防治冻伤药酒

【使用方法】口服。每日2～4次，每次8～15毫升。

【贮藏方法】放在干燥阴凉避光处保存。

【注意事项】在严寒季节服用时，每日1次即可。

制作方法

❶ 将红花、制附子、肉桂、徐长卿、干姜分别捣碎，放入容器中。

❷ 将白酒倒入容器中，与药材充分混合。

❸ 密封浸泡7天，取药液饮用。

特别提示

　　古代医家认为，徐长卿具有通利小便的作用；现代又常用于登山呕吐、晕车晕船等症。

【药材配方】

红花12克

制附子8克

徐长卿10克

干姜12克

肉桂6克

60度白酒600毫升

功能效用

　　红花具有活血通经、散瘀止痛的功效。此款药酒具有活血通络、温经祛寒的功效。主治预防性冻疮。

姜椒酒

【使用方法】外敷。每日2～3次。用棉球蘸后擦于患病处。

【贮藏方法】放在干燥阴凉避光处保存。

【注意事项】孕妇、阴虚火旺者忌用花椒。

制作方法

❶ 将生姜切成薄片，放入容器中。

❷ 将花椒倒入容器中。

❸ 将乙醇倒入容器中，与药材充分混合。

❹ 密封浸泡3～5天后取药液使用。

【药材配方】

生姜200克

花椒200克

95%乙醇600毫升

功能效用

　　生姜具有发汗解表、温中止呕、温肺止咳的功效。此款药酒具有活血通络、温经祛寒的功效。主治冻疮。

复方樟脑酒

【使用方法】外敷。每日 6 次。用温水洗净拭干患处，再擦药酒。

【贮藏方法】放在干燥阴凉避光处保存。

【注意事项】或用樟脑 9 克、辣椒油 15 毫升、甘油 45 毫升、乙醇（体积分数 95%）添至 300 毫升，对冻疮未溃者效果甚佳。

制作方法

❶ 将干辣椒、川椒洗净晾干后切碎，置容器中。

❷ 将乙醇倒入容器中，与药材充分混合。

❸ 密封浸泡 7 天，过滤去渣。

❹ 加入樟脑、甘油，待其溶化后取药液使用。

【药材配方】

樟脑 30 克　　　　干辣椒 9 克

川椒 150 克　　　　甘油 60 毫升

95% 乙醇 300 毫升

功能效用

樟脑具有祛湿杀虫、温散止痛、开窍避秽的功效；川椒具有温中散寒、除湿止痛的功效。此款药酒具有温经通脉的功效。主治冻疮局部干燥、皲裂。

复方当归红花酊

【使用方法】外敷。每日数次。用热水清洗患处，再擦药酒。

【贮藏方法】放在干燥阴凉避光处保存。

【注意事项】湿阻中满者、大便溏泄者慎用。

制作方法

❶ 将当归、红花、肉桂、细辛、干姜研粗，入容器，加乙醇，密封浸泡 10 天后去渣。

❷ 加入樟脑溶匀，共制成 3200 毫升，取药液使用。

功能效用

当归具有补血活血、疏经止痛、润燥滑肠的功效。此款药酒具有活血祛寒的功效。主治冻疮未溃、冻疮结块、脱疽未溃。

【药材配方】

当归 160 克　　　　红花 80 克

樟脑 40 克　　　　干姜 80 克

肉桂 160 克　　　　70% 乙醇适量

细辛 40 克

手癣

生姜浸酒

【使用方法】外敷。早晚各1次。蘸后擦患处，再入药酒中8分钟。

【贮藏方法】放在干燥阴凉避光处保存。

【注意事项】若加红糖1千克，余同上，每次15毫升，治寒性腹痛。

制作方法

① 将生姜捣碎，连汁放入容器中。

② 将白酒倒入容器中，与药粉充分混合。

③ 将容器中的药酒密封浸泡2天。

④ 过滤去渣后，取药液使用。

【药材配方】

生姜500～1000克

60度白酒1升

功能效用

此款药酒具有消毒除菌的功效。主治手癣、足癣等症。

特别提示

有临床报道，将生姜洗净捣烂成汁，调敷后对沸水烫伤的止痛效果很好。有水疱红肿者，能消炎去水疱。

当归百部酒

【使用方法】蘸后涂擦数次。甲癣需泡入药酒中5分钟，每日3次。

【贮藏方法】放在干燥阴凉避光处保存。

【注意事项】①患者服药期间，忌入冷水；②可用熏洗法。

制作方法

① 将诸药材研粉，入容器中。

② 加入白酒，密封浸泡2小时。

③ 隔水熬煮至沸腾后凉凉，取药液使用。

功能效用

当归具有补血活血、舒经止痛、润燥滑肠的功效。此款药酒具有杀虫止痒、清热解毒的功效。主治手癣、甲癣等症。

【药材配方】

当归45克

生百部45克

黄柏45克

白藓皮45克

川椒30克

白酒3升

大黄甘草酒

【使用方法】外敷。每日1次，每次10分钟，蘸后湿敷患处。

【贮藏方法】放在干燥阴凉避光处保存。

【注意事项】切勿内服。

【药材配方】

大黄30克

甘草60克

白酒200毫升

制作方法

①将大黄、甘草捣碎后，放入合适的容器中。

②将白酒倒入容器中，与药材充分混合。

③将容器上火，用文火熬煮至药熟后离火。

④过滤去渣后，取药液使用。

功能效用

　　大黄具有攻积止滞、清热泻火、凉血化瘀的功效；甘草具有抗菌消炎、抗过敏的功效。此款药酒具有杀虫止痒、消毒清热的功效。适用于手足癣等症。

一号癣药水

【使用方法】外敷。每日3～4次。用棉球蘸药酒擦于患病处。

【贮藏方法】放在干燥阴凉避光处保存。

【注意事项】有糜烂症状者忌用。

制作方法

①将枯矾捣碎，硫黄研细；将上述药材入容器。

②加白酒，第1次1.6升，第2次1.2升，第3次1.2升，每隔2天取药液，混合3次药液。

③将樟脑、白酒溶入药液，待澄清，取上层清液备用。

功能效用

　　此款药酒具有杀虫止痒的功效。主治手癣、体癣等症。

【药材配方】

蛇床子60克　　地肤子60克

白鲜皮60克　　硫黄30克

苦参60克　　枯矾250克

樟脑30克　　50度白酒4升

大风子肉60克

土槿皮60克

痱子

二黄冰片酒

【使用方法】外敷。每日3～5次。用棉球蘸药酒擦于患病处。

【贮藏方法】放在干燥阴凉避光处保存。

【注意事项】脾胃虚寒者忌用；枯燥伤津者、阴虚津伤者慎用。

功能效用

黄连具有清热祛湿、泻火解毒的功效；生大黄具有清热祛湿、泻火解毒、活血化瘀的功效。此款药酒具有消炎解毒、去痱止痒的功效。主治痱子、疮疖等症。

制作方法

① 将黄连、生大黄分别捣碎，放入容器中。

② 将冰片倒入容器中，与药粉充分混合。

③ 将白酒倒入容器中，与药粉充分混合。

④ 密封浸泡约7天，取药液使用。

【药材配方】

黄连10克

生大黄12克

冰片8克

60度白酒300毫升

参冰三黄酊

【使用方法】外敷。每日3～4次。用棉球蘸药酒擦于患病处。

【贮藏方法】放在干燥阴凉避光处保存。

【注意事项】切忌入眼。

制作方法

① 将黄连、生大黄、雄黄、苦参分别捣碎，放入容器中。

② 将乙醇倒入容器中，与药粉充分混合。

③ 密封浸泡2～3天。

④ 加入冰片，待其溶化后取药液使用。

特别提示

黄连大苦大寒，过服久服易伤脾胃，脾胃虚寒者忌用。

【药材配方】

黄连20克

生大黄40克

苦参60克

冰片30克

雄黄20克

75%乙醇900毫升

功能效用

黄连具有清热祛湿、泻火解毒的功效；生大黄具有清热祛湿、泻火解毒、活血化瘀的功效。此款药酒具有消炎解毒、去痱止痒的功效。主治痱子。

豆薯子酒

【使用方法】外敷。每日2次，每次20分钟，连3周。蘸后湿敷患处。

【贮藏方法】放在干燥阴凉避光处保存。

【注意事项】豆薯子对中枢神经系统，特别对呼吸中枢有毒害作用，所以，切勿内服。

功能效用

豆薯子具有生津止渴、解酒消毒、降低血压的功效。此款药酒具有散风活络、去痱止痒的功效。主治痱子。

制作方法

① 将豆薯子下锅炒黄后捣成粗粉，放入容器中。

② 将乙醇倒入容器中，与药材充分混合。

③ 将容器中的药酒密封浸泡2天后取出。

④ 过滤去渣后，取药液使用。

【药材配方】

豆薯子50克　　　　75%乙醇250毫升

苦黄酊

【使用方法】外敷。每日3次。用棉球蘸药酒擦于患病处。

【贮藏方法】放在干燥阴凉避光处保存。

【注意事项】脾胃虚寒者忌用。

制作方法

① 除冰片外，其余诸药捣碎，入容器。

② 加乙醇，密封浸泡2～3天。

③ 将冰片捣碎，放入容器中，待其溶化后取药液使用。

功能效用

黄连具有清热祛湿、泻火解毒的功效。此款药酒具有消炎解毒、去痱止痒的功效。主治痱子、暑天疖肿。

特别提示

苦参味大苦，剂量稍大有食欲减退、恶心等消化道反应。

【药材配方】

苦参40克　　　　　黄连20克

白芷30克　　　　　丝瓜叶40克

生大黄40克　　　　黄芩20克

冰片20克　　　　　75%乙醇600毫升

鸡眼和胼胝

补骨脂酊

【使用方法】外敷。每日1次。温水清洗患处，先刮掉厚皮再蘸药酒涂抹晾干。患病处发黑、发软后，继续涂抹，使其自行脱落。

【贮藏方法】放在干燥阴凉避光处保存。

【注意事项】用前摇几下，使药液均匀；用后密封，防止挥发。

制作方法

① 将补骨脂捣碎，放入容器中。

② 将乙醇倒入容器中，与药材充分混合。

③ 密封浸泡约7天。

④ 过滤去渣，用小瓶分装，取药液服用。

【药材配方】

补骨脂150克

乙醇500毫升

功能效用

补骨脂有较好的抗菌作用。此款药酒具有补肾壮阳、活血通络、润肤止痒、生发祛斑的功效。主治鸡眼、白癜风、扁平疣、斑秃、瘙痒、神经性皮炎等症。

足癣

黑豆酒

【使用方法】口服。酌量服用，常令酒气相伴。

【贮藏方法】放在干燥阴凉避光处保存。

【注意事项】儿童勿过食。

【药材配方】

黑豆750克

白芷90克

薏苡仁180克

黄酒4500毫升

制作方法

① 将黑豆翻炒，与白芷、薏苡仁分别捣碎，放入容器中。

② 将黄酒倒入容器中，与药材充分混合。

③ 密封浸泡约7天，过滤去渣后取药液服用。

④ 或隔水加热，浸渍12小时后取药液服用。

功能效用

黑豆具有降低胆固醇、补肾益脾的功效。此款药酒具有利水杀虫、温经散风、活血通络的功效。主治足癣、头晕目眩、抽筋疼痛、小便不畅。

二味独活酒

【使用方法】口服。酌量服用，量由小增多，常令酒气相伴。

【贮藏方法】放在干燥阴凉避光处保存。

【注意事项】孕妇忌服；忌半夏、天花粉、贝母、白蔹、白及共用。

【药材配方】

制附子300克　　独活300克　　白酒4升

制作方法

① 将制附子、独活分别研磨成细粉，放入纱布袋中，然后将此纱布袋放入容器中。

② 将白酒倒入容器中，浸没纱布袋。

③ 密封浸泡约7天。

④ 过滤去渣取药液服用。

功能效用

制附子具有回阳救逆、补火壮阳、散风祛湿的功效；独活有抗炎作用。此款药酒具有活血通络、舒筋驱寒、温经祛湿的功效。主治足癣。

十味附子酒

【使用方法】空腹口服。每日2～3次，每次10～15毫升。用温水服。

【贮藏方法】放在干燥阴凉避光处保存。

【注意事项】孕妇忌服；忌半夏、天花粉、贝母、白蔹、白及共用。

制作方法

① 炙五加皮，与其余捣碎药材入布袋再入容器。

② 加入乙醇，密封浸泡14天。

③ 过滤去渣取药液服用。

功能效用

丹参和桑白皮有修复受损组织细胞的功效；白术具有补气健脾的功效；肉桂能够散寒止痛，活血通经；制附子能逐风寒湿邪。此款药酒具有驱寒逐湿的功效。主治足癣。

【药材配方】

制附子60克　　丹参60克

桑白皮100克　　续断60克

五加皮40克　　白术100克

牛膝60克　　生姜100克

肉桂50克　　细辛50克

白酒3升

三味牛膝酒方

【使用方法】口服。每次50克，加白酒500毫升煮至七成，饭前服。

【贮藏方法】放在干燥阴凉避光处保存。

【注意事项】脾胃有湿邪者、阳虚者忌服。

【药材配方】

黑芝麻2500克　　　　白酒5升

制作方法

① 先将生地黄净洗控干晒两日，与牛膝、虎骨分别捣烂，用纸裹住，以黄泥加固。

② 用火炙药团，控制火候，勿令黄泥干裂。

③ 将药团烤至黄泥干固，用灰火炙半天，再以炭火烧之。

④ 将药团待冷，去掉黄泥、纸，捣为散粉状。

功能效用

生地黄具有清热生津、滋阴补血的功效。此款药酒具有强身健体、祛湿止泻的功效。主治少腹滞痛、腰膝水肿、足趾冰冷、筋骨乏力。

二牛地黄酒

【使用方法】空腹口服。每日2～3次，每次20～30毫升。用温水服。

【贮藏方法】放在干燥阴凉避光处保存。

【注意事项】阴虚血燥者慎服。

制作方法

① 将牛蒡根去皮，把11味药材分别捣碎，放入纱布袋中，然后将此纱布袋放入容器中。

② 加入白酒，密封浸泡约7天。

③ 过滤去渣后取药液服用。

功能效用

生地黄有抗真菌作用；独活有镇痛抗炎、抗菌的作用；牛蒡根能祛风热、消肿毒。此款药酒具有活血通络、温经驱寒、散风祛湿的功效。主治风毒脚气、四肢乏力、抽筋疼痛。

【药材配方】

大麻仁50克

生地黄75克

独活45克

桂心30克

牛膝75克

牛蒡根250克

防风30克

萆薢45克

丹参45克

秦艽75克

苍耳子45克

白酒1.5升

疥疮

白藓酊

【使用方法】外敷。用周林频谱治疗仪调至离皮肤30厘米处，依皮肤能耐受热度照射40分钟，同时反复涂擦药液，1周1个疗程。

【贮藏方法】放在干燥阴凉避光处保存。

制作方法

1. 将百部、白藓皮研细，放入瓶中。
2. 将白酒倒入容器中，与药粉充分混合。
3. 将药液摇晃均匀。
4. 取药液使用。

特别提示

直接用百部根泡酒，可有效治疗咳嗽。

【药材配方】

百部100克

75%乙醇500毫升

白藓皮100克

功能效用

百部具有润肺止咳、杀虫灭虱的功效；白藓皮具有清热燥湿、散风解毒的功效。此款药酒具有清热解毒、祛湿止痒的功效。主治疥疮等症。

苦参酒

【使用方法】口服。每日2～3次，每次10毫升。用温水于饭前服。

【贮藏方法】放在干燥阴凉避光处保存。

【注意事项】脾胃虚寒者忌服。

制作方法

1. 将刺猬皮进行炙处理，然后与苦参、露蜂房分别研磨成粗粉，再用5升水熬煮至1500毫升。
2. 将药材过滤后取药汁备用，煮熟后凉凉。
3. 浸渍酒曲，与煮熟的黍米一起拌匀，放入容器中，按常法酿酒。
4. 待酒熟后，过滤去渣后取药液服用。

【药材配方】

苦参300克

黍米4500克

刺猬皮3个

酒曲450克

露蜂房45克

功能效用

苦参具有清热祛湿、杀虫利尿的功效；露蜂房具有消炎解毒的功效。此款药酒具有清热解毒、祛湿止痒的功效。主治疥疮、阴门瘙痒、癞疮等症。

灭疥酒

【使用方法】外敷。每日数次，持续20天，睡前蘸药酒擦于患病处。

【贮藏方法】放在干燥阴凉避光处保存。

【注意事项】①药酒有毒，切勿口服；②孕妇忌用。

制作方法

1 将雄黄、硫黄、樟脑分别研磨成极细粉，放入瓶中。

2 将白酒倒入容器中，与药粉充分混合。

3 将混合药液摇晃均匀。

4 取药液使用。

【药材配方】

 雄黄12克

 硫黄100克

 樟脑2克

白酒1升

功能效用

雄黄具有解毒杀虫，祛湿化痰的功效；硫黄具有杀虫、壮阳的功效。此款药酒具有清热解毒、杀虫止痒的功效。主治疥疮。

十味百部酊

【使用方法】外敷。连敷7～10天，睡前用棉球蘸药酒擦于患病处。

【贮藏方法】放在干燥阴凉避光处保存。

【注意事项】脾胃虚寒者忌用。

制作方法

1 将诸药材研磨成粗粉，放入容器中。

2 加烧酒密封浸泡约7天，过滤去渣后取药液使用。

功能效用

百部具有润肺止咳、杀虫灭虱的功效；蛇床子功能温肾壮阳、燥湿祛风；苦参有抗菌、抗炎作用；皂角刺能活血、祛风；金铃子有除湿热、清肝火、止痛、杀虫的功能。此款药酒具有清热解毒、祛湿止痒的功效。主治疥疮。

【药材配方】

 百部150克

 蛇床子50克

 扁蓄50克

 藜芦50克

 苦参50克

 石榴皮50克

 皂角刺100克

 白藓皮50克

 金铃子50克

 烧酒10升

皮肤瘙痒症

蝉蜕藓皮酒

【使用方法】外敷。每日数次，用棉球蘸后擦于患病处。

【贮藏方法】放在干燥阴凉避光处保存。

【注意事项】孕妇慎用。

【药材配方】

蝉蜕90克

白藓皮90克

百部90克

蛇床子90克

白酒1.5升

制作方法

① 将蝉蜕、白藓皮、百部、蛇床子分别捣碎，放入容器中。

② 将白酒倒入容器中，与药粉充分混合。

③ 将容器中的药酒密封浸泡10天后取出。

④ 过滤去渣后，取药液使用。

功能效用

蝉蜕具有散风除热的作用；蛇床子有燥湿祛风的功能；白藓皮具有清热燥湿、散风解毒的功效；百部具有润肺止咳、杀虫灭虱的功效。此款药酒具有散风驱寒、杀虫止痒的功效。主治瘙痒性皮肤病、阴门瘙痒、腋窝瘙痒。

活血止痒酒

【使用方法】口服。每日60毫升，分2次服用。

【贮藏方法】放在干燥阴凉避光处保存。

【注意事项】孕妇慎服。

制作方法

① 将蝉蜕、丹参、何首乌、防风放入容器中。

② 将黄酒倒入容器中，与诸药材充分混合。

③ 将容器上火熬煮至总量为半。

④ 过滤去渣后取药液服用。

【药材配方】

蝉蜕60克

丹参120克

何首乌120克

防风40克

黄酒1.2升

功能效用

蝉蜕具有散风清热、利咽透疹、退翳解痉的功效；丹参具有活血化瘀、消肿止痛的功效。此款药酒具有活血散风、杀虫止痒的功效。主治血虚型瘙痒性皮肤病。

荨麻疹

浮萍酒

【使用方法】①外敷。每日2次，用棉球蘸药酒擦于患病处；②口服。每日2次，每次30～50毫升。

【贮藏方法】放在干燥阴凉避光处保存。

【药材配方】

浮萍80克

白酒400毫升

制作方法

1 将浮萍捣烂，放入容器中。
2 将白酒倒入容器中，与药材充分混合。
3 密封浸泡约7天。
4 过滤去渣后取药液服用。

功能效用

　　浮萍具有清热杀虫、防治心血管疾病的功效。此款药酒具有活血祛风、杀虫止痒的功效。主治荨麻疹、过敏性皮疹、皮肤瘙痒等症。

枳壳秦艽酒

【使用方法】口服。每日3次，每次10～15毫升。

【贮藏方法】放在干燥阴凉避光处保存。

【注意事项】脾胃虚弱者、孕妇慎服。

制作方法

1 将枳壳、秦艽、丹参、肉苁蓉、松叶、独活分别捣碎，入布袋再入容器。
2 加白酒密封浸泡约7天，过滤去渣后取药液服用。

功能效用

　　枳壳具有理气行痰、消积除胀的功效；秦艽具有清湿热，止痹痛的功效。此款药酒具有活血祛风、杀虫止痒的功效。主治隐疹瘙痒、皮肤瘙痒、皮肤病痛等症。

【药材配方】

枳壳72克

秦艽96克

独活96克

松叶200克

丹参120克

肉苁蓉96克

白酒1.6升

独活肤子酒

【使用方法】口服。空腹口服。每日3次，每次10~15毫升。

【贮藏方法】放在干燥阴凉避光处保存。

【注意事项】阴虚血燥者慎服。

制作方法

① 将地肤子、独活、当归分别研磨成粗粉，放入容器中。

② 将白酒倒入容器中，与诸药粉充分混合。

③ 将药材熬煮至沸腾，取下凉凉。

④ 过滤去渣后取药液服用。

【药材配方】

地肤子100克

独活100克

当归100克

白酒1升

功能效用

地肤子具有清热祛湿、散风止痒的功效；独活具有散风祛湿、驱寒止痛的功效。此款药酒具有活血通络、清热解毒、祛风透疹的功效。主治荨麻疹。

碧桃酒

【使用方法】外敷。每日数次，用棉球蘸后擦于患病处。

【贮藏方法】放在干燥阴凉避光处保存。

【注意事项】虚寒症者、阴性外疡者忌服用。

制作方法

① 将桃叶、鱼腥草洗净切成薄片，放入容器中。

② 将胆矾捣碎，放入容器中。

③ 按渗漉法，收集渗源液2升。

④ 加入冰片、薄荷水，待其溶解后过滤去渣，取药液使用。

功能效用

桃叶具有清热解毒、杀虫止痒的功效。此款药酒具有清热解毒、祛风透疹、杀虫止痒的功效。主治荨麻疹等症。

【药材配方】

桃叶1千克

鱼腥草120克

冰片6克

薄荷水6克

胆矾0.6克

白酒1升

跌打损伤

苏木行瘀酒

【使用方法】空腹口服。早、中、晚各1次，1剂分3份，睡前服用。

【贮藏方法】放在干燥阴凉避光处保存。

【注意事项】孕妇忌服。

【药材配方】

苏木140克　　清水1升　　白酒1升

制作方法

1 将苏木研细，放入容器中。

2 将清水、白酒倒入容器中。与药材充分混合。

3 将容器上火，用文火熬煮至1升。

4 过滤去渣后，取药液服用。

功能效用

　　苏木是一种清血剂，具有活血祛瘀、散风止痛的功效。此款药酒具有活血消炎、止痛消肿的功效。主治跌打损伤、肿痛。

闪挫止痛酒

【使用方法】口服。1次服尽，药渣外用敷于患病处，以愈为度。

【贮藏方法】放在干燥阴凉避光处保存。

【注意事项】①热盛出血患者忌服；②湿盛中满、大便溏泄者慎服。

制作方法

1 将当归、川芎、红花、茜草、威灵仙放入容器中。

2 将白酒倒入容器中，与诸药材充分混合。

3 将容器中的药材，用文火熬煮至熟。

4 过滤，留渣，取药液服用。

特别提示

　　洗完头发，手上倒少许当归液，反复搓揉头发和头部还能达到护发效果。

【药材配方】

当归12克　　川芎6克

茜草3克　　威灵仙3克

红花3.6克　　白酒适量

功能效用

　　当归具有补血活血、调经止痛、润燥滑肠的功效。此款药酒具有活血化瘀、散风消炎、止痛消肿的功效。主治跌打损伤、肿痛、闪挫伤、功能活动障碍等症。

风伤擦剂

【使用方法】外敷。每日3～4次，用棉球蘸药酒擦于患病处，以愈为度。

【贮藏方法】放在干燥阴凉避光处保存。

【注意事项】切勿口服。

【药材配方】

生川乌30克

生草乌30克

生半夏30克

生南星30克

草红花30克

川芎30克

当归尾30克

桃仁40克

白芷40克

威灵仙40克

乳香40克

没药40克

木瓜40克

肉桂20克

泽兰30克

樟脑40克

川椒24克

水杨酸甲酯（冬青油）适量

75%乙醇3升

制作方法

❶ 将樟脑研末。

❷ 将生川乌、生草乌、生半夏、生南星、草红花、川芎、当归尾、桃仁、白芷、威灵仙、乳香、没药、木瓜、肉桂、泽兰、川椒分别研粗，放入容器中。

❸ 将乙醇倒入容器中，密封浸泡30天。

❹ 加入樟脑粉、水杨酸甲酯（冬青油）搅拌溶化。

❺ 过滤去渣后，取药液使用。

功能效用

　　生川乌具有散风祛湿、温经止痛的功效；生草乌具有散风除湿、活血温经、清热止痛的功效；生半夏具有祛湿化痰、降逆止呕、消痞散结的功效；生南星具有散结、消肿、止痛的功效；草红花散瘀止痛的效果较好；白芷具有消炎、解热镇痛等作用。。此款药酒具有活血化瘀、消炎止痛的功效。主治跌打损伤、筋肉肿痛等症。

神经性皮炎

红花酊

【使用方法】外敷。每日3~4次，用棉球蘸药酒擦于患病处。

【贮藏方法】放在干燥阴凉避光处保存。

【注意事项】①皮损流水者忌用；②治疗期禁烟禁酒，起居规律。

【药材配方】

红花20克

樟脑20克

冰片20克

白酒1升

制作方法

❶将红花、樟脑、冰片放入容器。

❷将白酒倒入容器中，与诸药材充分混合。

❸将容器中的药酒密封浸泡约7天后取出。

❹过滤去渣后取药液使用。

功能效用

　　红花具有活血舒经、去瘀止痛的功效。此款药酒具有活血祛湿、杀虫止痒的功效。主治神经性皮炎、慢性皮炎、结节性痒疹、玫瑰痤疮、皮肤瘙痒、湿疹等症。

外擦药酒方

【使用方法】外敷。每日2~3次，用棉球蘸后擦于患病处。

【贮藏方法】放在干燥阴凉避光处保存。

【注意事项】阴亏血虚者、孕妇忌用。

制作方法

❶将雄黄、硫黄、斑蝥、白及、轻粉分别研磨成细粉，放入容器中。

❷将乙醇倒入容器中，与诸药粉充分混合。

❸将容器中的药酒密封浸泡约7天后取出。

❹过滤去渣后，取药液使用。

【药材配方】

雄黄30克

硫黄30克

白及30克

75%乙醇400毫升

斑蝥20个

轻粉适量

功能效用

　　雄黄具有解毒杀虫、祛湿化痰的功效；硫黄具有杀虫、壮阳的功效。此款药酒具有清热解毒、活血祛风、杀虫止痒的功效。主治神经性皮炎。

苦参酊

【使用方法】外敷。每日2～3次，用棉球蘸后擦于患病处。

【贮藏方法】放在干燥阴凉避光处保存。

【注意事项】脾胃虚寒者忌用。

【药材配方】

苦参60克

徐长卿60克

白降丹适量

麝香0.4克　　　　95%乙醇260毫升

制作方法

1 将苦参、徐长卿放入容器中，加清水熬煮2次。

2 将药液过滤去渣，浓缩至40～50毫升。

3 加入乙醇，静置2天后过滤去渣。

4 加入白降丹、麝香，搅拌均匀后取药液服用。

功能效用

苦参具有清热祛湿、杀虫利尿的功效。此款药酒具有清热解毒、散风止痒、凉血止痛、活血化瘀、抗菌消炎的功效。主治神经性皮炎。

顽癣药酒方

【使用方法】外敷。每日1～2次。刮破顽癣后，蘸药酒擦于患病处。

【贮藏方法】放在干燥阴凉避光处保存。

【注意事项】脾胃虚寒者忌用。

制作方法

1 将诸药材分别捣碎，放入容器中。

2 将白酒倒入容器中密封浸泡约7天，取药液使用。

功能效用

苦参具有清热祛湿、杀虫利尿的功效；海桐皮有一定的抗菌作用；槟榔具有驱虫、抗病原微生物的作用。此款药酒具有清热解毒、散风祛湿、杀虫止痒的功效。主治各类顽癣，神经性皮炎等。

【药材配方】

苦参12克

杏仁4粒

木鳖子8粒

槟榔12克

海桐皮12克

黄柏12克

冰片12克

白酒400毫升

白及12克

复方斑蝥酒

【使用方法】外敷。每日2～3次，用棉球蘸药酒擦于患病处。

【贮藏方法】放在干燥阴凉避光处保存。

【注意事项】有水泡，先以甲紫溶液擦涂至水泡消失，再续用。

制作方法

① 将斑蝥、徐长卿、大蒜头、花椒、冰片分别捣碎，放入容器中。

② 将白酒倒入容器中，与诸药粉充分混合。

③ 将容器中的药酒密封浸泡约7天后取出。

④ 过滤去渣后取药液使用。

【药材配方】

斑蝥18克

徐长卿45克

花椒36克

冰片18克

大蒜头6个

45%乙醇1.5升

功能效用

徐长卿具有散风祛湿、止痛止痒的功效。此款药酒具有凉血活血、清热解毒、麻醉止痒的功效。主治神经性皮炎。

神经性皮炎药水

【使用方法】外敷。每日2～3次，用棉球蘸后擦于患病处。

【贮藏方法】放在干燥阴凉避光处保存。

【注意事项】勿涂在抓破处；阴部及肛门周围不宜涂用。

制作方法

① 将诸药研粗粉，用20目筛过滤后取净粉和匀。

② 将土槿皮酊加水调至含醇量50%，与净粉和匀，加乙醇浸渍2天。

③ 按渗漉法以每分3毫升渗漉，集渗源液3.2升，滤取药液。

功能效用

活血散风，杀菌止痒。主治神经性皮炎、厚皮癣、各类顽癣等症。

【药材配方】

生草乌200克

生川乌200克

闹羊花160克

细辛100克

生南星200克

生半夏200克

土槿皮酊640毫升

50%乙醇适量

蟾酥160克

湿疹

蛇床苦参酒

【使用方法】外敷。每日2～3次，用棉球蘸药酒擦于患病处。

【贮藏方法】放在干燥阴凉避光处保存。

【注意事项】脾胃虚寒者忌用。

【药材配方】

蛇床子120克

苦参120克

白藓皮60克

防风60克

明矾60克

白酒2升

制作方法

1. 将蛇床子、苦参、白藓皮、防风、明矾研磨成粗粉，放入容器中。
2. 加入白酒，密封，前一周每天搅拌1次，之后每周搅拌1次。
3. 密封浸泡30天后，过滤取清液，压榨残渣取滤液。
4. 将清液、滤液混合，静置后过滤，取药液使用。

功能效用

　　苦参具有清热祛湿、杀虫利尿的功效。此款药酒具有散风祛湿、解毒止痒的功效。主治神经性皮炎、慢性湿疹、扁平疣、汗疹、皮肤瘙痒。

苦参地肤酒

【使用方法】外敷。每日3次，用棉球蘸药酒擦于患病处。

【贮藏方法】放在干燥阴凉避光处保存。

【注意事项】脾胃虚寒者忌用。

制作方法

1. 将苦参、地肤子、白藓皮、豨莶草、明矾分别研磨成粗粉，放入布袋中，然后将此布袋放入容器中。
2. 加入白酒，密封浸泡约15天后取药液使用。
3. 或隔水熬煮至半，凉凉后取药液使用。

【药材配方】

苦参60克

地肤子30克

豨莶草60克

明矾18克

白藓皮30克

白酒1升

功能效用

　　苦参具有清热祛湿、杀虫利尿的功效。此款药酒具有清热祛湿、散风止痒的功效。主治阴囊湿疹、肛门湿疹、瘙痒难耐、阴部瘙痒等症。

苦参百部酒

【使用方法】外敷。每日2～3次，用棉球蘸后擦于患病处。

【贮藏方法】放在干燥阴凉避光处保存。

【注意事项】脾胃虚寒者忌用。

【药材配方】

苦参100克

百部60克

雄黄15克

白藓皮60克

白酒1升

制作方法

① 将苦参、百部、雄黄、白藓皮分别研磨成粗粉，放入容器中。

② 将白酒倒入容器中，与诸药粉充分混合。

③ 将容器中的药酒密封浸泡7～10天后取出。

④ 取药液使用。

功能效用

苦参具有清热祛湿、杀虫利尿的功效；百部具有润肺止咳、杀虫灭虱的功效；白藓皮有清热燥湿、解毒止痒之功效。此款药酒具有清热祛湿、杀虫止痒的功效。主治湿疹等症。

五子黄柏酒

【使用方法】外敷。每日3次，用棉球蘸后擦于患病处。

【贮藏方法】放在干燥阴凉避光处保存。

【注意事项】脾虚泄泻，胃弱食少者忌用。

制作方法

① 将地肤子、苍耳子、蛇床子、黄药子、五倍子、黄柏分别研磨成粗粉，放入容器中。

② 加入白酒，每天摇晃1次。

③ 密封浸泡约15天，取药液使用。

功能效用

此款药酒具有活血通络、清热祛湿、消肿止痛、散风止痒的功效。主治湿疹、阴囊湿疹。

【药材配方】

地肤子60克

五倍子60克

苍耳子60克

蛇床子60克

黄柏300克

黄药子60克

白酒1.5升

银屑病

斑蝥百部酊

【使用方法】外敷。每日 1～2 次，用棉球蘸后擦于患病处。

【贮藏方法】放在干燥阴凉避光处保存。

制作方法

1. 将斑蝥、紫荆皮、生百部、槟榔分别研磨成粗粉，放入容器中。
2. 加入乙醇，密封浸泡7天，过滤去渣。
3. 加入樟脑，待其溶解。
4. 将乙醇加至6400毫升，混匀后取药液使用。

特别提示

斑蝥有大毒，内服慎用，孕妇禁用。

【药材配方】

斑蝥100克

樟脑160克

槟榔200克

60%乙醇适量

生百部960克

紫荆皮适量

功能效用

生百部具有润肺止咳、杀虫灭虱的功效；樟脑具有祛湿杀虫、温散止痛、开窍避秽的功效。此款药酒具有散风祛湿、杀虫止痒的功效。主治牛皮癣。

牛皮癣酒

【使用方法】外敷。每日 2 次，用棉球蘸后擦于患病处。

【贮藏方法】放在干燥阴凉避光处保存。

【注意事项】牛皮癣急性期者忌用。

制作方法

1. 将白及、生百部、槟榔、川椒捣碎入渗滤器。
2. 将斑蝥研细再捣烂，置顶层加盖特制木孔板。
3. 加白酒密封浸泡7天，按渗滤法取渗源液、滤液。
4. 按比例加入苯甲酸，拌匀滤取药液。

【药材配方】

斑蝥20克

白及100克

槟榔100克

川椒100克

生百部100克

10%苯甲酸适量

白酒3升

功能效用

软坚散结，杀虫止痒。主治牛皮癣、手癣、足癣、神经性皮炎等症。

洋金花外用擦剂

【使用方法】外敷。每日2次，用棉球蘸后擦于患病处。

【贮藏方法】放在干燥阴凉避光处保存。

【注意事项】忌口服、皮肤过量吸收；儿童用体积分数10%乙醇。

【药材配方】

 洋金花2千克

 石膏2千克

 苦参2千克

 黄芩2千克

 防己2千克

 白藓皮2千克

 丹参2千克

 半枝莲2千克

 黄连1200克

 僵蚕800克

 天麻800克

 野菊花800克

 蜈蚣80条

 蟾酥80克

 冰片80克

 全蝎400克

 紫草2千克

 60%乙醇适量

制作方法

① 将洋金花、紫草、石膏、苦参、黄芩、防己、白藓皮、丹参、半枝莲、黄连、僵蚕、天麻、野菊花、蜈蚣、全蝎、蟾酥分别研磨成粗粉，放入容器中。

② 加入乙醇至药层以上3厘米。

③ 密封浸泡约7天，过滤去渣。

④ 加入蒸馏水，将酒精浓度调整为20％。

⑤ 加入冰片，待药液溶解后静置澄清。

⑥ 过滤去渣，取药液使用。

功能效用

苦参具有清热祛湿、杀虫利尿的功效；白藓皮具有清热燥湿、散风解毒的功效。此款药酒具有杀虫止痒、凉风通经、活血活络、软化皮肤、扩张血管、促进循环、抑制真菌的功效。主治牛皮癣、手癣、足癣、神经性皮炎、湿疹、疥疮、皮肤瘙痒、女阴白斑等症。

特别提示

外感及痰热咳喘、青光眼、高血压及心动过速患者禁用。

寻常疣

蝉肤白花酒

【使用方法】外敷。每日 5 ~ 6 次，蘸后擦于患病处，以愈为度。

【贮藏方法】放在干燥阴凉避光处保存。

【注意事项】尽量避免鱼、虾、蟹等海鲜产品，以及葱、蒜、辣椒、烟酒等刺激性食物。

制作方法

1. 将蝉蜕、白藓皮、红花、地肤子、明矾分别捣碎，放入容器中。
2. 将乙醇倒入容器中，与诸药材充分混合。
3. 密封浸泡3天。
4. 过滤去渣后取药液使用。

【药材配方】

 蝉蜕6克

 白藓皮12克

 地肤子12克

 红花2克

 明矾12克　75%乙醇100毫升

功能效用

蝉蜕具有散风清热、利咽透疹、退翳解痉的功效；白藓皮具有清热燥湿、散风解毒的功效。此款药酒具有活血散风、杀菌去疣的功效。主治扁平疣。

消疣液

【使用方法】外敷。每日3次，每次5分钟，持续 3 ~ 6 周。用棉球蘸后于患病处稍用力擦拭。

【贮藏方法】放在干燥阴凉避光处保存。

【注意事项】切勿内服；腰痛非风湿者不宜用；血少火炽者禁用。

制作方法

1. 将海桐皮、地肤子、蛇床子、青龙衣、新鲜土大黄分别捣碎，放入容器中。
2. 加入高粱酒。
3. 密封浸泡30天取药液使用。

【药材配方】

 海桐皮240克

 地肤子240克

 青龙衣24克

 土大黄1千克

 蛇床子240克

 高粱酒1升

功能效用

海桐皮具有散风祛湿、通经活络、杀虫止痒的功效。此款药酒具有消炎止痛、散结去疣的功效。主治寻常疣。

脂溢性皮炎

苦参百部酊

【使用方法】外敷。每日1～2次。用棉球蘸后擦于患病处，以愈为度。

【贮藏方法】放在干燥阴凉避光处保存。

【注意事项】脾胃虚寒者忌用。

制作方法

❶ 将苦参、百部、野菊花分别捣碎，放入容器中。

❷ 将乙醇倒入容器中，与药粉充分混合。

❸ 密封浸泡约7天，过滤去渣，取清液备用。

❹ 将樟脑研磨成粉末状，加入清液后拌匀，取药液使用。

【药材配方】

苦参620克

百部180克

白酒10升

野菊花180克

樟脑250克

功能效用

　　苦参具有清热祛湿、杀虫利尿的功效；百部具有润肺止咳、杀虫灭虱的功效。此款药酒具有杀菌止痒的功效。主治脂溢性皮炎、桃花癣、玫瑰糠疹、皮肤瘙痒等症。

皮炎液

【使用方法】外敷。每日3次。轻摇药液，蘸后擦患处，以愈为度。

【贮藏方法】放在干燥阴凉避光处保存。

【注意事项】勿口服；治疗股癣，硫黄、轻粉加倍；治疗阴囊去掉硫黄、轻粉；对头部脂溢性皮炎继发感染者，可加入明雄黄6克。

制作方法

❶ 将硫黄、枯矾、冰片分别研磨成细粉，放入容器中。

❷ 将乙醇倒入容器中，与药粉充分混合。

❸ 将容器中的药酒密封浸泡1天后取出。

❹ 过滤去渣后，取药液使用。

【药材配方】

硫黄6克

枯矾2克

冰片5克

75%乙醇400毫升

功能效用

　　硫黄具有杀虫、壮阳的功效；冰片具有消肿止痛、清热解毒、散风下火的功效。此款药酒具有解毒祛湿、杀虫止痒的功效。主治脂溢性皮炎、股癣、夏季皮炎等症。

斑秃、脱发

枸杞沉香酒

【使用方法】外敷。每日3次，用棉球蘸后擦于患病处，以愈为度。

【贮藏方法】放在干燥阴凉避光处保存。

【注意事项】外邪实热、脾虚有湿、泄泻者忌用。

制作方法

❶ 将熟地黄、沉香、枸杞子分别捣碎，放入容器中。

❷ 将白酒倒入容器中，与药粉充分混合。

❸ 将容器中的药酒密封浸泡10天，经常摇动。

❹ 过滤去渣后，取药液使用。

【药材配方】

枸杞子30克

沉香30克

熟地黄30克

白酒500毫升

功能效用

　　枸杞子具有降低血糖、减轻脂肪肝、抗动脉粥样硬化的功效。此款药酒具有补肝养肾、益气活血的功效。主治脱发、白发、健忘、不孕等症。

神应养真酒

【使用方法】口服。每日3次，每次10～20毫升。

【贮藏方法】放在干燥阴凉避光处保存。

【注意事项】外邪实热、脾虚有湿、泄泻者忌服。

制作方法

❶ 将当归、熟地黄、菟丝子、羌活、天麻、白芍、川芎、木瓜研粗粉，入纱布袋再入容器。

❷ 加白酒密封浸泡49天，经常摇动，去渣后取药液服用。

特别提示

　　存放当归的容器最好是陶瓷制品，也可装入塑料袋再放入容器中，但忌用铁制容器存放。

【药材配方】

当归50克

熟地黄60克

天麻30克

白芍60克

川芎30克

羌活18克

菟丝子40克

木瓜60克

白酒2升

功能效用

　　当归具有补血活血、温经止痛、润燥滑肠的功效。此款药酒具有益气活血、散风活络的功效。主治脱发、脂溢性皮炎。

须发早白

首乌当归酒

【使用方法】口服。每日2次，每次10～15毫升。

【贮藏方法】放在干燥阴凉避光处保存。

【注意事项】大便溏薄者忌服。

【药材配方】

何首乌60克

当归30克

熟地黄60克

白酒2升

制作方法

① 将何首乌、当归、熟地黄分别捣碎，放入纱布袋中，然后将此纱布袋放入容器中。

② 将白酒倒入容器中，与诸药粉充分混合。

③ 密封浸泡14天，经常摇动。

④ 过滤去渣后，取药液服用。

功能效用

当归具有补血活血、温经止痛、润燥滑肠的功效。此款药酒具有补肝养肾、益气活血的功效。主治须发早白、腰酸、耳鸣、头晕等症。

固本酒

【服用方法】空腹口服。每日数次，每次不超过50毫升。

【贮藏方法】放在干燥阴凉避光处保存。

【注意事项】脾胃有湿邪及阳虚者忌服。

制作方法

① 将生地黄、熟地黄、天门冬、麦门冬、白茯苓、人参分别捣碎，放入容器中。

② 加黄酒密封浸泡3天，后用文武火煮沸至酒黑，服药液。

功能效用

生地黄具有清热生津、滋阴活血的功效。此款药酒具有美容养颜、乌须黑发的功效。主治须发早白、面容枯槁。

【药材配方】

生地黄25克

熟地黄25克

白茯苓25克

人参25克

天门冬25克

麦门冬25克

黄酒500毫升

鹤龄酒

【服用方法】口服。每日3次，每次20毫升。

【贮藏方法】放在干燥阴凉避光处保存。

【注意事项】外邪实热、脾虚有湿、泄泻者忌服。

制作方法

① 将诸药材捣碎，入纱布袋再入容器。

② 加白酒密封，再用文火煮沸凉凉，埋土中7天，去渣后加蜂蜜混匀，取药液服用。

功能效用

此款药酒具有活血理气、补肝养肾的功效。主治须发早白、未老先衰、齿落眼花、筋骨无力等症。

【药材配方】

 枸杞子60克
 何首乌60克
 牛膝10克

 山茱萸10克
 天门冬30克
 补骨脂10克

 党参10克
 当归30克
 生地黄10克

 菟丝子10克
 蜂蜜60毫升
 白酒1.5升

乌发益寿酒

【使用方法】口服。每日2次，每次15～20毫升。

【贮藏方法】放在干燥阴凉避光处保存。

【注意事项】脾胃虚寒、肾阳不足者忌服。

【药材配方】

 女贞子40克
 旱莲草30克

 黑桑葚30克
白酒1升

制作方法

① 将女贞子、旱莲草、黑桑葚放入容器中。

② 将白酒倒入容器中，与诸药材充分混合。

③ 将容器中的药酒密封浸泡15天。

④ 过滤去渣后，取药液服用。

功能效用

旱莲草具有收敛止血、补肝益肾的功效；黑桑葚被称为"民间圣果"，有延缓衰老、美容养颜的功效。此款药酒具有滋阴补肾、散风清热、乌须黑发的功效。主治须发早白、肝肾不足所致的头晕目眩、腰酸耳鸣、面容枯槁。

第七章
防治风湿痹痛类疾病的药酒

独活寄生酒

【使用方法】饭后温服。早晚各1次，每次10毫升，30天1疗程。

【贮藏方法】放在干燥阴凉避光处保存。

【注意事项】便秘痰咳、溃疡发热、阴虚阳亢、口舌生疮者忌服；孕妇忌服。

功能效用

散风祛湿，补肝养肾，活血通络，舒筋止痛。主治风湿痹症、怕冷恶风、关节炎、肩周炎、中风偏瘫、硬皮病、脉管炎等症。

【药材配方】

独活60克

桑寄生40克

党参60克

当归100克

白芍60克

牛膝60克

防风40克

川芎40克

杜仲100克

茯苓80克

肉桂30克

细辛24克

甘草30克

秦艽60克

生地黄100克

白酒3升

制作方法

①将15味药材分别捣碎，放入布袋中，然后将此布袋放入容器中。

②加入白酒，密封浸泡14天，过滤去渣，取药液服用。

杜仲丹参酒

【使用方法】口服。早、晚各1次，每次 10～15毫升。用温水于饭前服。

【贮藏方法】放在干燥阴凉避光处保存。

【注意事项】忌食辛辣、不易消化食物。

【药材配方】

杜仲60克

丹参60克

川芎30克

白酒2升

制作方法

1. 将杜仲、丹参、川芎分别研磨成粗粉，放入布袋中，然后将此布袋放入容器中。
2. 将白酒倒入容器中，并密封浸泡约15天。
3. 过滤去渣，取药液服用。

功能效用

　　杜仲具有降血压、强筋健骨的功效；丹参具有祛瘀止痛、凉血消痈的功效。此款药酒具有补肾益肝、活血通络、强筋壮骨、散风止痛的功效。主治风湿痹症、怕冷恶风、冠心病、脉管炎、脑血栓偏瘫、胸闷心悸、腰背僵硬、中老年人气滞血瘀等症。

白花蛇酒

【使用方法】口服。每日2次，每次10～15毫升。

【贮藏方法】放在干燥阴凉避光处保存。

【注意事项】白花蛇有毒，务必先炮制加工后，方可使用。

制作方法

1. 将白花蛇去头骨尾，晾干。
2. 将诸药材研磨成粗粉，入布袋再入容器。
3. 加入烧酒，密封浸泡约30天，方可服用。

功能效用

　　此款药酒具有活血通络、散风祛湿的功效。主治风湿痹证、关节酸痛、恶风发热、苔薄白肿。

【药材配方】

白花蛇180克

天麻48克

当归60克

防风60克

秦艽60克

羌活60克

五加皮60克

烧酒4升

薏仁酒

【使用方法】口服。早、晚各1次，每次10～15毫升。用温水于饭后服。

【贮藏方法】放在干燥阴凉避光处保存。

【注意事项】阴虚火旺、便秘者忌服；忌生冷、辛辣、不消化食物。

制作方法

① 将杜仲姜炙、枳壳翻炒，与其余诸药捣碎，放入布袋中，然后将此布袋放入容器中。

② 加米酒密封浸泡约15天。

③ 过滤去渣，取药液服用。

功能效用

强筋壮骨，散风祛湿。主治风湿痹症、腰背僵硬、关节肿胀、手足麻木、脘腹虚胀、消化不良、骨质增生等症。

【药材配方】

薏苡仁60克　　牛膝60克　　海桐皮30克

杜仲30克　　白术15克　　枳壳30克

五加皮30克　　独活30克　　防风30克

熟地黄45克　　米酒1.5升

杜仲丹参酒

【使用方法】口服。早、晚各1次，每次10～15毫升。用温水于饭前服。

【贮藏方法】放在干燥阴凉避光处保存。

【注意事项】忌食辛辣、不易消化食物。

【药材配方】

杜仲60克　　丹参60克

川芎30克　　白酒2升

制作方法

① 将杜仲、丹参、川芎分别研磨成粗粉，放入布袋中，然后将此布袋放入容器中。

② 将白酒倒入容器中，密封浸泡约15天。

③ 过滤去渣，取药液服用。

功能效用

此款药酒具有补肾益肝、活血通络、强筋壮骨、散风止痛的功效。主治风湿痹症、怕冷恶风、冠心病、脉管炎、脑血栓偏瘫、胸闷心悸、腰背僵硬、中老年人气滞血瘀等症。

特别提示

阴虚火旺者慎服。

黄精益气酒

【使用方法】口服。每日2次，每次15～20毫升。

【贮藏方法】放在干燥阴凉避光处保存。

【注意事项】脾虚有湿者、咳嗽痰多者、中寒泄泻者忌服。

【药材配方】

黄精200克　　　白酒2升

制作方法

① 将黄精洗净、切片。

② 将黄精放入布袋中，然后将此布袋放入容器中。

③ 将白酒倒入容器中，浸没布袋。

④ 密封浸泡30天后，取药液服用。

功能效用

黄精具有理气养阴、健脾润肺、养肾宁心的功效。此款药酒具有养心益气、润肺和胃、强壮筋骨的功效。主治风湿疼痛、病后体虚血少等症。

丹参加皮酒

【使用方法】空腹口服。每日2～3次。起初每次10～20毫升，逐渐增至30毫升，以愈为度。

【贮藏方法】放在干燥阴凉避光处保存。

【注意事项】脾胃湿热、肺热咳者、孕妇、胃溃疡、感冒发热者忌服。

制作方法

① 将当归、川椒翻炒，与11味药材分别捣碎，放入布袋中，然后将此布袋放入容器中。

② 加入白酒，密封浸泡7天。

③ 过滤去渣，取药液服用。

功能效用

活血通络，理气驱寒，舒筋止痛，强筋壮骨。主治风湿性关节炎、类风湿关节炎、肌肉风湿、怕冷恶风、胸闷心烦、脉管炎等症。

【药材配方】

五加皮160克　　枳壳70克　　丹参80克

白藓皮30克　　薏苡仁15克　　大麻仁70克

桂皮30克　　当归30克　　制附子10克

木通30克　　川芎10克　　炮姜10克

川椒30克　　白酒2升

当归附子酒

【使用方法】空腹温服。每日数次，每次1杯，酒量不胜者少服。

【贮藏方法】放在干燥阴凉避光处保存。

【注意事项】热盛出血忌服；湿盛中满者、大便溏泄者慎服。

【药材配方】

当归70克

制附子30克

白酒2升

制作方法

① 将当归、制附子分别研细。

② 将处理过的药粉放入布袋中，然后将此布袋放入容器中。

③ 将白酒倒入容器中，浸没布袋。

④ 密封浸泡，春夏季3天，秋冬季7天，取药液服用。

功能效用

当归具有补血活血、调经止痛，润燥滑肠的功效；制附子具有回阳救逆、下火壮阳的功效。此款药酒具有活血通络、舒筋止痛的功效。主治腰脚寒冷痹痛。

冯了性酒

【使用方法】口服。每日2次，每次15毫升。饭前服。外敷亦可。

【贮藏方法】放在干燥阴凉避光处保存。

【注意事项】外感发热、阴虚带热者忌服；孕妇忌服。

制作方法

① 将诸药材捣碎入容器蒸透。

② 用冷浸法，密封浸泡45～60天，取药液服用。

③ 或采用温浸法，密封浸泡后隔水加热2次，取药液服用。

功能效用

此款药酒具有活血通络、散风驱寒、舒筋止痛的功效。主治风湿痹症、跌打损伤、怕冷恶风等症。

【药材配方】

五加皮9克　　威灵仙12克　　山栀子7.5克

川芎7.5克　　防己9克　　白芷12克

当归尾7.5克　　麻黄24克　　小茴香9克

羌活9克　　独活9克　　白酒1.5升

桂枝12克

第二篇

药浴

老祖宗留下的灵丹妙药

第一章

中华药浴
——学用药浴不生病

■ 药浴发展历史

药浴，是我国传统中医疗法中一颗璀璨的明珠，它以独特的功效而得以流传至今。药浴，是利用水温热力以及药物本身的功效，通过对皮肤、经络、穴位的刺激和药物的透皮吸收，起到疏通经络、活血祛湿、保健养生的神奇效果。

中华药浴，古已有之，但这神奇的药浴究竟起源于何时，现在已经无法考证。早在秦汉时期的《五十二病方》中就已有"温熨""药摩""外洗"等多种药浴方法记载。随着社会的发展，药浴更是以其独特的魅力而受到更多人的认可。

药浴的发展

药浴的发展历史源远流长，流传至今已经有几千年的历史了。药浴属于传统中医疗法中的外治法之一，即用药液或含有药液水洗浴全身或局部的一种方法，利用水温热力以及药物本身的功效，通过对皮肤、经络、穴位的刺激和药物的经皮吸收，起到疏通经络、活血祛湿、保健养生的神奇效果。对常见的皮肤病、感冒、高血压病、风湿都有显著疗效，同时对美容保健功效亦十分明显。

药浴不同于一般的洗浴、温泉浴等，

中医学对药浴的定义是："药浴法是外治法之一，即用药液或含有药液水洗浴全身或局部的一种方法，通常用单方或者复方中药煎熬"。按照中医辨证施治的原则，根据不同的疾病，加入不同的药物进行治疗，因药物不经胃肠破坏，直接作用于皮肤，并通过皮肤吸收进入血液，故药浴比内服药见效快，舒适，无任何不良反应，也不会增加肝脏负担，因此被医学界誉为"绿色疗法"，越来越受到患者的青睐。

中华药浴，古已有之。我国最早的医方《五十二病方》中就有治婴儿的方，书中记载了"温熨""药摩""外洗"等多种药浴方法。《礼记》中讲"头有疮则沐，身有疡则浴"。《左传》中也记载有当时人们对药物保健的认识，认识到人与水土的关系。药浴的发展奠基于秦代，发展于汉唐，充实于宋明，成熟于清代。而最早全面将药浴记载并保存至今的是春秋战国时期的《黄帝内经》，书中有"其受外邪者，渍形以为汗"的记载。

东汉时期，张仲景在《伤寒论》里介绍了一些药浴疗法，其代表性的治疗方剂则有桂枝汤、麻黄汤、白虎汤、承气汤、柴胡汤、四逆汤、真武汤、理中丸、乌梅丸等方。如对桂枝汤的记载"太阳中风，阳浮而阴弱。阳浮者，热自发；阴弱者，汗自出。啬啬恶寒，淅淅恶风，翕翕发热，鼻鸣干呕者，桂枝汤主之。方一"，说明了内病外治的作用机制。另外，在《金匮要略》中对"洗""浴""熏洗"等多种药浴方法有了明确详细的记载，开创了"辨证施治"的中医学思想，为药浴的发展奠定了坚实的基础。

晋代葛洪的《肘后备急方》则收录了更多的药浴内容，对不同的疾病原因使用不同的方法，如酒洗、醋洗、黄柏洗。如书中记载："若有息肉脱出，以苦酒三升，渍乌梅五枚以洗之"。当时药浴已经得到广泛的应用，并为人们提供了全新的治疗方法。

到了唐朝，药浴的发展已经进入全盛时期，运用药浴治疗疾病的内容更加丰富，除了常见外科皮肤疾病如痈疽、冻疮、丹毒外，还应用于妇科、儿科以及临床急症抢救等。唐代孙思邈的《备急千金要方》《千金翼方》中就提出了内服外用的方法，更增加了洗浴、敷渍等方法，对药浴的使用方法做了全面的描述和记载。在宋朝，人们有端午沐浴的习俗，《岁时广记》引用《琐碎录》写道："五月五日午时，取井花水沐浴，一年疫气不侵。俗采艾柳桃蒲揉水以浴"。可见药物沐浴已经得到人们更广泛的喜爱和认可。

明朝时期，药浴疗法至臻完备。以李时珍的《本草纲目》最为出名，是中国古代药学史上内容最丰富的药学著作，其中药浴治法就有沐浴、热浴、坐浴等不同的治法，其治病范围也日益扩大。

清朝是中医药浴疗法成熟的阶段。主要体现在中医外治的问世及药浴外治理论的建立。如《串雅外篇》《理瀹骈文》《医宗金鉴》《急救广生集》《外科大成》等，其中吴尚先的《理瀹骈文》在药浴的种类

上分了洗、沐、浴、浸、渍、浇等法，辨证用药贯穿于整个临床药浴过程，理、法、方、药备全。药浴疗法不但在民间流传，也是清代宫廷医学的一大特色，为皇族所推崇。在清宫医案中就有大量的药浴方，有许多沐浴、洗头、洗眼睛及其他外洗方。临床应用基本与内科治法并行，并广泛用于急症、内、外、妇、儿、骨伤、皮肤、五官等科目，达数百种疾病的治疗。在慈禧太后的医方中专有沐浴方和洗药方，慈禧太后认为这是她一生美容养颜的妙法。

步入现代社会，随着人们生活水平的提高和人们对中医保健的日益重视，药浴也得到了广泛的发展。另外，伴随着新的医学仪器和医学设备的产生，使药浴的开展更加便捷。在城市的街头出现了很多药浴场所。药浴这个古老而又充满活力的产业，必将随着中医的发展给人们带来全新的治疗方式。也期待药浴以自身的魅力，为人们的医疗保健做出更大的贡献。

■ 药浴的作用机制及治疗功效

药浴悠久的历史，对人体具有独到功效，自古以来一直备受人们重视。药浴因药物不经胃肠破坏，直接作用于皮肤，并通过皮肤吸收进入血液，故药浴比内服药见效快，舒适，无任何不良反应，也不会增加肝脏负担，因此被医学界誉为"绿色疗法"。药浴不仅可调整阴阳、协调脏腑、通行气血、清热解毒、消肿止痛，还可洁净皮肤、滋养皮肤、美容养颜、防病抗衰老。

药浴的作用机制

药浴主要通过"功、散、通、排"四个步骤达到药浴的功效。

1.功

人体躺入泡浴桶后，芳香宜人的药力通过泡浴者皮肤的毛囊孔、皮脂腺孔、汗腺孔、角质细胞及其间隙攻入体内，这是药力渗入体内强力做功的过程。在这个过程中皮肤发挥吸收的功能，泡浴者要放松自己，最大可能的让皮肤吸收药力、将药物气力渗入体内发挥药效。

2.散

药物强大气力渗入体内后，以气推血，以血带气，血气加速在全身的循环。药物气力进入血液循环和经络系统，通过血液循环和经络的作用，药力开始在全身散开，内达五脏六腑，外通肢体百骸，无所不到。在此过程中，人会感觉心跳加速、胸闷气短、恶心、四肢麻木、身体局部疼痛等，这属于正常反应，感觉越强烈说明泡浴者身体存在的不健康问题越多，经过规定次数的泡浴调理之后会感觉越来越正常而没有太大反应，身体也逐步回到健康状态。

3.通

药力开始在全身散开的过程中，血液循环会加速，心跳速度一般会达到正常情况的 1.5～2 倍。在此过程中，通过药力的作用会强力打通全身的血脉和经络，只要是身体有瘀结的部位，在打通的过程中都会疼痛，经过规定的泡浴次数之后将瘀结部位的血脉或经络打通后疼痛自然消失，瘀结部位的病变隐患也得以消除。

4.排

在药力完成功、散、通之后，体内的污浊毒素开始通过发汗、排便排出体外。泡浴者离开浴桶后要喝 1000~2000 毫升温的调理养生茶，为发汗补充水分；然后躺下，躺下时，头和脚均要垫一个至一个半枕头高度的枕头，使得身体呈"⌣"状弧形，以利于全身气血持续高速循环。

药浴的功效

药浴对人体具有独到功效，自古以来一直受医学界重视。通过全身泡浴，使有独特营养、保健及杀菌功能的中药渗透进人体，药物作用于全身肌表、局部、患处，并经吸收，循行经络血脉，内达脏腑，由表及里产生效应。现代药理也证实，药浴后能增强肌肤的弹性和活力，调整各系统组织器官功能和机体免疫功能。

1.疏通经络、活血化瘀

药浴中的活血药可以畅通血行，消除瘀血，主要用于治疗各种血瘀引起的病，对内、外、妇、儿各科均有应用。如对妇科疾病的治疗，像益母草药浴就对月经不调、痛经有很好的效果。

2.祛风散寒、除湿、强健骨骼

药浴的功效是通过温水浸泡将热能和药效作用于皮肤，扩张毛细血管从而有效祛除体内的风、寒、湿、热、毒，促进新陈代谢，增强人体免疫功能，对于颈椎病、肩周炎、风湿病、关节扭伤、脑血栓、帕金森综合征、老年痴呆症、脑卒中、妇科病症等有显著的康复作用。如人们常见的风湿性关节炎，这类疾病用药浴治疗可谓相得益彰。水的热度加上药物本身的功效，可以起到事半功倍的效果。

3.排毒、杀菌抗菌、止痒

药浴对皮肤可起到清洁、止痒、脱屑、软化、湿润、保护皮肤的作用，对皮肤病有良好的治疗作用。适用于泛发性神经性皮炎、银屑病、湿疹、麻风、皮肤瘙痒症等。皮肤感染和局部红肿时这些药物可以解毒消炎，消肿止痛，有的还可以脱去坏死的腐肉，愈合创口，常见的中药有蛇床子、白矾、硫黄、雄黄等。

4.清热解毒、消肿止痛、延年益寿

凡能清解热毒或火毒的药物叫清热解毒药。这里所称的毒，为火热壅盛所致，有热毒和火毒之分。药浴中不少药物都有清热解毒、提高免疫力的功效。主要适用于痈肿疔疮、丹毒、瘟毒发斑、痄腮、咽喉肿痛、热毒下痢、虫蛇咬伤、癌肿、水火烫伤以及其他急性热病等。现代人生活压力大，节奏快，生存环境日益恶劣，因此经常出现"火毒""体虚"，如很多女孩在前胸和后背，特别是后背长出很多红红的小丘疹，中医认为这种症状是因脾胃湿热和体内火大所致，所以泡澡要选用清热解毒和抑菌消炎的配方。

5.调整阴阳、协调脏腑、通行气血、濡养全身

中医认为，"心藏神，主神明，心窍开通则神明有主，神志清醒，思维敏捷。若心窍被阻，清窍被蒙，则神明内闭，神志昏迷"。比如现代人多处于亚健康，常常出现身心疲惫、头晕乏力、心烦失眠，而药浴则是缓解这些症状的有效方法。出现这些症状主要与五脏有关系。

6.洁净皮肤、滋养皮肤、美容养颜、防病抗衰老

关于用药浴来保养皮肤的方法，早在古代就有很多记载。杨贵妃和慈禧太后就很喜欢通过药浴来保养皮肤，延缓衰老。随着岁月的流逝及外界环境的破坏，皮肤的保护膜、胶原蛋白以及皮肤的含水量都会降低，就会出现皮肤松弛、皱纹、色斑等。而通过药浴不但可以排出体内毒素，更能将药物成分渗透到肌肤里，让肌肤吸收，从而保养皮肤。

■ 药浴的分类及使用方法

药浴通过全身泡浴，使有独特营养、保健及杀菌功能的中药渗透进人体，药物作用于全身肌表、局部、患处，并经吸收，循行经络血脉，内达脏腑，由表及里，因而产生效应。

药浴根据不同的病症，分别采用不同的方式来治疗，其形式多种多样，可分为全身浴、局部浴、头面浴、目浴、手足浴，其各自有不同的功效、适用病症、注意事项。

全身浴

本法是借浴水的温热之力及药物本身的功效，使周身腠理疏通，毛窍开放，起到发汗退热，祛风除湿，温经散寒，疏通经络，调和气血，消肿止痛，祛瘀生新等作用。针对各种亚健康状况，采用全身浸泡的方式，效果显著。

（1）使用方法：将中药浴液倒入清洁消毒后的浴盆或浴缸里，加入热水，然后把水调到适当的温度，即可洗浴。

（2）注意事项：

①浴液加水后，温度要适中，不能过热，以免烫伤。

②沐浴时要注意保暖，避免受寒、吹风，洗浴完毕马上拭干皮肤。

③饭前饭后30分钟内不宜药浴。空腹洗浴，容易发生低血糖，而虚脱昏倒。

局部浴

本法是借助热力和药物的综合作用，直透局部皮肤腠理，而发挥清热解毒，消肿除湿，祛风杀虫，止痒，活血行气，软化角质，祛腐生肌等功效，从而达到治疗目的。主要针对某个局部病症进行治疗，主要有头面浴、目浴、手足浴。

头面浴

主要是将中药浴液倒入清洁消毒的脸盆中，待浴液温度适宜，进行沐发、洗头、洗面。该浴法在面部皮肤美容及护发美发方面具有显著的疗效，同时对头面部疾病也有治疗作用。其注意事项为：沐发洗面时要注意避风受寒，同时也注意防止浴后受风。对于面部急性炎症性渗出明显的皮肤病应该慎用。

目浴

目浴是将煎剂滤清后淋洗患眼，洗眼时，可用消毒纱布或棉球渍水，不断淋洗眼部；每日2～3次，每次20分钟。目浴往往多是先熏后洗，这种方法除药物直接作用于眼部，达到疏通经络，退红消肿，止痒等效果外，尚有由于药液的温热作用，使眼部气血流畅。该法使用时要注意药液温度不宜过高，以免烫伤，洗剂必须过滤，以免药渣进入眼内，同时，一切器皿、纱布、棉球及手指必须消毒，尤其是黑暗有陷翳者，用洗法时更须慎重。眼部有新鲜出血或患有恶疮者，忌用本法。

手足浴

手部洗浴除治疗皮肤病、软组织损伤等外，还具有护肤保健作用。手的美感是洁净、细嫩和滋润，适度的洗浴手部，不仅清洁皮肤，而且有防止皮肤老化作用。洗足浴部要用温水，而不能使用冷水，洗完或泡好后要擦干，不要受凉。四肢洗浴要根据患病部位的不同，来决定药液量的多少，洗浴的方法可分别使用浸泡、淋洗或半身沐浴。

（1）药浴按照种类来分。目前常见的有瑶浴、苗浴、藏浴。

①瑶浴：主要用于排毒养颜、养心安神、妇科炎症、月子调理、舒筋活络、十二级

通脉、减肥降脂、活血化瘀、驱寒祛湿等，长期使用效果显著。

②苗浴：调节血脂、血糖、血压、舒缓疲劳、护肝养肾、养神醒智、骨质增生、缓解疼痛、静脉曲张、排毒散寒、健脾养心、强筋健骨、增强免疫力、活血通络。

③藏浴：护肝利胆、类风湿关节炎、腰腿疼痛、健脾养胃、排毒养颜、滋养卵巢、失眠多梦、腰背酸痛、骨质疏松、调理心脑血管。

（2）药浴的功效。必须要配合正确的沐浴方法才能更好地发挥其疗效，尤其对于首次进行药浴的人，现在以全身浴为例，介绍药浴的使用方法。

①溶解：用10倍于药包（粉）的开水浸泡5～10分钟。把溶解好的药包和药水同时倒入木桶里以后要用手揉捏药包，把里面的有效成分挤压出来。

②调好水温：根据自己的耐热习惯在39～45℃之间来调整水温，如果首次泡浴没经验水温就调到夏天39℃，冬天42℃，并且在泡浴过程中适当调整温度。

③注意身体反应：首次泡药浴往往因为没有经验，所以有身体反映后就有些害怕不敢再泡下去。正确的做法是，只要在耐受范围之内，鼓励自己多坚持一段时间，最好达到10分钟以上，直到发现有排毒反应后再休息。另外，可以采用中间休息2～3次，每次3分钟的方法来缓解身体不适，只要累计泡浴时间达到20分钟即可。

④根据反应调整：不同的人耐受力有很大的差别，所以第一次进水5～8分钟时根据对于水温的感受，及时调整水温，以达到最佳的效果，否则水温高了会感到难以忍受，水温低又没有效果，直到几次泡浴后对水温的耐受力有了把握，就可以把温度调整到位，达到满意的效果。

■ 药浴安全常识

中医治疗疾病，是按照辨证施治的原则，根据不同的疾病，加入不同的药物，来进行治疗。药浴法是外治法之一，通常用单方或者复方中药煎熬。在家自行组方配制药浴是件比较危险的事情，这就需要我们对药浴的水质如何选择、药浴多少时间合适、药浴适合哪些人群等有一定的了解，才能达到其应有的功效。

药浴水质的选择

各种洗浴离不开水，水又是药物的媒体，水质软硬度与酸碱度的不同，常常可以产生不同的疗效。药浴的水质必须要清洁不含杂质，因为药浴毕竟不同于一般的洗澡，水质处理不好有时会影响药物作用发挥，甚至产生不良反应。

（1）自来水。城市与大多乡镇均有现成的自来水，水质可靠，可直接用于药浴。但有时水中消毒物质过浓，不适宜直接洗浴。处理自来水时，主要是让其中的消毒成分挥发掉。因此多采用晾晒的办法，即提前将水放入盆、池中8～12小时。

（2）江、河、池塘水。此类水最大的特点是其中杂质较多，直观感觉混浊，有不同的颜色。如用于一般洗澡，尚可将就，但用于药浴就不行了，可用明矾净化法。也可静置于池盆中令泥沙沉淀后再用明矾处理。

（3）矿泉水。天然矿泉水，本身即是良药，应先了解矿泉成分后有针对性地洗浴。城市中的地热水一般也具有矿泉水性质。如果有天然矿泉，可自己制造矿泉水。一是利用矿泉壶，按该矿泉壶使用说明，滤出矿泉水。二是将一些麦饭石粉或颗粒放入纱布袋中，提前置于水中浸泡6小时以上，亦可成为矿泉水。

药浴的时间禁忌

（1）饭前、饭后半小内不宜进行全身药浴。

（2）洗浴时间不可太长，尤其是全身热水浴。一旦发生晕厥，应及时扶出浴盆，平卧在休息室床上，同时给病人喝些白开水或糖水，补充体液与能量。

（3）临睡前不宜进行全身热水药浴，以免兴奋，影响睡眠。

药浴禁忌病症

（1）皮肤有创伤、开放性骨折应禁用药浴，防止感染。

（2）心肌梗死、冠心病、主动脉瘤、动脉硬化、重症高血压病，有出血倾向者，不宜使用热水药浴。

（3）严重心肺功能不全者，不宜使用全身热水药浴。

（4）低血糖、高血压和心血管病病人，药浴时间不宜过长（3～6分钟），以防昏倒。有急性传染病、妊娠和妇女月经期不宜进行药浴。年老体弱者，应有医护人员或家属协助照料，以防不测。

用药安全

主要包含三方面，一是必须要有科学的诊断，如果没有一定的科学常识最好不要自己配药方，选药用量不可掉以轻心；二是选药材一定要"真"；三是药浴的正确使用。如在浸泡过程中感到心跳加快或呼吸过于急促时，应起身于通风良好处稍事休息，待恢复后再次浸泡，一般2~3次浸泡即可。

主要注意事项有：全身药浴易发生晕厥，故浴后要慢慢地从浴盆中起身，以免出现体位性低血压，造成一过性脑部缺血，眩晕。泡药浴时，出现轻度胸闷、口干等不适，可适当饮水或饮料。药浴时，室温不应低于20℃；局部药浴时，应注意全身保暖；冬季应避风，预防感冒。若有严重不适，应立即停止药浴。

药浴的使用方法

现以金银花为例，向大家介绍药浴使用方法。

熏洗浴

（1）金银花100克。

（2）加水煎煮30分钟，熏洗患处，一般熏30分左右。

直接泡浴法

（1）金银花若干。

（2）把金银花放入热水中，泡浴时间30分钟。

浓汁制作方法

（1）取金银花100克。

（2）把金银花放在容器当中。加水，容器中加入的水要浸没药材。

（3）药材浸泡后，加热至沸腾。

（4）保持药材沸腾30分钟。

（5）倒出金银花汁，依照上面的方法煎煮2~3次，待冷却后放入冰箱，下次用时再取出。

足浴

每日1次。每次30分钟。

坐浴

每日2次，每次30分钟。对于梅毒的二期有一定的效果。

第二章
经典药浴
——药浴治病一招灵

 清热解毒

蒲公英浴

【科属分类】菊科。

【药材别称】蒲公草、尿床草、西洋蒲公英。

【主要产地】吉林、辽宁、内蒙古。

【性味归经】微苦、甘、寒。归肝、胃经。

【功能主治】清热解毒，消肿散结，利湿通淋。

【处方用量】蒲公英350克。

【适用病症】

疔疮肿毒：取其清热解毒、消肿散结功效，对于疔疮肿毒是最佳的药浴。

乳痈初起：对于乳痈初期，可与忍冬藤、生甘草等使用，效果极佳。

目赤肿痛：蒲公英尤擅清肝热，治疗肝热目赤肿痛，配合汤剂效果更好。

湿热黄疸：蒲公英浴对祛除湿热黄疸具有明显的效果。

【使用方法】

❶熏洗法：取蒲公英350克，加水煎煮30分钟，趁热熏洗患处30分钟左右。

❷直接泡浴法：取蒲公英若干，加入到准备好的热水当中，使用者在含药的热水中进行全身药浴，一般为30分钟。

❸浴足：每日2次，每次30分钟，可用于湿热黄疸、热淋涩痛。

【注意事项】

1.阳虚外寒者忌用。

2.脾胃虚弱者忌用。

3.蒲公英用量过大，可致缓泻。

4.蒲公英可生吃、炒食。

大青叶与板蓝根浴

【科属分类】十字花科。

【药材别称】靛青根、蓝靛根、靛根、菘蓝、大蓝、马蓝。

【主要产地】河北、北京、黑龙江、甘肃。

【性味归经】苦、寒。归肝、胃经。

【功能主治】清热，解毒，凉血，利咽。

【处方用量】板蓝根100克。

【适用病症】

流行性腮腺炎：板蓝根煎水服用，连服5天，有一定的预防作用。

丹毒痈肿：二者具有清热，解毒，凉血的作用，药浴效果明显。

流行性感冒：板蓝根、羌活配合使用，煎汤，具有良好的效果。

痘疹出不快：二者可单独使用，也可配合使用。

抗菌保健：对一些致病菌，具有不同的抑制作用，从而保护家人健康。

大头瘟：鲜大青叶洗净，捣烂外敷患处。

黄疸：大青，茵陈、秦艽，天花粉各适量。水煎服。

小儿赤痢：将大青叶捣烂，取汁服用。

【使用方法】

❶熏洗法：取板蓝根100克，加水煎煮30分钟，趁热熏洗患处，一般为30分钟左右。

❷直接泡浴法：取板蓝根或大青叶若干，加入到准备好的热水当中，使用者在含药的热水中进行全身药浴，一般为30分钟。

❸浓汁制作方法：制作方法参照104页。

❹煎煮泡浴法：直接把板蓝根加水煎煮30分钟，待水温合适后进行药浴。

【注意事项】

1.板蓝根与大青叶来自同一种植物菘蓝。

2.体虚而无实火热毒者忌服。

3.板蓝根有利咽之长，而大青叶化斑之长胜于板蓝根。

4.少年儿童应该避免大剂量、长期服用板蓝根。

贯众浴

【科属分类】鳞毛蕨科。
【药材别称】小金鸡尾、黄瓜香、野鸡膀子。
【主要产地】陕西、甘肃、河南、四川。
【性味归经】微寒、味苦。归肝、胃经。
【功能主治】清热解毒，凉血止血，杀虫。
【处方用量】贯众100克。

【适用病症】

寄生虫病：取其清热解毒、杀虫的功效，对于绦虫、蛔虫、钩虫等多种肠寄生虫病，有良好的效果。

出血证：贯众浴有凉血止血的功效，可用于吐血、便血、崩漏等出血证。

血痢：取贯众若干，煎酒服，具有一定的疗效。

麻疹：对于各种麻疹及麻疹的各个阶段均有可靠的疗效。

妇科疾病：对于阴道炎、宫颈炎、盆腔炎等妇科疾病，贯众浴具有较好的疗效。

疟腮：贯众浴有清热解毒之功效，对于疟腮有效。

【使用方法】

①熏洗法：取贯众100克，加水煎煮30分钟，趁热熏洗患处，一般为30分钟左右。

②直接泡浴法：取贯众若干，加入到准备好的热水当中，使用者在含药的热水中进行全身药浴，一般为30分钟。

③浓汁制作方法：制作方法参照104页。

④灌肠法：加水煎煮30分钟，用3层纱布过滤，待水温适宜后进行治疗，此法须在医生指导下进行。

【注意事项】

1. 阴虚内热不宜。
2. 脾胃虚寒者不宜。
3. 孕妇慎用。
4. 用量大对视力有影响，有可能造成不可逆转的失明，所以杀虫慎用。

穿心莲浴

【科属分类】爵床科。

【药材别称】一见喜、斩蛇剑、苦草、苦胆草。

【主要产地】广东、福建省等。

【性味归经】味苦、性寒。归心、肺、大肠、膀胱经。

【功能主治】清热解毒，凉血，消肿，燥湿。

【处方用量】穿心莲100克。

【适用病症】

外感风热:具有清热解毒的作用，对外感风邪所致的发热重、微恶风、有汗、咽喉红肿疼痛、咳嗽、痰黏或黄有良好的效果。

泄泻:能有效缓解湿热所致泄泻腹痛，泻下急迫，粪色黄褐，小便短黄。

疮疖肿毒:可用于各种疮痈肿毒。

毒蛇咬伤:取其鲜叶、配合七叶一枝花、白花蛇舌草，水煎服效果更佳。

热淋:有清热解毒、燥湿的功效，是治疗热淋的良药。

咽喉炎:穿心莲鲜品适量，嚼烂吞服，具有一定的疗效。

【使用方法】

❶熏洗法:取穿心莲100克，加水煎煮30分钟，趁热熏洗患处，一般为30分钟左右。

❷直接泡浴法:取穿心莲若干，加入到准备好的热水当中，使用者在含药的热水中进行全身药浴，一般为30分钟。

❸浓汁制作方法:制作方法参照104页。

❹浴足:每日1次。每次30分钟。

【注意事项】

1. 不宜多服久服。

2. 脾胃虚寒者不宜用。

3. 穿心莲及其制剂口服较大剂量可致胃肠不适，食欲减退。

4. 以色绿、叶多者为佳。

紫花地丁浴

【科属分类】董菜科。

【药材别称】紫地丁、兔耳草、辽董菜、羊角子。

【主要产地】西藏、青海及江浙地区。

【性味归经】味苦、微辛、性寒。归心、肝经。

【功能主治】清热解毒，凉血消肿。

【处方用量】紫花地丁20克。

【适用病症】

疔毒痈疮：各种疔毒痈疮，红肿热痛者，可捣烂口服汁液，用药渣敷患处，以提高疗效。

黄疸内热：取其清热解毒的功效，可用紫花地丁研末，酒送下，有一定的疗效。

毒蛇咬伤：紫花地丁浴可治疗毒蛇咬伤，同时可将鲜品捣汁内服，用药渣敷患处，效果更好。

喉痹肿痛：取其若干，加酱少许，研成膏，点入喉部。

防病保健：对于一些致病菌具有不同程度的抑制作用，可保护家人的健康。

【使用方法】

①熏洗法：取紫花地丁20克，加水煎煮30分钟，趁热熏洗患处，一般为30分钟左右。

②直接泡浴法：取紫花地丁若干，加入到准备好的热水当中，使用者在含药的热水中进行全身药浴，一般为30分钟。

③浓汁制作方法：可用于清洗双眼（制作方法参照104页）。

④浴足：每日1次，每次30分钟。

【注意事项】

1.体质虚寒者忌服。

2.阴疽漫肿无头者忌服。

3.以色黄绿、整齐、无杂质者为佳。

4.同科植物白花地丁，使用时需鉴别清楚。

野菊花浴

【科属分类】菊科。
【药材别称】野黄菊花、苦薏、山菊花、甘菊花。
【主要产地】吉林、辽宁、河北、河南、山西。
【性味归经】性微寒、味苦、辛。归肺、肝经。
【功能主治】清热解毒，疏风平肝。
【处方用量】野菊花200克。

【适用病症】

痈疽疔肿：取其清热解毒的功效，对痈疽疔疮疗效确切，也可以取鲜品敷患处，效果亦佳。

皮肤病：可用于湿疹、皮肤瘙痒等症状，可配合苦参、白藓皮，可提高疗效。

咽喉肿痛：野菊花具有清热解毒、利咽止痛的功效，对于热毒上攻所致的咽喉肿痛，效果明显。

妇科疾病：对宫颈炎、慢性盆腔炎、外生殖器瘙痒等证，具有一定的效果。

防病保健：对于很多致病菌具有抑制的作用，是居家首选的药浴。

【使用方法】

❶熏洗法：取野菊花200克，加水煎煮30分钟，趁热熏洗患处，一般为30分钟左右。

❷直接泡浴法：取野菊花若干，加入到准备好的热水当中，使用者在含药热水中进行全身药浴，一般为30分钟。

❸浓汁制作方法：制作方法参照104页。

❹坐浴：每日2次，每次30分钟，可用于外阴瘙痒。

【注意事项】

1.野菊花性微寒，长期服用或用量过大，可伤脾胃阳气。

2.脾胃虚寒者不宜用。

3.孕妇不宜用。

4.颜色太鲜艳、太漂亮的菊花不能选，可能是硫黄熏的。

清热燥湿

蚤休浴

【科属分类】百合科。

【药材别称】华重楼、七叶楼、草河车、重楼。

【主要产地】江苏、浙江、福建、江西、安徽。

【性味归经】苦、凉、有小毒。归心经、肝经。

【功能主治】清热解毒，平喘止咳，熄风定惊。

【处方用量】蚤休60克。

【适用病症】

痈疮疗毒：取其清热解毒、消肿止痛的功效，在药浴的同时，将其研成粉末，加入醋调成糊状，外敷于患处，效果极佳。

毒蛇咬伤：将蚤休鲜根捣烂，外敷于患处。蚤休是治疗毒蛇咬伤的要药，对毒蛇咬伤效果显著。

小儿胎风，手足搐搦：蚤休研末，冷水服下，可有效缓解小儿惊风的各种症状。

跌打损伤：取其根水煎服，药渣同酒糟捣烂外敷于患处。

脱肛：蚤休适量，用醋磨汁，外涂患部。

防病保健：对于一些致病菌有抑制作用，经常使用，有益健康。

【使用方法】

❶直接泡浴法：取蚤休60克，加入到准备好的热水当中，使用者在含药的热水中进行全身药浴，一般为30分钟。

❷浓汁制作方法：制作方法参照104页。

❸熏洗法：取蚤休若干，加水煎煮30分钟，趁热熏洗患处，一般为30分钟左右。

❹酊浴：取蚤休60克，加入白酒当中浸泡1周以上，适量涂抹后，再按摩跌打损伤处。

【注意事项】

1. 体虚者忌服。

2. 无实火热毒者忌服。

3. 阴证外疡忌服。

4. 孕妇忌服。

黄连浴

【科属分类】毛茛科。

【药材别称】王连、支连、川连、味连、鸡爪连。

【主要产地】四川、湖北、贵州、陕西。

【性味归经】苦、寒。归心、胃、肝、大肠经。

【功能主治】清热燥湿，泻火解毒。

【处方用量】黄连 100 克。

【适用病症】

热毒疮疡：黄连浴既能清热燥湿，又能泻火解毒，是治疗热毒疮疡的良药。可配合赤芍、牡丹皮等来提高疗效。

呕吐、泻痢：用于湿热内蕴、肠胃湿热导致的呕吐、泻痢，是治疗湿热泻痢的要药。

温病高热、口渴烦躁：黄连浴可泻火解毒，对于温病高热、心火亢盛等，具有一定的效果，可同时口服黄连汤剂。

耳目肿痛：取其清热燥湿，泻火解毒的功效，用黄连浴洗双眼。

火烫伤：黄连研末，调茶油搽之。

防病保健：对于一些致病菌有抑制作用，可保护家人健康。

【使用方法】

①熏洗法：取黄连10克，加水煎煮30分钟，趁热熏洗患处，一般为30分钟左右，可用于耳道流脓、疔毒。

②直接泡浴法：取黄连10克，加入到准备好的温水当中，使用者在含药的水中进行全身药浴，一般为30分钟。

③浓汁制作方法：制作方法参照104页。

④洗眼浴：用3层纱布过滤黄连浓汁，清洗双目，每次10分钟。

【注意事项】

1.脾胃虚寒者忌用。

2.阴虚津伤者慎用。

3.五更肾泻者慎服。

4.黄连不可与菊花、芫花、白藓皮等同用。

龙胆草浴

【科属分类】龙胆科。

【药材别称】四叶胆、草龙胆、苦龙胆草、地胆草。

【主要产地】内蒙古、河北、陕西。

【性味归经】味苦、性寒。归肝经、胆经、膀胱经。

【功能主治】清热燥湿，泻肝定惊。

【处方用量】龙胆草150克。

【适用病症】

热痢：龙胆草浴有清热燥湿的功效，可配合木棉花、红猪母菜等来提高疗效。

目赤肿痛：龙胆草水煎，取渣捶烂敷眼，具有一定的效果。

惊厥抽搐：可用于高热等原因引起的惊厥、手足抽搐等症。

泌尿生殖系统疾病：龙胆草浴既能清热燥湿、又能泻肝定惊，对于急性膀胱炎、阴道炎、急性肾盂肾炎有很好的治疗效果。

湿热黄疸。

肝胆实火上炎证：龙胆草浴苦寒沉降，能泻肝胆实火，对其导致的头痛目赤、胁痛口苦、耳聋、耳肿具有很好的效果。

【使用方法】

① 熏洗法：取龙胆草150克，加水煎煮30分钟，趁热熏洗患处，一般为30分钟。

② 直接泡浴法：取龙胆草若干，加入到准备好的热水当中，使用者在含药的热水中进行全身药浴，一般为30分钟。

③ 浓汁制作方法：制作方法参照104页。

④ 坐浴：每日2次，每次30分钟，可用于泌尿生殖系统疾病。

【注意事项】

1.脾胃虚弱作泄者忌服。

2.无湿热实火者忌服。

3.勿空腹服用。

4.阴虚津伤者忌服。

秦皮浴

【科属分类】木樨科。

【药材别称】梣木、苦枥木、石檀、樊鸡木。

【主要产地】辽宁、吉林、河北、河南。

【性味归经】味苦、性寒。归肝、胆、大肠经。

【功能主治】清热燥湿，清肝明目，收涩止痢。

【处方用量】秦皮60克。

【适用病症】

热毒泻痢：取其清热燥湿，收涩止痢的功效，对热毒有很好的疗效，可配合白头翁、黄柏等使用，效果更佳。

赤眼及眼睛上疮：秦皮浴能既能清热燥湿，又能清肝明目，可用其清洗双眼。

妇人赤白带下，血崩不止：秦皮浴对妇科疾病效果很好，同时可配合丹皮、当归来提高疗效。

睑腺炎，大便干燥：秦皮配合大黄使用，水煎服。

男性不育：对于男子少精、精子活力不足导致的不育有一定的治疗作用。

【使用方法】

❶熏洗法：取秦皮60克，加水煎煮30分钟，趁热熏洗患处，一般为30分钟。

❷浓汁制作方法：可用浓汁清洗双眼。

❸直接泡浴法：取秦皮若干，加入到准备好的热水当中，使用者在含药的热水中进行全身药浴，一般为30分钟。

❹坐浴：每日2次，每次30分钟，可用于妇科疾病。

【注意事项】

1.脾胃虚寒者忌用。

2.用时，应与水曲柳的树皮区分清楚。

3.以条长、外皮薄、光滑者为佳。

解表

麻黄浴

【科属分类】麻黄科。
【药材别称】龙沙、狗骨、卑相、卑盐、色道麻。
【主要产地】吉林、辽宁、陕西、新疆、河南。
【性味归经】辛、微苦、温。归肺经、膀胱经。
【功能主治】发汗散寒，宣肺平喘，利水消肿。
【处方用量】麻黄 60 克。

【适用病症】

外感风寒：可治疗由风寒邪气导致的恶寒发热、头身疼痛、无汗等症。麻黄有发汗解表的功效，常与桂枝配合使用，以提高疗效。
哮喘：麻黄能宣肺发，平喘咳，可用于治疗各种原因引起的哮喘，其内服的平喘效果是最为显著的，辅助于药浴的治疗能起到事半功倍的效果。
水肿：取其发汗利水的作用以消水肿，常配生姜、白术等同用。
冻疮：麻黄、附子等制成酊剂，用棉签蘸药涂在患处，效果显著。
胃肠疾病：对上消化道出血、泄泻、便秘均有一定的效果。
冻伤：麻黄浴对冻疮的效果明显。

【使用方法】

❶ 直接泡浴法：将麻黄60克，放入到水中煎煮30分钟，使用者在含药的热水中进行全身药浴，一般为30分钟。
❷ 浓汁制作方法：本方法是一次性取麻黄浓汁若干，每次使用时将其加入到热水中进行药浴。
❸ 熏洗法：取麻黄若干，加水煎煮约30分钟，趁热熏洗患处，一般为30分钟。
❹ 坐浴：每日1次，每次30分钟。

【注意事项】

1.麻黄发汗力较强，故表虚自汗及阴虚盗汗者慎用。
2.喘咳由于肾不纳气的虚喘者均应慎用。
3.麻黄能兴奋中枢神经，多汗、失眠患者慎用。
4.麻黄不可与辛夷、石韦同用。

桂枝浴

【科属分类】樟科。

【药材别称】柳桂。

【主要产地】福建、台湾、海南、广东。

【性味归经】辛、甘、温。归心经、肺经、膀胱经。

【功能主治】发汗解肌，温经通脉，散寒止痛。

【处方用量】桂枝 100 克。

【适用病症】

寒凝血滞诸痛证：桂枝有温通经脉，散寒止痛之效。对脘腹冷痛、产后腹痛、肩臂疼痛，可配合不同的药物来提高疗效。

风寒感冒：桂枝有发汗解肌，外散风寒之功。常与麻黄同用，以开宣肺气，发散风寒。

心悸：桂枝能助心阳，通血脉，止悸动。

防病保健：对流感病毒、大肠杆菌等有较强抑制作用。

水肿、小便不利：对膀胱气化不行以致水肿、小便不利者，桂枝浴有一定的疗效。

颈椎病：桂枝可配合白芍、甘草、生姜、大枣等共同使用，具有一定的疗效。

【使用方法】

❶直接泡浴法：将桂枝50克，放入到水中煎煮30分钟，使用者在含药的热水中进行全身药浴，一般为30分钟。

❷浓汁制作方法：本方法是一次性取桂枝浓汁若干，每次使用时将其加入到热水中进行药浴。

❸精油制备：进行药浴的同时在局部擦精油，效果更佳。

【注意事项】

1. 桂枝辛温助热，易伤阴动血，凡温热病及阴虚阳盛、血热妄行者忌用。

2. 孕妇胎热忌用。

3. 产后风湿伴有多汗等情形均忌用。

4. 月经过多者慎用。

香薷浴

【科属分类】唇形科。

【药材别称】香绒、香草、石香茅、紫花香茅。

【主要产地】辽宁、河北、山东、河南、安徽。

【性味归经】味辛、甘、性温，无毒。归肺、胃、脾经。

【功能主治】发汗解表，化湿和中，利水消肿。

【处方用量】香薷20克。

【适用病症】

水肿：香薷具有化湿和中，利水消肿的作用，可用于脚气水肿者。

伤暑：由于暑天因乘凉，或生冷不节，以致头痛发热、干呕、四肢发冷等症状，香薷浴可发汗解表，化湿和中，因此是治疗伤暑证的最佳选择。

鼻血不止：香薷研末，水冲服。

小便不利：取其利水消肿的功效，患者使用香薷浴后可起到通利小便的作用。

防病保健：对于一些致病菌具有抑制作用，可保护家人健康。

心烦胁痛：用香薷捣汁服用。

【使用方法】

①直接泡浴法：将香薷20克，放入到水中煎煮30分钟，使用者在含药的热水中进行全身药浴，一般为30分钟。

②浓汁制作方法：制作方法参照104页。

③足浴：每日1次，每次30分钟。可用于脚气水肿。

④坐浴：每日1次，每次30分钟，可用于小便不利。

【注意事项】

1.火盛气虚忌用。

2.阴虚有热者忌用。

3.阳暑证忌用。

4.身体虚弱、表虚有汗忌用。

荆芥浴

【科属分类】唇形科。

【药材别称】鼠蓂、姜荠、四棱杆蒿、假苏。

【主要产地】河南、安徽、江苏、浙江、江西。

【性味归经】味辛、微苦、性微温，归肺经、肝经。

【功能主治】解表散风，透疹，消疮，止血。

【处方用量】荆芥50克。

【适用病症】

外感表证：荆芥浴长于发表散风，对于外感表证，无论风寒、风热或寒热不明显者，均可广泛使用。

疮疡初起兼有表证：取其解表散风、消疮的功效，在疮疡初起效果明显。但是配置复方药浴须在医生的指导下方可使用。

出血证：对于吐血、便血、崩漏等多种出血证有一定的疗效，同时可配合升麻、槐花炭等使用。

风疹瘙痒：可取净荆芥碾为细面，均匀地撒布患处，然后用手掌反复的揉搓。

麻疹不透：荆芥可配合蝉蜕、薄荷同时使用。

【使用方法】

❶ 直接泡浴法：将荆芥60克，放入到水中煎煮30分钟，使用者在含药的热水中进行全身药浴，一般为30分钟。

❷ 浓汁制作方法：本方法是一次性取荆芥浓汁若干，每次使用时将其加入到热水中进行药浴。

❸ 精油制备：进行药浴的同时在局部擦精油，效果更佳。

【注意事项】

1.表虚自汗者忌用。

2.阴虚火旺者忌用。

3.荆芥不宜久煎，防止有效成分被破坏。

4.不可与驴肉共同使用。

发散风热

薄荷浴

【科属分类】唇形科。

【药材别称】野薄荷、夜息香、南薄荷、升阳菜。

【主要产地】江西、四川、贵州、云南。

【性味归经】辛，凉。归肺经、肝经。

【功能主治】疏散风热，清利头目，利咽透疹。

【处方用量】薄荷50克。

【适用病症】

风热感冒，温病初起：薄荷浴为疏散风热常用之品，故可用治风热感冒或温病初起，并伴有头痛、发热、微恶风寒等症状。

麻疹不透，风疹瘙痒：薄荷有疏散风热，宣毒透疹之功，用治风热束表，麻疹不透，可配蝉蜕、荆芥等提高疗效。

头痛目赤，咽喉肿痛：取其芳香通窍，善疏散风热，清头目、利咽喉之功。配合桑叶、菊花等有一定的效果。

口气：薄荷水漱口可去掉厚腻的舌苔，且可使口气清新。

美容作用：薄荷浴可调理不洁、阻塞的肌肤，其清凉的感觉，能舒缓发痒、发炎和灼伤，对于清除黑头粉刺及油性肤质也极具效果。

【使用方法】

❶ 直接泡浴法：将薄荷50克，放入到水中煎煮30分钟，使用者在含药的热水中进行全身药浴，一般为30分钟。

❷ 浓汁制作方法：制作方法参照104页。

❸ 冰水浴：薄荷水中加入冰块，可帮助退热和消除头痛，也可提神醒脑。

❹ 精油制备：药浴的同时可在局部擦精油，疗效更佳。

【注意事项】

1. 阴虚血燥、肝阳偏亢者忌用。

2. 表虚汗多者忌用。

3. 薄荷浴能通经和退乳，所以怀孕和哺乳期间避免使用薄荷浴。

4. 对薄荷使用相当敏感的人，请勿在晚上入睡前使用，以免难以入睡。

牛蒡子浴

【科属分类】菊科。

【药材别称】恶实、鼠粘子、黍粘子、大力子。

【主要产地】河北、山西、山东、江苏、安徽。

【性味归经】味辛、苦、性寒。归肺经、胃经。

【功能主治】清热解毒透疹、宣肺利咽散肿。

【处方用量】牛蒡子80克。

【适用病症】

痈肿疮毒，疹腮喉痹：取其清热解毒，消肿利咽之效，可用治风热外袭，火毒内结，痈肿疮毒等证，常与大黄、薄荷等同用提高疗效。

麻疹不透：牛蒡子能疏散风热，透泄热毒而促使疹子透发，用于治麻疹不透或透而复隐，须在咨询医生后使用牛蒡子浴。

风热感冒，咽喉肿痛：牛蒡子既有疏散风热，又有宣肺利咽之效，可用于风热、咽喉肿痛。

预防猩红热：取牛蒡子炒研成粉，过筛储存备用，预防效果俱佳。

防病保健：牛蒡子有抗菌、抗病毒的作用，对于一些致病菌具有抑制作用，可保护家人的健康。

【使用方法】

❶ 熏洗法：取牛蒡子80克，用2层纱布包好，加入到准备好的热水中先浸泡15分钟，然后再煎煮30分钟，趁热熏洗患处，一般为30分钟。

❷ 直接泡浴法：将牛蒡子若干，放入到水中煎煮30分钟，使用者在含药的热水中进行全身药浴，一般为30分钟。

❸ 浓汁制作方法：制作方法参照104页。

【注意事项】

1.牛蒡性寒滑利，能滑肠通便，故脾虚腹泻者忌用。

2.痈疽已溃、脓水清稀者也不宜应用。

3.有用大鳍蓟的果实冒充正品牛蒡子，使用时注意鉴别。

4.泡浴过程中如果出现胸闷、头晕、呕吐、皮肤丘疹、血压降低现象，请立即停止泡浴。

桑叶浴

【科属分类】桑科。

【药材别称】家桑、荆桑、蚕叶、黄桑、铁扇子。

【主要产地】全国各地均产。

【性味归经】味苦、甘、性寒。归肺经、脾经、肝经。

【功能主治】疏散风热，清肺润燥，平肝明目，凉血止血。

【处方用量】桑叶100克。

【适用病症】

肝阳眩晕，目赤昏花：桑叶浴既能平降肝阳，又可凉血明目，对于肝阳上亢、头痛眩晕；肝火上攻所致目赤、涩痛、流泪等症状有很好的疗效。

肺热燥咳：取其清泄肺热，凉润肺燥之功效，对于燥热伤肺、干咳少痰等症状，可配杏仁、沙参等同用，可提高疗效。

头发不长：用桑叶、麻叶煮淘米水洗头。

体虚出汗：桑叶浴配合干燥的桑叶粉末，疗效颇佳。

美容作用：取鲜桑叶适量，捣烂敷痤疮处，对脸部的痤疮、褐色斑有比较好的疗效。

【使用方法】

❶直接泡浴法：取桑叶100克，在水中煎煮30分钟，然后将药汁倒入准备好的热水中，使用者在含药的热水中进行全身药浴，一般为30分钟。随着浸泡时间的增加，药浴的水颜色会慢慢变深，散发出香味。

❷浓汁制作方法：制作方法参照104页。

❸洗眼浴：取桑叶若干煎煮30分钟，将药液用3层纱布过滤后，可用于眼部疾病。

【注意事项】

1. 不可过量服用。

2. 桑叶可用作食品添加剂。

3. 可以将桑叶制成浓汁，加入各种购买的爽肤水、润肤露中，作为一种美容产品使用。

4. 用桑叶汁洗脸可治疗雀斑，光洁皮肤。过敏者禁用。

菊花浴

【科属分类】菊科。

【药材别称】寿客、金英、黄华、秋菊、陶菊。

【主要产地】安徽、河北、四川、浙江。

【性味归经】辛、甘、苦、寒。归肝经、肺经。

【功能主治】散风清热，平肝明目。

【处方用量】菊花200克。

【适用病症】

风热感冒：对于由于感受风热之邪所导致的发热、头痛、咽喉疼痛、口渴等症状，配合菊花浴效果更好。

热毒疮疡：菊花清热解毒之功甚佳，为外科要药，用于热毒疮疡、红肿热痛之症，特别对于疔疮肿毒尤有良好疗效。

眼部疾病：取其平肝明目之功，可将菊花煎煮后清洗双眼，具有一定的疗效。

防病保健：菊花浴具有抑菌作用，经常使用可起到抗感染之效。

膝风疼痛：可以菊花、陈艾叶作护膝，有一定的作用。

【使用方法】

①直接泡浴法：将菊花200克，放入到水中煎煮30分钟，使用者在含药的热水中进行全身药浴，一般为30分钟。泡浴过程中可看到菊花亮黄的汤色，淡淡的菊花香。

②浓汁制作方法：制作方法参照104页。

③精油制备：药浴的同时可在局部擦菊花精油，菊花具有挥发油，让人神清气爽，享受泡浴，这样疗效也会更佳。菊花精油按水蒸气蒸馏法制备即可。

【注意事项】

1.煎煮时间不宜过久。

2.药浴同时，可配合菊花茶。

3.菊花品类很多，日常使用可不必强求菊花的品种。

4.颜色太鲜艳或者发暗、发霉的菊花不要使用。

5.可将没炮制过的菊花直接放入水中，进行药浴。

清热泻火

密蒙花浴

【科属分类】马钱科。

【药材别称】蒙花、小锦花、黄饭花、鸡骨头花。

【主要产地】陕西、甘肃、湖北、湖南、广东、广西。

【性味归经】味甘，性微寒。归肝，胆经。

【功能主治】清热养肝，明目退翳。

【处方用量】密蒙花200克。

【适用病症】

目赤肿痛、畏光多泪：密蒙花浴可清泻肝火、明目退翳，用于治肝火上炎之目赤肿痛，可配合甘草、菊花等使用提高疗效。用于血虚肝热之眼病，常配枸杞子、菟丝子。治肝经实热之眼病则常配青葙子、菊花等。

肝虚目暗、视物昏花：取其既能清肝，又能养肝的功效，用于治肝虚有热导致的目暗干涩、视物昏花，有一定的疗效。

美容作用。

调节情志：密蒙花浴清新怡人，可调节情志。

【使用方法】

①直接泡浴法：将密蒙花200克，放入到水中煎煮30分钟，使用者在含药的热水中进行全身药浴，一般为30分钟。

②熏洗法：取密蒙花若干，加水煎煮约30分钟，趁热熏洗患处，一般为30分钟。

③洗眼浴：将药液用3层纱布过滤后，可用于眼部疾病。

④足浴：每日1次，每次30分钟。

【注意事项】

1.目疾属阳虚内寒者慎用。

2.密蒙花可以直接泡开水喝，当茶叶一样食用。

3.密蒙花商品习称"新蒙花"或"蒙花珠"，四川草药名"梦花"。

芦根浴

【科属分类】禾本科。

【药材别称】苇根、芦头、芦柴根、芦菇根、顺江龙。

【主要产地】全国各地均有。

【性味归经】味甘、性寒。归肺经、胃经。

【功能主治】清热生津，除烦，止呕，利尿。

【处方用量】芦根 40 克。

【适用病症】

热淋涩痛：芦根浴有清热利尿的功效，可用治热淋涩痛，小便短赤，效果较好。

肺热咳嗽、肺痈吐脓：芦根清泄肺热，兼能利尿，可导热毒从小便出，故可治肺热咳嗽痰稠，及肺痈咳吐脓血有一定的效果。

小儿麻疹初期疹出不畅：在内服药物的同时，使用芦根配合芫荽，水煎浓液擦身，可助于麻疹的透达。

咽喉肿痛：鲜芦苇根，捣绞汁，调蜜服。

解河豚中毒。

牙龈出血：芦根水煎，代茶饮。

【使用方法】

❶ 熏洗法：取芦根 40 克，加水煎煮约 30 分钟，趁热熏洗患处，一般为 30 分钟。

❷ 直接泡浴法：将芦根若干，放入到水中煎煮 30 分钟，使用者在含药的热水中进行全身药浴，一般为 30 分钟。

❸ 浓汁制作方法：制作方法参照 104 页。

❹ 坐浴：每日 1 次，每次 30 分钟。

【注意事项】

1. 脾胃虚寒者忌服。

2. 鲜品的药一般情况下药量加倍。

3. 干芦根呈扁圆柱形，节较硬，节间有纵皱纹，且断面中空，购买时请辨别。

垂盆草浴

【科属分类】景天科。

【药材别称】狗牙半支、石指甲、半支莲、养鸡草。

【主要产地】全国各地均产。

【性味归经】性凉、味甘、凉。归肝、胆、小肠经。

【功能主治】清利湿热，清热解毒。

【处方用量】垂盆草100克。

【适用病症】

黄疸：垂盆草能利湿退黄，对湿热瘀结所致的身热烦渴，腹胀厌食，小便热痛等症具有很好的疗效。常与虎杖、茵陈等同用以提高疗效。

痈肿疮疡：垂盆草有清热解毒及消痈散肿之功效，取垂盆草捣烂外敷患处，或配野菊花、紫花地丁、半边莲等药用。

烫伤，烧伤：可用鲜品捣汁外涂。

肺癌：垂盆草、白英各适量，水煎服。

防病保健：对葡萄球菌、链球菌、大肠杆菌、痢疾杆菌等有一定抑制作用。

【使用方法】

❶**熏洗法**：取垂盆草100克，加水煎煮30分钟，趁热熏洗患处，一般为30分钟。

❷**直接泡浴法**：将垂盆草若干，放入到水中煎煮30分钟，使用者在含药的热水中进行全身药浴，一般为30分钟。

❸**浓汁制作方法**：遇到烫伤、烧伤等情况，在制好的药液中加入凉开水后使用（制作方法参照104页）。

【注意事项】

1.脾虚腹泻者慎服。

2.烫伤、烧伤用的药浴一定要用冷药浴。

3.垂盆草干燥品以稍卷缩，根细短，茎纤细，棕绿色，质地较韧或脆，断面中心淡黄色者为佳。

利水渗湿

土茯苓浴

【科属分类】百合科。

【药材别称】禹余粮、刺猪苓、过山龙、山地栗。

【主要产地】安徽、浙江、江西、福建、湖南。

【性味归经】味甘、淡、性平。归肝经、胃经、脾经。

【功能主治】解毒，除湿，通利关节。

【处方用量】土茯苓60克。

【适用病症】

梅毒：土茯苓为主，配合银花、甘草，或配合苍耳子、白藓皮、甘草，煎服。且配合土茯苓的药浴，有确切的疗效。

急慢性肾炎：土茯苓适量水煎，退肿作用较好，服后小便增加。

妇科疾病：土茯苓浴具有解毒、除湿的功效，对于湿热导致的淋病、慢性盆腔炎等有一定的效果。

肢体拘挛：取其解毒、除湿、利关节的功效，对于梅毒及汞中毒所导致的肢体拘挛效果颇佳。

颈淋巴结核：用鲜品适量，水煎服。

防病保健：对于一些致病菌具有不同的抑制作用，可保护家人的健康。

【使用方法】

①坐浴：每日1次，每次30分钟，可用于妇科疾病。

②熏洗法：取土茯苓60克，加水煎煮30分钟，趁热熏洗患处，一般为30分钟。

③足浴：每日1次，每次30分钟。

④浓汁制作方法：浓汁制作法是一次性取土茯苓浓汁，待用时将其加入热水中使用。

【注意事项】

1.肝肾阴虚者慎用。

2.服土茯苓时忌茶。

3.土茯苓和茯苓不是同一种药物。茯苓是健脾利湿药，常常配伍在益气健脾的药方中，增强健脾利湿的作用，单方制剂没有很好的疗效。

泽泻浴

【科属分类】泽泻科。

【药材别称】水泻、水泽、建泽泻、芒芋、泽芝。

【主要产地】福建、广东、广西、四川。

【性味归经】味甘、淡，性寒。归肾经、膀胱经。

【功能主治】利水渗湿，泄热通淋。

【处方用量】泽泻10克。

【适用病症】

小便不利：泽泻具有利水渗湿，泄热通淋的功效，对于小便短且少具有一定的疗效，可配合猪苓、车前子等提高疗效。

水肿：对于常见的全身水肿（尤其腰以下更为明显）、脘腹胀满等症状有较好的疗效。

湿热黄疸，面目身黄：茵陈、泽泻、滑石适量，水煎服。

痰饮内停，头目晕眩，呕吐痰涎：取其利水渗湿、泄热通淋的功效，可配合白术、荷叶蒂等使用。

防病保健：对于致病微生物如金黄色葡萄球菌、结核杆菌等都有抑制作用。

【使用方法】

❶直接泡浴法：将泽泻10克，放入到水中煎煮30分钟，使用者在含药的热水中进行全身药浴，一般为30分钟。

❷浓汁制作方法：浓汁制作法是一次性取泽泻浓汁，待用时再加入到热水中（制作方法参照104页）。

❸精油制备：药浴的同时可在局部擦泽泻的精油，疗效更佳。

【注意事项】

1.肾虚精滑无湿热者忌服。

2.大量用泽泻时可能会有目昏眼花、视物不清的症状，属正常现象。

3.泽泻不可与海蛤、文蛤一起使用。

冬瓜浴

【科属分类】葫芦科。

【药材别称】濮瓜、枕瓜、白冬瓜、水芝、地芝。

【主要产地】全国各地均产。

【性味归经】味甘淡、性微寒。归肺、大小肠、膀胱经。

【功能主治】利尿，清热，化痰，生津，解毒。

【处方用量】冬瓜皮40克；冬瓜子20克。

【适用病症】

肺热咳嗽:取其清热、化痰的功效，可将鲜冬瓜、鲜荷叶炖汤有一定的疗效，也可单用冬瓜子。

肺痈:冬瓜子、鲜芦根适量，水煎服。

水肿、小便不利:对于水肿且有热的症状，冬瓜皮配合冬瓜子效果更好。

美容作用:用其洗脸，洗身，可除黄褐斑，皮肤炎症，使皮肤柔软光洁、白皙。

痈疽:削一大块冬瓜贴在疮上，感到瓜热时就换掉。

痱子:冬瓜切成片摩擦痱子，治疗效果极为好。

慢性肾炎:冬瓜与鲤鱼，煮汤食。

【使用方法】

❶直接泡浴法：将冬瓜皮40克、冬瓜子20克，放入到水中煎煮30分钟，使用者在含药的热水中进行全身药浴，一般为30分钟。

❷浓汁制作方法：浓汁制作法是一次性取冬瓜皮浓汁，待到用时再加入到热水中使用（制作方法参照104页）。

【注意事项】

1.脾胃虚弱者忌服。

2.肾脏虚寒者忌服。

3.久病滑泄者忌服。

4.阳虚肢冷者忌服。

车前子、车前草浴

【科属分类】车前草科。

【药材别称】车前草别称：车轮菜、猪肚菜、灰盆草，车轱辘菜；

车前子别称：牛么草子、车轱辘草子、车前仁。

【主要产地】黑龙江、辽宁、河北。

【性味归经】味甘、性寒。归肾经、肺经、肝经。

【功能主治】清热利尿，渗湿止泻，祛痰。

【处方用量】车前子 100 克；车前草 100 克。

【适用病症】

暑湿泻痢：取其清热利尿、渗湿止泻的功效，对于湿盛大肠所导致的泄泻具有一定的疗效。

小便不通：车前草适量，水煎服。

水肿：二者都具有性寒凉，清热利尿的功效，特别是由于湿热下注于膀胱而导致的小便短赤、身重疲乏等症状，具有很好的效果。

痰热咳喘：常用于风热邪毒犯肺，导致的咳嗽，咳黄痰，伴有咽痛，尿赤等症状，有较好的效果。

鼻血不止：用车前叶捣汁饮下。

目赤肿痛：车前草汁，调朴硝末，睡前涂眼睛上，次日清晨洗掉。

【使用方法】

❶直接泡浴法：将车前子100克（纱布包裹）、车前草100克，放入到水中煎煮30分钟，使用者在含药的热水中进行全身药浴，一般为30分钟。

❷浓汁制作方法：制作方法参照104页。

❸洗眼浴：放入车前子（纱布包好）和车前草若干，将药液用3层纱布过滤后，可用于眼部疾病。

【注意事项】

1. 内伤劳倦，阳气下陷者慎用。
2. 肾虚精滑及内无湿热者忌用。
3. 车前草是车前子的全草。
4. 车前子煎煮必须用纱布包裹起来，可以防止车前子漂浮、沉淀等现象。

木通浴

【科属分类】木通科。

【药材别称】附支、丁翁、丁父、葍藤、王翁、万年。

【主要产地】四川、湖北、湖南、广西。

【性味归经】味苦、性寒。归心经、小肠经、膀胱经。

【功能主治】利尿通淋，清心除烦，通经下乳。

【处方用量】木通60克。

【适用病症】

热淋涩痛，水肿：木通能利水消肿，下利湿热，治疗膀胱湿热，小便短赤，淋漓涩痛，常与车前子、滑石等配用；用于水肿，则配以猪苓、桑白皮等同用，有一定的效果。

经闭乳少：取其通经下乳的功效，用治血瘀经闭，配红花、桃仁等同用；乳汁短少或不通，可与王不留行、穿山甲等同用，可提高疗效。

口舌生疮，心烦尿赤：木通能上清心经之火，下泄小肠之热。常治心火上炎，口舌生疮，或心火下移下肠而致的心烦尿赤等症，具有较好的效果。

尿血：木通、牛膝等适量，水煎服。

湿热痹痛。

【使用方法】

① 乳房按摩法：将木通60克，放入热水中煎煮30分钟，用热毛巾热敷乳房，再用力按摩乳房，每次20分钟。

② 直接泡浴法：将木通若干，放入到水中煎煮30分钟，使用者在含药的热水中进行全身药浴，一般为30分钟。

③ 浓汁制作方法：制作方法参照104页。

④ 精油制备：药浴的同时可在局部擦精油，疗效更佳。

【注意事项】

1. 木通有毒，须慎用。

2. 关木通属马兜铃科，其所含马兜铃酸经研究证明可能引起人体肾脏损害，故请注意用量。

3. 精滑及阳虚气弱，内无湿热者忌用。

通草浴

【科属分类】五加科。

【药材别称】寇脱、离南、活莌、倚商、通脱木。

【主要产地】陕西、江苏、安徽、浙江、江西。

【性味归经】味甘、淡、性微寒。归肺经、胃经。

【功能主治】清热利湿，通气下乳。

【处方用量】通草100克。

【适用病症】

淋证，水肿：取其气寒味淡而体轻，引热下降而利小便，既通淋，又消肿。尤其对于热淋之小便不利，淋漓涩痛有一定的效果，可与冬葵子、滑石等同用，提高疗效。

产后乳汁不下：通草入胃经，通胃气上达而下乳汁，多用于产后乳汁不畅或不下，可配合猪蹄同用，效果更佳。

鼻痈，气息不通，不闻香臭，鼻息肉：可配合木通、细辛等使用。

黄疸：通草浴具有清热利湿的功效，对于黄疸有一定的疗效。

【使用方法】

①直接泡浴法：将通草100克，放入到水中煎煮30分钟，使用者在含药的热水中进行全身药浴，一般为30分钟。

②浓汁制作方法：制作方法参照104页。

③坐浴：每日1次，每次30分钟。

④乳房按摩法：将通草若干，放入热水中煎煮30分钟，用热毛巾热敷乳房，再用力按摩乳房，每次20分钟。

【注意事项】

1.气阴两虚者慎用。

2.内无湿热者慎用。

3.孕妇慎服通草。

4.中寒者勿服通草。

温里

附子浴

【科属分类】毛茛科。

【药材别称】三建、天雄。

【主要产地】四川、陕西、河北、江苏、浙江。

【性味归经】辛、甘、大热、有毒。归心、肾、脾经。

【功能主治】回阳救逆，补火助阳，散寒止痛。

【处方用量】附子 50 克。

【适用病症】

风寒湿痹：附子浴具有补火助阳，散寒止痛的功效，对于风寒湿邪导致的关节酸痛或部分肌肉酸重麻木等症状，有确切的效果。

疔疮肿痛：用醋和附子末涂患处，药干再涂。

牙痛：用附子、枯矾适量，共研为末，擦牙。

月经不调：用熟附子、当归适量，水煎服。

手足冻裂：取附子适量，研为末，以水、面调敷，有一定效果。

阳痿宫冷：附子有补火助阳的功效，对于头晕神倦、腰膝酸软、睡眠不安、大便溏泄等症状，有很好的治疗效果。

【使用方法】

①**熏洗法**：取附子50克，加水煎煮约30分钟，趁热熏洗患处，一般为30分钟。

②**直接泡浴法**：将附子若干，放入到水中煎煮30分钟，使用者在含药的热水中进行全身药浴，一般为30分钟。

③**坐浴**：每日1次，每次30分钟，可用于阳痿宫冷。

④**足浴**：每日1次，每次30分钟。

【注意事项】

1.附子辛热燥烈，凡阴虚阳亢及孕妇忌用。

2.不可与半夏、瓜蒌、贝母、白蔹、白及同用。

3.附子有毒，内服须经炮制。若内服过量，或炮制、煎煮方法不当，可引起中毒。

4.中毒症状如舌尖麻木、肢体麻木，有蚁走感，头晕、视力模糊，恶心，呕吐等，严重者可危及生命，见到这些症状时应及时抢救。

姜浴

【科属分类】姜科。

【药材别称】干姜：均姜、白姜。生姜：姜皮、姜根。

【主要产地】四川、贵州、湖北、广东、广西。

【性味归经】干姜：味辛、性热、归脾胃、肾、心肺经。

【功能主治】干姜：温中逐寒，回阳通脉。

【处方用量】姜80克。

【适用病症】

感冒轻症：生姜可解表，有发散风寒功效，多用治感冒轻症，加红糖趁热服用，往往能得汗而解。

空调病：生姜具有发汗解表、温胃止呕、解毒三大功效。对于"空调病"表现的腹痛、吐泻、伤风感冒，腰肩疼痛等症状有很好的效果。

冻伤：泡姜浴具有促进血液循环，从而使全身发热，治疗冻伤引起的寒冷红斑、水肿、皮肤麻痹和短暂的疼痛症状。

抑菌作用：姜浴可有效地起到预防疾病作用，保护健康。

改善情志：经常使用姜浴能够使人心情愉快，提高记忆力，激励人心。

【使用方法】

❶直接泡浴法：将姜80克，放入到水中煎煮30分钟，使用者在含药的热水中进行全身药浴，一般为30分钟。

❷浓汁制作方法：浓汁制作法是一次性取生姜浓汁，待用时再加入到热水中（制作方法参照104页）。

❸精油制备：药浴的同时可在局部擦精油，疗效更佳。

❹坐浴：每日1次，每次30分钟。

【注意事项】

1. 阴虚内热及邪热亢盛者忌用。

2. 痈肿疮疖、肺炎、肺脓肿、肺结核、胃溃疡患者忌用。

3. 民间有用姜水浴驱头风的习俗，有头风患者可以试试。

肉桂浴

【科属分类】樟科。

【药材别称】玉桂、牧桂、菌桂、筒桂、大桂。

【主要产地】云南、广西、广东、福建。

【性味归经】性大热、味辛、甘。归肾、脾、心、肝经。

【功能主治】补火助阳，散寒止痛，活血通经。

【处方用量】肉桂50克。

【适用病症】

阳痿宫寒：取其补火助阳、引火归源的功效，对于头晕神倦、腰足酸软、睡眠不安，具有一定的效果。

感冒：肉桂浴具有散寒止痛的功效，对于全身肌肉疼痛的感冒症状具有很好的效果。

消化不良：肉桂浴对于胃肠消化不良，胃肠胀气有一定的疗效。

痛经：肉桂浴具有散寒止痛，活血通经的功效，在药浴后可用热毛巾热敷腹部，有一定的缓解作用。

皮肤炎症：对于疣类皮肤病特别有效。

调节情志：肉桂的气味可以有效地缓解沮丧、紧张的情绪。

【使用方法】

❶直接泡浴法：将肉桂50克，放入到水中煎煮30分钟，使用者在含药的热水中进行全身药浴，一般为30分钟。

❷浓汁制作方法：浓汁制作法是一次性取肉桂浓汁，待用时再加入到热水中（制作方法参照104页）。

❸精油制备：药浴的同时可在局部擦精油，疗效更佳。

❹坐浴：每日1次，每次30分钟。

【注意事项】

1. 阴虚火旺、里有实热、血热妄行慎用。

2. 孕妇禁用。

3. 不可与赤石脂同用。

4. 皮肤过敏者不可大量使用肉桂精油。

吴茱萸浴

【科属分类】芸香科。

【药材别称】吴萸、茶辣、漆辣子、臭辣子树、米辣子。

【主要产地】广东、广西、贵州、湖南。

【性味归经】辛、苦、热、有小毒。归肝、脾、胃、肾经。

【功能主治】散寒止痛，降逆止呕，助阳止泻。

【处方用量】吴茱萸60克。

【适用病症】

口疮口疳：对于口腔内有黄白色如黄豆样大小的溃烂点口疮症状，可用吴茱萸捣碎，取细末加适量好醋调成糊状，涂在纱布上，敷于双侧涌泉穴，效果十分理想。

湿疹：炒吴茱萸、乌贼骨适量，共研细末备用。湿疹患处渗出液多者撒干粉。

泄泻：吴茱萸浴具有助阳止泻的功效，对于排便次数增多，大便溏薄或水样便等虚寒性泄泻有很好的效果。

牙齿疼痛：吴茱萸煎酒含漱之。

全身发痒：用吴茱萸适量，加酒煎煮，乘温擦洗，痒即停止。

【使用方法】

❶**熏洗法**：取吴茱萸60克，加水煎煮30分钟，趁热熏洗患处，一般为30分钟。

❷**直接泡浴法**：将吴茱萸若干，放入到水中煎煮30分钟，使用者在含药的热水中进行全身药浴，一般为30分钟。

❸**浓汁制作方法**：制作方法参照104页。

【注意事项】

1. 阴虚火旺者禁用。

2. 不可与丹参、硝石、白垩同用。

3. 吴茱萸有毒，口服需遵医嘱。

小茴香浴

【科属分类】伞形科。

【药材别称】怀香，香丝菜、茴香、谷茴香、香子。

【主要产地】我国各地均产。

【性味归经】味辛、性温。归肾经、膀胱经、胃经。

【功能主治】开胃进食，理气散寒。

【处方用量】小茴香100克。

【适用病症】

胃脘部胀痛：小茴香具有开胃进食、理气散寒的功效，对于胃脘部胀痛或脘腹部胀痛，嗳气或放屁后略为减轻的症状具有一定的效果。

痛经：小茴香能够理气散寒，坚持使用能够有效地缓解小腹冷痛、面色苍白无光泽等症状。

寒疝睾丸偏坠疼痛：对于寒邪侵入厥阴经所致的阴囊肿大、小腹冷痛，喜温，睾丸胀痛，使用小茴香浴可以起到有效的治疗作用。

美容作用：小茴香浴可以排出皮肤中的污物，对于晦暗和皱纹多的皮肤有一定的美容作用，是美容的理想选择。

脚臭：小茴香浴可以有效去除脚臭味，对于脚臭有一定的治疗效果。

【使用方法】

❶直接泡浴法：将小茴香100克，放入到水中煎煮30分钟，使用者在含药的热水中进行全身药浴，一般为30分钟。

❷浓汁制作方法：制作方法参照104页。

❸坐浴：每日1次，每次30分钟，可用于男性阳痿早泄。

❹足浴：每日1次，每次30分钟。

【注意事项】

1. 阴虚火旺者禁用。

2. 孕妇、癫痫患者禁用。

3. 个别人使用小茴香精油可能会过敏，不可过度使用。

4. 肺、胃有热及热毒盛者禁用。

理气

枳实浴

【科属分类】芸香科。

【药材别称】鹅眼枳实。

【主要产地】四川、江西、福建、江苏。

【性味归经】味苦、辛，性寒。归脾、胃、肝、心经。

【功能主治】破气除痞，化痰消积。

【处方用量】枳实100克。

【适用病症】

气滞胸胁疼痛：枳实浴善破气行滞而止痛，治疗气血阻滞之胸胁疼痛，可与川芎配伍。

产后腹痛：取其行气以助活血而止痛，对于产后与瘀滞腹痛、烦躁等症状具有一定的效果。

湿热泻痢、胃肠积滞：枳实浴既能善破气除痞，又能消积导滞。适用于饮食积滞，脘腹痞满胀痛等症状，以及湿热泻痢、里急后重。

美容作用：枳实浴可以有效地改善皮肤干燥、减少皱纹，同时对色素沉着也有效。

调节情志：枳实浴可缓解紧张和压力，同时也可用来醒脑。

【使用方法】

❶ 直接泡浴法：将枳实100克，放入到水中煎煮30分钟，使用者在含药的热水中进行全身药浴，一般为30分钟。

❷ 浓汁制作方法：浓汁制作法是一次性取枳实浓汁，待用时再加入到热水中（制作方法参照104页）。

❸ 精油制备：药浴的同时可在局部擦精油，疗效更佳。

【注意事项】

1.脾胃虚弱及孕妇慎服枳实。

2.虚而久病，不可误服。

3.枳实与枳壳皆为果实，枳实力强，枳壳力缓。破气除痞、消积导滞多用枳实，理气宽中、消胀除满多用枳壳。

荔枝核浴

【科属分类】无患子科。

【药材别称】丹荔、丽枝、大荔核、荔仁。

【主要产地】广东、广西、福建、台湾。

【性味归经】性温，味甘、微苦。归肝经、肾经。

【功能主治】行气散结，祛寒止痛。

【处方用量】荔枝核100克。

【适用病症】

疝气痛，睾丸肿痛：取其疏肝理气、行气散结、散寒止痛之功。对于寒凝气滞之疝气痛、睾丸肿痛，可与小茴香、青皮等同用，有一定的效果。

胃脘久痛：荔枝核浴有疏肝和胃、理气止痛作用。对于肝气郁结、肝胃不和之胃脘久痛，有较好的效果。

痛经，产后腹痛：荔枝核浴对肝郁气滞血瘀之痛经及产后腹痛，效果颇佳。

肋间神经痛：荔枝核烧炭存性捣碎，加广木香适量，水煎服。

癣：荔枝核研末，调醋搽患处。

【使用方法】

①直接泡浴法：将荔枝核100克，放入到水中煎煮30分钟，使用者在含药的热水中进行全身药浴，一般为30分钟。

②浓汁制作方法：方法参照104页。

③坐浴：每日1次，每次30分钟，对于男性睾丸肿痛，用冷水浴。

④热敷法：用毛巾蘸取荔枝核煎剂，热敷患处。可用于痛经、产后腹痛。

【注意事项】

1.无寒湿滞气者勿用。

2.口服荔枝核汤剂可治疗疝气。

3.荔枝核以表面棕红色或紫棕色，平滑，有光泽，略有凹陷及细波纹者为佳。

檀香浴

【科属分类】檀香科。

【药材别称】旃檀、白檀、檀香木、真檀、裕香。

【主要产地】台湾、广东、云南。

【性味归经】味辛、性温。归脾经、胃经、心经、肺经。

【功能主治】行气止痛，散寒调中。

【处方用量】檀香20克。

【适用病症】

胸腹寒凝气滞证：檀香浴辛散温通而芳香，善理脾胃，调肺气，利膈宽胸，有行气止痛、散寒调中之功。常配白豆蔻、砂仁、丁香等同用。

泌尿生殖系统疾病：檀香浴可改善膀胱炎，同时对疼痛瘙痒的症状有一定的效果。

胸腹胀痛：木香浴具有行气止痛，散寒调中的功效，对于胸腹胀痛有效。

防病保健：檀香浴具有很好的抗菌作用，可以保护家人健康。

调节情志：檀香浴安抚神经紧张及缓解焦虑，可以带给使用者更为祥和、平静的感觉。

【使用方法】

①直接泡浴法：将檀香20克，放入到水中煎煮30分钟，使用者在含药的热水中进行全身药浴，一般为30分钟。

②浓汁制作方法：浓汁制作法是一次性地取檀香浓汁，待用时再加入到热水中（制作方法参照104页）。

③精油制备：药浴的同时可在局部擦精油，疗效更佳。

【注意事项】

1.阴虚火盛，有动血致嗽者忌用。

2.檀香的精油可用于办公室、书房等。

3.檀香水对于支气管炎具有一定的疗效。

活血化瘀

乳香浴、没药浴

【科属分类】橄榄科。

【药材别称】乳香：熏陆香、马尾香、乳头香。

没药：末药、明没药。

【主要产地】均产于索马里、埃塞俄比亚。

【性味归经】味辛、苦、性温。归肝经、心经、脾经。

【功能主治】活血行气，消肿止痛，生肌。

【处方用量】乳香与没药各40克。

【适用病症】

跌打损伤：取其活血行气，消肿止痛的功效，乳香浴对外伤所导致的跌打损伤具有很好的效果。

痈疮肿毒：乳香浴既能活血化瘀，又能消肿生肌，对于疮疡初起、红肿热痛等症状均有确切的疗效。

美容作用：乳香浴和没药浴对于皮肤老化、干燥、敏感及因皮肤干燥导致的发炎、蜕皮等症，效果颇佳

妇科疾病：乳香浴与没药浴均有活血行气的功效，对于血瘀所致之心腹疼痛、痛经、产后瘀阻腹痛均有一定的疗效。

生殖泌尿系统疾病：对于膀胱炎、各种尿道、阴道感染等疾病，乳香浴与没药浴可以有效得缓解。

【使用方法】

①**熏洗法**：取乳香与没药各40克，加水煎煮30分钟，趁热熏洗患处，一般为30分钟。

②**直接泡浴法**：将乳香与没药若干，放入到水中煎煮30分钟，使用者在含药的热水中进行全身药浴，一般为30分钟。

③**浓汁制作方法**：制作方法参照104页。

④**坐浴**：每日1次，每次30分钟，可用于妇科疾病。

⑤**足浴**：每日1次，每次30分钟。

【注意事项】

1. 孕妇忌用乳香与没药。

2. 脾胃虚弱、虚证无瘀者慎用没药。

3. 痈疽脓已溃破者不宜使用乳香。

红花浴

【科属分类】菊科。

【药材别称】草红、刺红花、杜红花、金红花。

【主要产地】河南、浙江、四川、江苏。

【性味归经】味辛、性温。归心经、肝经。

【功能主治】活血通经，祛瘀止痛。

【处方用量】红花100克。

【适用病症】

跌打损伤，瘀滞肿痛：红花善能通利血脉，消肿止痛，为治跌打损伤，瘀滞肿痛之要药，对于暴力击打、意外碰撞等有很好的效果，常配木香、苏木等药用。

瘀滞斑疹色暗：红花浴可活血通脉以化滞消斑，可用于瘀热瘀滞之斑疹色暗，常配伍清热凉血透疹的紫草、大青叶等用，效果颇佳。

妇科疾病：取其辛散温通，为活血祛瘀、通经止痛之要药，是妇产科血瘀病症的常用药，对于血滞经闭、痛经、产后瘀滞腹痛等证有很好的效果。

【使用方法】

❶直接泡浴法：将红花100克，放入到水中煎煮30分钟，使用者在含药的热水中进行全身药浴，一般为30分钟。

❷浓汁制作方法：制作方法参照104页。

❸足浴：每日1次，每次30分钟。

❹酊剂：取适量的红花，放入到白酒中，1个星期后可擦洗瘀滞肿痛处，每日不少于2次，每次30分钟。

【注意事项】

1.孕妇慎用。

2.月经过多者忌用。

3.有溃疡病与出血性疾病者不宜多用。

4.以花片长、色鲜红、质柔软者为佳。

益母草浴

【科属分类】唇形科。

【药材别称】益母蒿、益母艾、红花艾、坤草。

【主要产地】内蒙古、河北、山西、陕西、甘肃。

【性味归经】味辛、苦。归心经、肝经、膀胱经。

【功能主治】活血，祛瘀，调经，消水。

【处方用量】益母草20克。

【适用病症】

痈肿疮疡：益母草浴具有清热解毒的功效，可治疗疮痈肿毒、皮肤痒疹，具有一定的效果，同时可取其鲜品捣烂敷于患处，效果更好。

妇科疾病：益母草浴具有活血、祛瘀、调经的功效，对于月经不调，胎漏难产，胞衣不下，产后血晕，瘀血腹痛，崩中漏下等，具有很好的效果。

水肿、小便不利：取其活血、祛瘀、消水的功效，对于水肿、小便不利有一定的效果，可配白茅根、泽兰等使用。

抑病保健：对于红色表皮癣菌、星形奴卡菌等皮肤致病性真菌，均有不同程度的抑制作用，可起到防病保健的作用。

【使用方法】

①直接泡浴法：将益母草20克，放入到水中煎煮30分钟，使用者在含药的热水中进行全身药浴，一般为30分钟。

②浓汁制作方法：制作方法参照104页。

③足浴：每日1次，每次30分钟。

④熏洗法：取益母草若干，加水煎煮30分钟，趁热熏洗患处，一般为30分钟。

【注意事项】

1.孕妇禁用。

2.阴虚血少者忌用。

3.干益母草茎表面灰绿色或黄绿色，体轻，质韧为佳。

泽兰浴

【科属分类】唇形科。

【药材别称】地瓜儿苗、地笋、地石蚕、蛇王草。

【主要产地】浙江、江苏、安徽等省。

【性味归经】苦、辛、微温。归肝经、脾经。

【功能主治】活血化瘀，行水消肿。

【处方用量】泽兰 50 克。

【适用病症】

水肿、腹水：泽兰浴既能活血祛瘀，又能利水消肿，对瘀血阻滞、水瘀互结之水肿、腹水具有一定的效果。

血瘀经闭、痛经、产后瘀滞腹痛：泽兰浴善活血调经，为妇科经产瘀血病症的常用药，对于血瘀经闭、痛经、产后瘀滞腹痛等证有效。

跌打损伤，瘀肿疼痛及疮痈肿毒：取其能活血祛瘀以消肿止痛。治跌打损伤，瘀肿疼痛，疮痈肿毒等，同时可将泽兰鲜品捣烂外敷于患处，效果更好。

蛇咬伤：泽兰适量，加水煎服。

【使用方法】

❶直接泡浴法：将泽兰50克，放入到水中煎煮30分钟，使用者在含药的热水中进行全身药浴，一般为30分钟。

❷ 浓汁制作方法：浓汁制作法是一次性取泽兰浓汁，待用时再加入到热水中（制作方法参照104页）。

❸ 足浴：泽兰适量，放入到热水中煎煮30分钟，待到水温适宜后，浸泡双足。每日1次，每次30分钟。

【注意事项】

1.孕妇忌用。

2.血虚及无瘀滞者慎用。

3.产后水肿治疗时，要注意调节产妇的心情。

月季花浴

【科属分类】蔷薇科。

【药材别称】月月红、长春花、胜春、斗雪红、月贵红。

【主要产地】全国各地均产。

【性味归经】味甘、性温。归肝经。

【功能主治】活血调经，散毒消肿。

【处方用量】月季花50克。

【适用病症】

痈疽肿毒：月季花浴具有散毒消肿的功效，对于痈疽肿毒具有一定的效果。

妇科疾病：月季花浴有活血调经、消肿解毒之功效，对于妇女肝气不疏、气血失调、经脉瘀阻不畅，以致月经不调、胸腹疼痛等症状，具有很好的效果。

瘰疬：对于颈部缓慢出现豆粒大小圆滑肿块，累累如串珠，溃后脓水清稀等症状，月季花浴具有很好的疗效，同时取其鲜品捣烂外敷于患处，效果颇好。

调节情志：月季花浴能够安抚愤怒、沮丧的情绪，可舒缓神经紧张和压力。

【使用方法】

❶直接泡浴法：将月季花50克，放入到水中煎煮30分钟，使用者在含药的热水中进行全身药浴，一般为30分钟。

❷浓汁制作方法：参照104页。

❸酊剂：取适量的月季花，放入到药酒中浸泡，可擦洗瘀滞肿痛处，跌打损伤处。

❹精油制备：药浴的同时可在局部擦月季花精油，疗效更佳。

【注意事项】

1.月季花不宜久服。

2.脾胃虚寒者慎用。

3.孕妇慎用。

止血

大蓟浴、小蓟浴

【科属分类】菊科。

【药材别称】大蓟：马蓟、虎蓟、刺蓟、山牛蒡。

　　　　　　小蓟：小刺盖、刺菜、猫蓟、青刺蓟。

【主要产地】我国大部分地方均产。

【性味归经】味甘、苦，性凉。归心经、肝经。

【功能主治】凉血止血，祛瘀消肿，解毒。

【处方用量】大蓟50克；小蓟50克。

【适用病症】

痈疮热毒：大蓟浴与小蓟浴具有解毒、祛瘀、消肿的功效，对于各种热毒引起的疮疡肿毒都有很好的效果，同时把大蓟、小蓟的鲜品捣烂外敷于患处，效果更佳。

妇科疾病：大蓟浴与小蓟浴具有解毒消肿，凉血止血的功效，对于妇女血崩，经漏等具有一定的疗效。

出血证：对于血热所致的鼻出血、咯血、吐血、便血、尿血等，大蓟浴与小蓟浴都有效。

传染性肝炎：大蓟浴和小蓟浴均有清热解毒，对于恢复肝功能具有一定的效果。

预防结核病：大蓟浴与小蓟浴对结核杆菌有一定的抑制作用。

【使用方法】

❶熏洗法：取大蓟50克，小蓟50克，加水煎煮30分钟，趁热熏洗患处，一般为30分钟。

❷直接泡浴法：将大蓟、小蓟若干，放入到水中煎煮30分钟，使用者在含药的热水中进行全身药浴，一般为30分钟。

❸足浴：每日1次，每次30分钟。

❹坐浴：每日1次，每次30分钟，可用于妇科疾病。

【注意事项】

1.脾胃虚寒而无瘀滞者忌用大蓟与小蓟。

2.大蓟与小蓟炒成炭后，敷于伤口可止血。

3.大蓟散瘀消肿力佳，小蓟则擅治血淋、尿血诸证。两者宜相区别，不应混用。

地榆浴

【科属分类】蔷薇科。

【药材别称】黄瓜香、山地瓜、猪人参、血箭草。

【主要产地】黑龙江、吉林、辽宁、内蒙古、河北、山西。

【性味归经】苦、酸、寒、无毒。肝、肺、肾、大肠经。

【功能主治】凉血止血，清热解毒，消肿敛疮。

【处方用量】地榆100克。

【适用病症】

血热出血证：地榆浴可以泄热而凉血止血，又能收敛止血，对于便血、崩漏、血痢、痔血等多种血热出血之证，具有很好的效果。

疮疡痈肿：地榆浴可清热凉血，又能解毒消肿，对于疮疡痈肿，无论成脓与否均可运用。在药浴的同时也可用地榆煎汁浸洗，或湿敷患处，效果更佳。

烫伤：地榆浴可以泻火解毒，味酸涩能敛疮，为治水火烫伤之要药，药浴同时可用地榆研末，麻油调敷，有很好的缓解作用。

抑菌保健：地榆浴对于金黄色葡萄球菌、肺炎双球菌、白喉杆菌、人肠杆菌均有不同程度的抑制作用，可起到防病保健作用。

【使用方法】

①**熏洗法**：取地榆100克，加水煎煮30分钟，趁热熏洗患处，一般为30分钟。

②**直接泡浴法**：将地榆若干，放入到水中煎煮30分钟，使用者在含药的热水中进行全身药浴，一般为30分钟。

③**浓汁制作方法**：浓汁制作法是一次性煎取地榆浓汁，待用时再加到热水中使用。对于烫伤时，用冷水加入制好的药液中使用。

【注意事项】

1.虚寒性出血症者忌用。

2.血虚有瘀者慎用。

3.地榆炒炭可用于止血。

4.烫伤一定要用冷水地榆浴。

槐花浴

【科属分类】豆科。

【药材别称】金药树、护房树、豆槐、槐米。

【主要产地】全国各地均产。

【性味归经】味苦，性微寒。归肝经、大肠经。

【功能主治】凉血止血，清肝泻火。

【处方用量】槐花100克。

【适用病症】

血热出血证：槐花浴具有凉血止血的功效，对于便血、痔血、血痢等多种血热出血证具有很好的效果。

风热目赤：取其清肝泻火的功效，对于肝火上炎导致的头晕胀痛、面红目赤有很好的效果。

皮肤病：槐花浴对于皮肤瘙痒、丘疹具有一定的缓解作用，可治疗各种皮肤风证。

调节情志：槐花浴可以缓解疲劳、烦躁、抑郁的情绪，对于抑郁症等不良心理状态有很好的舒解作用。

预防中风。

【使用方法】

1 直接泡浴法：将槐花100克，放入到水中煎煮30分钟，使用者在含药的热水中进行全身药浴，一般为30分钟。

2 浓汁制作方法：制作方法参照104页。

3 熏洗法：取槐花若干，加水煎煮30分钟，趁热熏洗患处，一般为30分钟。

4 足浴：每日1次，每次30分钟。

5 坐浴：每日2次，每次30分钟，可用于便血、崩漏等。

【注意事项】

1.脾胃虚寒及阴虚发热而无实火者慎用。

2.孕妇慎用。

3.槐花炒炭后可用于止血。

4.鲜槐花可以食用。

侧柏叶浴

【科属分类】柏科。

【药材别称】柏叶、扁柏叶、丛柏叶。

【主要产地】内蒙古、吉林、辽宁、河北、山西。

【性味归经】味苦、涩、性微寒。归肺经、肝经、大肠经。

【功能主治】凉血止血，止咳祛痰，祛风湿，散肿毒，生发乌发。

【处方用量】侧柏叶100克。

【适用病症】

血热出血证：侧柏叶浴善清血热，兼能收敛止血，为治各种出血病症之要药，对于吐血、鼻出血、尿血、血痢、崩漏等以血热出血证，有很好的效果。

斑秃：侧柏叶有生发乌发之效，是治疗斑秃的佳品。在药浴同时，可将鲜侧柏叶浸泡于酒精中，滤取药液，涂擦毛发脱落部位，有一定的效果。

烫伤：侧柏叶浴对于烫伤具有很好的疗效，同时可将鲜品捣烂外敷于患处，以提高疗效。

抗菌保健：侧柏叶浴对金黄色葡萄球菌、痢疾杆菌、白喉杆菌等均有抑制作用，起到防病保健的作用。

【使用方法】

❶直接泡浴法：将侧柏叶100克，放入到水中煎煮30分钟，使用者在含药的热水中进行全身药浴，一般为30分钟。

❷浓汁制作方法：对于烫伤，用冷水加入制好的药液中使用（制作方法参照104页）。

❸熏洗法：取侧柏叶若干，加水煎煮约30分钟，趁热熏洗患处，一般为30分钟。

❹足浴：每日1次，每次30分钟。

【注意事项】

1.口服可用于治疗肺热咳嗽、慢性气管炎、百日咳等。

2.侧柏叶不可多服久服，可导致头晕、恶心等症状。

3.侧柏叶以叶嫩、青绿色、无碎末者为佳。

羊蹄浴

【科属分类】蓼科。

【药材别称】东方宿、连虫陆、鬼目、败毒菜根、羊蹄大黄。

【主要产地】江苏、安徽、浙江、江西、福建。

【性味归经】味苦、性寒。归心经、肝经、大肠经。

【功能主治】清热通便，凉血止血，杀虫止痒。

【处方用量】羊蹄20克。

【适用病症】

血热出血证：羊蹄浴既能凉血止血，又能收敛止血，对于血热所致的咯血、吐血、鼻出血及紫癜等出血之证，有一定的疗效。

疥癣、疮疡：羊蹄浴能清热解毒疗疮，又能杀虫止痒，为治癣疥之良药。对于疥癣、疮疡有一定的效果。疥癣在药浴的同时可取鲜品捣烂涂患处。

烫伤：在进行药浴的同时用鲜品捣烂敷患处，或研末，油调外涂，可以提高疗效。

跌打损伤：鲜羊蹄根适量，捣烂，用酒炒热，敷患处。

湿疹：药浴对其有一定的效果。

【使用方法】

❶**熏洗法**：取羊蹄20克，加水煎煮30分钟，趁热熏洗患处，一般为30分钟。

❷**直接泡浴法**：将羊蹄若干，放入到水中煎煮30分钟，使用者在含药的热水中进行全身药浴，一般为30分钟。

❸**浓汁制作方法**：对于烫伤，用冷水加入制好的药液中使用。

❹**足浴**：每日1次，每次30分钟。

【注意事项】

1. 脾胃虚寒，泄泻不食者忌内服。

2. 内服羊蹄汤可用于治大便秘结。

3. 羊蹄浴中加入醋效果更好。

三七浴

【科属分类】五加科。

【药材别称】田七、金不换、铜皮铁骨、人参三七。

【主要产地】云南、广西、江西、湖北、广东。

【性味归经】味甘、微苦、性温。归肝经、胃经、心经、肺经、大肠经。

【功能主治】止血，散血，定痛。

【处方用量】三七50克。

【适用病症】

出血证：三七功善止血，能化瘀生新，有止血不留瘀，化瘀不伤正的特点，是著名的止血药。三七浴对于咳血、吐血、鼻出血、便血及外伤出血等有很好的止血效果，是各种内外出血证首选的药浴。

跌扑瘀肿：三七具有止血、散血的功效，对于因跌打损伤或者其他原因导致的体内外瘀血，三七浴都有很好的效果，配合内服三七粉，疗效颇佳。

美容保健：三七浴对于防止皮肤老化，滋润皮肤、延缓衰老都有一定的效果。

提高免疫力：三七浴可以增强体质，快速消除运动性疲劳，提高人体免疫力。

【使用方法】

❶直接泡浴法：将三七50克，放入到水中煎煮30分钟，使用者在含药的热水中进行全身药浴，一般为30分钟。

❷浓汁制作方法：制作方法参照104页。

❸熏洗法：取三七若干，加水煎煮约30分钟，趁热熏洗患处，一般为30分钟。

❹坐浴：每日2次，每次30分钟，可用便血、子宫脱垂等。

【注意事项】

1. 孕妇忌用。

2. 对于外伤出血，可直接将三七撒于伤口处进行止血。

3. 口服三七粉可治疗冠心病、血瘀型慢性肝炎等。

4. 三七价格较贵，可根据自己的情况选择。

化痰止咳平喘

半夏浴

【科属分类】天南星科。

【药材别称】地文、守田、羊眼半夏、蝎子草、麻芋果。

【主要产地】四川、湖北、江苏、安徽。

【性味归经】味辛、性温、有毒。归脾、胃、肺经。

【功能主治】消肿止痛、消痞散结。

【处方用量】半夏适量。

【适用病症】

瘰瘤瘰疬：半夏能化痰散结，对于痰湿结聚所致的瘰瘤、瘰疬痰核等都有好的效果。半夏浴配合汤剂效果更佳。

疮疡肿痛：半夏浴具有消肿止痛、消痞散结的功效，对于疮疡肿痛有一定的效果。同时，可取其研末，调醋外敷，可提高疗效。

梅核气：半夏浴能够消痞散结，治疗梅核气等病，可配合汤剂使用。

妇科疾病：坚持使用半夏浴，对宫颈炎具有确切的疗效。

蛇咬伤：半夏浴后，可将鲜半夏、鸭跖菜各等量，混合捣碎，敷于伤处。

【使用方法】

① 浓汁制作方法：浓汁制作方法是一次性取半夏浓汁，待用时再加入到热水中（制作方法参照104页）。

② 足浴：每日1次，每次30分钟。

③ 坐浴：每日2次，每次30分钟，可用于妇科疾病。

④ 熏洗法：取半夏适量，加水煎煮约30分钟，趁热熏洗患处，一般为30分钟。

【注意事项】

1.一切血证及阴虚燥咳、津伤口渴者忌服。

2.半夏一般宜炮制过后使用。

3.生半夏擅长止呕，法半夏擅长燥湿，功效有所差异，用时应根据病情辨证使用。

天南星浴

【科属分类】天南星科。

【药材别称】南星、白南星、山苞米、蛇包谷、山棒子。

【主要产地】全国各地均产。

【性味归经】苦、辛，温，有毒。归肺经、肝经、脾经。

【功能主治】燥湿化痰，祛风止痉，散结消肿。

【处方用量】天南星适量。

【适用病症】

痈疽肿痛：天南星浴有消肿散结止痛的功效，对于痈疽肿痛、痰核等有一定的效果，同时可取天南星的鲜品，研末后以醋调敷，效果更好。

蛇虫咬伤：取其散结消肿的功效，对于毒蛇咬伤，药浴之后可配雄黄外敷患处，效果更佳。

风痰眩晕、中风：天南星浴善祛风痰而止痉厥。对于风痰眩晕及风痰留滞经络导致的半身不遂、手足顽麻、口眼㖞斜等症状，有较好的效果。

癌症：天南星浴对于宫颈癌有一定的效果，配合汤剂效果更好。

阴部瘙痒：天南星浴对于阴部瘙痒有效。

【使用方法】

❶熏洗法：取天南星适量，加水煎煮约30分钟，趁热熏洗患处，一般为30分钟。

❷足浴：天南星适量，加水煎煮30分钟，待药液温度合适时，浸泡双足。每日1次，每次30分钟。

❸坐浴：阴部瘙痒可用此法，如果男性，应将整个生殖器浸入到药液中。每日2次，每次30分钟。

【注意事项】

1.阴虚燥痰忌用。

2.孕妇忌用。

3.天南星有毒，口服须遵医嘱。

4.胆南星是天南星用牛胆汁拌制而成的。

禹白附浴

【科属分类】天南星科。

【药材别称】天南星、白附子、疔毒豆。

【主要产地】河北、吉林、辽宁、河南、湖北。

【性味归经】味辛、甘，性温，有毒。归胃经、肝经。

【功能主治】燥湿化痰，祛风止痉，解毒散结止痛。

【处方用量】禹白附适量。

【适用病症】

瘰疬痰核，毒蛇咬伤：禹白附浴有解毒散结止痛的功效，对于瘰疬痰核，可鲜品捣烂外敷；毒蛇咬伤可磨汁内服并外敷，具有一定的疗效。

中风痰壅，口眼㖞斜：取其善祛风痰而解痉止痛的功效，对于中风痰壅、口眼㖞斜有很好的疗效，配合汤剂效果更佳。

破伤风：禹白附浴对于破伤风杆菌具有很好的抑制和杀灭作用，是治疗破伤风理想的药浴。

惊风癫痫：禹白附浴具有祛风止痉的功效，对于风痰壅盛之惊风、癫痫有缓解的作用。

惊风：禹白附浴对小儿惊风具有很好的效果。

【使用方法】

①**熏洗法**：取禹白附适量，加水煎煮约30分钟，趁热熏洗患处，一般为30分钟。

②**足浴**：禹白附适量，加水煎煮30分钟，待药液温度合适时，浸泡双足。每日1次，每次30分钟。

③**坐浴**：每日2次，每次30分钟。

【注意事项】

1.血虚动风者慎用。

2.孕妇慎用。

3.禹白附有毒，口服须遵医嘱。

4.禹白附以个大、质坚实、色白、粉性足者为佳。

旋覆花浴

【科属分类】菊科。

【药材别称】金佛花、金佛草、六月菊、复花。

【主要产地】河南、河北、浙江、江苏、安徽。

【性味归经】味苦、辛、咸、性微温。归肺、胃、大肠经。

【功能主治】降气，消痰，行水，止呕。

【处方用量】旋覆花100克。

【适用病症】

咳嗽：旋覆花浴具有降气化痰而平喘咳，消痰行水而除痞满的功效，对于咳喘痰多，痰饮蓄结，胸膈痞满具有一定的效果。

噫气、呕吐：取其善降胃气而止呕逆的功效，对于由于治痰浊中阻，胃气上逆而噫气呕吐有效。

胸胁痛：旋覆花浴有疏通脉络之功效，对于气血不和之胸胁痛有效，同时可配合香附来提高疗效。

抑菌作用：对于很多致病菌均有抑制的作用，可起到防病保健的作用。

调节情志：旋覆花浴可减轻胸闷气短的症状。

【使用方法】

❶熏洗法：取旋覆花100克，加水煎煮30分钟，趁热熏洗患处，一般为30分钟。

❷直接泡浴法：将旋覆花若干，放入到水中煎煮30分钟，使用者在含药的热水中进行全身药浴，一般为30分钟。

❸足浴：旋覆花适量，加水煎煮30分钟，待药液温度合适时，浸泡双足。每日1次，每次30分钟。

【注意事项】

1.阴虚劳嗽忌用。

2.津伤燥咳者忌用。

3.口服时须注意：该品有绒毛，易刺激咽喉发痒而致呛咳呕吐，需布包入煎。

攻毒杀虫止痒

雄黄浴

【科属分类】砷化合物类。

【药材别称】二硫化二砷、石黄、鸡冠石、黄金石。

【主要产地】贵州、湖南、湖北、云南、四川。

【性味归经】味辛、性温、有毒。归肝经、大肠经。

【功能主治】解毒杀虫，燥湿祛痰，截疟疾。

【处方用量】雄黄适量。

【适用病症】

痈肿疔疮：雄黄浴具有解毒杀虫的功效，对于痈肿疔疮具有较好的疗效，可将雄黄研末涂抹于患处。

蛇虫咬伤：取其解毒杀虫疗疮的功效，对于蛇虫咬伤，在药浴后，对于轻者用其与香油调，涂患处。

湿疹疥癣：雄黄浴具有解毒杀虫，燥湿祛痰的功效，对于湿疹疥癣有效。

虫积腹痛：可配合牵牛子、槟榔等同用，有一定的疗效。

偏头痛：雄黄、细辛各等分研末，左边痛吹入右鼻，右边痛吹入左鼻。

【使用方法】

❶坐浴：每日2次，每次30分钟。

❷直接泡浴法：雄黄经过水飞后（水飞是利用粗细粉末在水中悬浮性不同，将不溶于水的药材，如矿物，贝壳类等药物与水共研，经反复研磨制备成极细腻粉末的方法，称水飞法。水飞可去除杂质，洁净药物；使药物质地细腻，便于内服和外用；防止药物在研磨过程中粉尘飞扬，污染环境），在稀释后的水溶液当中进行药浴。

【注意事项】

1.雄黄有毒，内服宜慎，不可久服，口服须遵医嘱。

2.外用不宜大面积涂擦及长期持续使用。

3.孕妇禁用。

4.切忌火煅。煅烧后的雄黄可分解为三氧化二砷，也就是砒霜，有剧毒。

蛇床子浴

【科属分类】伞形科。

【药材别称】野茴香、野胡萝卜子、蛇米、蛇粟。

【主要产地】广东、广西、江苏、安徽。

【性味归经】味辛、苦、性温、有小毒。归肾经。

【功能主治】解毒杀虫，燥湿祛风。

【处方用量】蛇床子100克。

【适用病症】

疥癣： 蛇床子浴具有解毒杀虫的功效，在进行药浴后，可将蛇床子研成粉末，猪油调成糊状，涂于患处，对于治疗疥癣瘙痒有效果。

阴部湿痒： 蛇床子可以辛苦温燥，有杀虫止痒，燥湿等作用。为皮肤及妇科病常用药，对于妇女阴部瘙痒、男性阴囊湿疹、汗疱疹糜烂期有很好的效果。

肾虚阳痿，宫冷不孕： 蛇床子浴温肾壮阳之功亦佳，对于肾虚阳痿，宫冷不孕，可配伍当归、枸杞子、淫羊藿等来提高疗效。

寒湿带下，湿痹腰痛： 取其性温热可助阳散寒，辛苦又具燥湿祛风之功。对于带下，腰痛尤宜于寒湿兼肾虚所致者，均有很好疗效。

滴虫性阴道炎： 蛇床子适量，水煎，灌洗阴道。

【使用方法】

①熏洗法：取蛇床子100克（用纱布包裹），加水煎煮30分钟，趁热熏洗患处，一般为30分钟。

②坐浴：每日2次，每次30分钟（制作方法参照104页）。

③足浴：每日1次，每次30分钟（制作方法参照104页）。

④浓汁制作方法：方法参照104页。

⑤灌肠法：蛇床子加热煮30分钟，用三层纱布过滤，待水温合适后再进行灌肠，须在医生指导下进行。

【注意事项】

1.阴虚火旺忌用。

2.下焦有湿热者忌用。

3.灌肠浴会引起不适，须在医生指导下进行。

白矾浴

【科属分类】天然硫酸盐类。

【药材别称】石涅、矾石、羽涅、羽泽、涅石、理石、白君。

【主要产地】甘肃、安徽、福建、山西。

【性味归经】酸涩、寒、有毒。归肺、脾、肝、大肠、膀胱经。

【功能主治】消痰，止泻，止血，解毒，杀虫。

【处方用量】白矾适量。

【适用病症】

皮肤病：白矾浴具有燥湿、解毒的功效，对于湿疹、湿疮、疥癣等有一定的功效。

出血证：可治内外出血证，如崩漏下血、便血、创伤出血等。

急慢性化脓性中耳炎：将外耳道脓性分泌物用棉棒擦干后，吹入药。

泄泻：对小儿伏暑泄泻、老人久泻不止，都有一定的效果。

痔疮：与芒硝同用，可提高疗效。

小儿鹅口疮。

防病保健：对大肠杆菌、葡萄球菌、白色念珠菌、溶血性链球菌、肺炎球菌等有不同程度的抑制作用。

【使用方法】

❶**熏洗法**：取白矾适量，加水煎煮约10分钟，趁热熏洗患处，一般为30分钟。

❷**坐浴**：取适量的白矾，加水煎煮10分钟，趁热熏洗患处。女性注意清洗阴道。男性应注意将生殖器完全浸入药液当中。每日2次，每次10分钟。

【注意事项】

1.体虚胃弱者忌用。

2.无湿热痰火者忌用。

3.白矾以块大、无色、透明、无杂质者为佳。

驱虫

使君子浴

【科属分类】使君子科。

【药材别称】留求子、史君子、五棱子、索子果、冬均子。

【主要产地】广东、广西、云南、四川、贵州。

【性味归经】味甘，性温。归脾经、胃经、大肠经。

【功能主治】驱虫，健脾消积。

【处方用量】使君子20克。

【适用病症】

蛔虫病，蛲虫病：使君子浴既有良好的驱杀蛔虫作用，又具缓慢的滑利通肠之性，故为驱蛔要药，尤宜于小儿。在药浴后，可将使君子炒香嚼服，效果更佳。

小儿疳疾：使君子浴既能驱虫，又能健脾消疳。对于小儿疳疾之面色萎黄、形瘦腹大、腹痛有虫等症状，具有一定的效果。

疮疡：使君子可以有效缓解疔疮、疖肿、瘰疬等病证。

防病保健：对铁锈色小芽孢癣菌、腹股沟表皮癣菌、星形奴卡菌等皮肤真菌，均有不同程度的抑制作用。

虫牙疼痛：使君子煎汤，漱口。

【使用方法】

①熏洗法：取使君子20克，加水煎煮30分钟，趁热熏洗患处，一般为30分钟。

②直接泡浴法：将使君子若干，放入到水中煎煮30分钟，使用者在含药的热水中进行全身药浴，一般为30分钟。

③浓汁制作方法：方法参照104页。

④灌肠法：使君子加热煮30分钟，用三层纱布过滤，待水温合适后再进行灌肠，须在医生指导下进行。

【注意事项】

1.大量服用可致呃逆、眩晕、呕吐、腹泻等反应。

2.若与热茶同服，亦能引起呃逆、腹泻，故服用时忌饮茶。

3.灌肠浴会引起不适，须在医生指导下进行。

槟榔浴

【科属分类】棕榈科。

【药材别称】槟榔子、大腹槟榔、宾门、橄榄子、青仔。

【主要产地】海南、台湾、广西、福建、云南。

【性味归经】味苦、辛，性温。归胃经、大肠经。

【功能主治】驱虫，消积，下气，行水，截疟疾。

【处方用量】槟榔50克。

【适用病症】

多种肠道寄生虫病：槟榔浴有驱虫、消积的功效，对绦虫、蛔虫、蛲虫、钩虫等肠道寄生虫都有驱杀作用，并以泻下作用驱除虫体为其优点。用治绦虫症疗效最佳，配合汤剂效果更佳。

水肿，脚气肿痛：槟榔浴既能利水，又能行气，气行则助水运，对于水肿，脚气肿痛有一定的疗效。

食积气滞，泻痢后重：取其辛散苦泄，入胃肠经，善行胃肠之气，消积导滞，兼能缓泻通便。对于食积气滞、腹胀便秘等证有效。

疟疾：槟榔浴具有截疟疾的功效，可配合汤剂一起使用。

防病保健：对于一些致病菌和病毒均有不同程度的抑制作用，可起到保健的作用。

【使用方法】

❶熏洗法：取槟榔50克，加水煎煮30分钟，趁热熏洗患处，一般为30分钟。

❷浓汁制作方法：方法参照104页。

❸足浴：每日1次，每次30分钟。

❹灌肠法：槟榔加热煮30分钟，用三层纱布过滤，待水温合适后再进行灌肠，须在医生指导下进行。

【注意事项】

1.脾虚便溏或气虚下陷者忌服。

2.孕妇慎用。

3.灌肠浴会引起不适，须在医生指导下进行。

4.咀嚼槟榔要适量。

大蒜浴

【科属分类】百合科。

【药材别称】蒜、蒜头、独蒜、胡蒜。

【主要产地】山东、河南、安徽、四川、陕西。

【性味归经】性温，味辛平。归脾经、胃经、肺经。

【功能主治】行气消积，杀虫解毒。

【处方用量】大蒜100克。

【适用病症】

痈肿疔毒，疥癣：大蒜浴具有解毒，杀虫，消肿作用。在药浴后，对于治疮疖初发可用独头蒜切片贴肿处。对于皮肤或头癣瘙痒，可把大蒜捣烂，外敷于患处，具有较好的效果。

钩虫病，蛲虫病：取其行气消积，杀虫解毒的功效，在药浴后，可将大蒜捣烂，加茶油少许，睡前涂于肛门周围，有一定的疗效。

痢疾，泄泻，肺痨：对于泻痢，可用大蒜浸液保留灌肠。

防病保健：对多种球菌、杆菌、真菌和病毒等均有抑制和杀灭作用，可有效起到保健作用。

抗衰老：大蒜里的某些成分有类似维生素 E 与维生素 C 的抗氧化物质，可抗衰老。

【使用方法】

❶熏洗法：取大蒜100克，加水煎煮30分钟，趁热熏洗患处，一般为30分钟。

❷坐浴：每日2次，每次30分钟。

❸足浴：每日1次，每次30分钟。

❹灌肠法：大蒜加热煮30分钟，用三层纱布过滤，待水温合适后再进行灌肠，须在医生指导下进行。

【注意事项】

1.外用可引起皮肤发红、灼热甚至起疱，故不可敷之过久。

2.阴虚火旺及有目、舌、喉、口齿诸疾不宜服用。

3.孕妇忌服。

美容祛毒

芫花浴

【科属分类】瑞香科。
【药材别称】南芫花、芫花条、药鱼草、头痛花、闷头花、老鼠花。
【主要产地】安徽、浙江、江苏、四川、山东。
【性味归经】苦、辛，寒；有毒。归肺、脾、肾经。
【功能主治】泄水逐饮，祛痰止咳，杀虫解毒。
【处方用量】芫花100克。

【适用病症】

头疮、白秃、顽癣：芫花浴能杀虫疗疮，对于头疮、白秃、顽癣等皮肤病。在药浴后，可把芫花研末，外敷于患处。

痈肿：取其杀虫解毒的功效，对于痈肿具有一定的效果。

胸胁停饮，水肿，臌胀：芫花浴具有泄水逐饮作用，且以泻胸胁水饮，祛痰止咳见长。故适用于胸胁停饮所致的喘咳、胸胁引痛、心下痞鞭及水肿、臌胀等症。

牙痛难忍：用芫花末擦牙令热，痛定后，以温水漱口。

防病保健：对于一些致病菌具有抑制作用，可有效的防护皮肤疾病。

冻疮。

【使用方法】

❶直接泡浴法：将芫花100克，放入到水中煎煮30分钟，使用者在含药的热水中进行全身药浴，一般为30分钟。

❷浓汁制作方法：方法参照104页。

❸熏洗法：取芫花若干，加水煎煮约30分钟，趁热熏洗患处，一般为30分钟。

❹精油制备：药浴的同时可在局部擦精油，疗效更佳。

【注意事项】

1.体质虚弱，津液亏损，脾肾阳虚忌用。

2.孕妇忌用。

3.心脏病、溃疡病、消化道出血者忌用。

4.芫花不能与甘草同用。

甘松浴

【科属分类】败酱科。

【药材别称】甘香松、香松。

【主要产地】甘肃、青海、四川、云南。

【性味归经】味辛、甘、性温。归脾经、胃经。

【功能主治】温中散寒，理气止痛，醒脾开胃。

【处方用量】甘松50克。

【适用病症】

脘腹冷痛胀满：取其温中散寒、理气止痛、醒脾开胃的功效，对于气郁胸闷、胃脘疼痛等症有一定的效果，可与木香、香橼皮等同用提高疗效。

脚气：甘松浴可收湿拔毒，对于湿性脚气引起的各种症状，其效果非常明显。

肾虚齿痛：甘松、硫黄适量，研为细末，漱口。

神经性胃痛：甘松香、香附等适量，水煎服。

调节情志：甘松浴对于各种原因导致的烦躁、燥热等症状治疗效果颇好，同时可缓解抑郁的心情。

【使用方法】

❶ 直接泡浴法：将甘松50克，放入到水中煎煮30分钟，使用者在含药的热水中进行全身药浴，一般为30分钟。

❷ 浓汁制作方法：浓汁制作法是一次性取甘松药液，待到用时再加入到热水之中（制作方法参照104页）。

❸ 足浴：每日1次，每次30分钟。

❹ 精油制备：药浴的同时可在局部擦精油，疗效更佳。

【注意事项】

1.气虚血热者忌用。

2.湿性脚气患者注意个人卫生，经常保持足部干燥。

3.不应与湿性脚气患者共用毛巾、浴巾、拖鞋等，洗脚盆、浴缸要经常消毒。

胆矾浴

【科属分类】硫酸盐类。

【药材别称】蓝矾、胆矾、铜矾、硫酸铜。

【主要产地】云南、山西、江西、广东、陕西。

【性味归经】酸、涩、辛、寒、有毒。归肝、胆经。

【功能主治】涌吐痰涎，解毒收湿，祛腐蚀疮。

【处方用量】胆矾适量。

【适用病症】

喉痹、癫痫：胆矾浴酸涩而辛，其性上行，具有涌吐作用，能够涌吐风痰及毒物。对于喉痹，喉间痰壅闭塞，及风痰癫痫，有一定的疗效。

误食毒物：取其涌吐的功效，对于误食毒物有一定的效果。

风眼赤烂、口疮：胆矾浴有解毒收湿之功，对于口、眼诸窍火热之症有很好的效果。对于风眼赤烂，可泡汤洗眼。

牙疳：用胆矾适量研末，加麝香少许和匀，外敷于患处。

胬肉、疮疡：取其祛腐蚀之功，对皮肤疮疡有效。

百虫入耳：胆矾研末，加入醋中，滴入耳中。

肿毒不溃：对于疮疡肿毒具有一定的疗效。

【使用方法】

❶直接泡浴法：选取经过煅烧后，再研磨的胆矾适量，放入到水中，使用者在含药的水中进行全身药浴。

❷足浴：每日1次，每次10分钟。

❸洗眼浴：把适量的胆矾加入到水中，等到呈现混悬状态，清洗双眼。

【注意事项】

1.体虚者忌用。

2.内服时，可能会刺激胃部而引起呕吐，须遵医嘱使用。

3.误服、超量均可引起中毒。

4.中毒后立即口服含丰富蛋白质的食品，如蛋清、牛奶、豆浆等。

炉甘石浴

【科属分类】碳酸盐类矿物。

【药材别称】甘石、卢甘石、芦甘石、羊肝石、浮水甘石。

【主要产地】广西、四川、湖南、云南。

【性味归经】味甘、性平。归胃经。

【功能主治】解毒明目退翳，收湿止痒敛疮。

【处方用量】炉甘石适量。

【适用病症】

目赤翳障：取其甘平无毒，可解毒明目退翳，收湿止痒，为眼科外用常用药。对目赤暴肿有较好的疗效。

溃疡不敛，湿疮，湿疹：有生肌敛疮、收湿止痒、解毒诸功效。对于湿疮、湿疹，可配石膏、龙骨、黄连等同用，以提高药效。

眼睑溃烂：本品具有收湿止痒的功效，对于眼眶破烂，畏光畏日有一定的效果。

牙齿稀疏：用炉甘石、石膏分为末，用少许擦牙，忌用牙刷。

耳流脓汁：用炉甘石、矾石各等适量，共研细，吹耳内。

阴汗湿痒：用炉甘石、蚌粉适量，共研为末，敷患处。

【使用方法】

① 直接泡浴法：取水飞后的炉甘石适量（水飞是利用粗细粉末在水中悬浮性不同，将不溶于水的药材与水共研，经反复研磨制备成极细腻粉末的方法），放入到温水中，使用者在含药的水中进行全身药浴。

② 洗眼浴：将水飞后的炉甘石水溶液，放入到适量的水中，点入眼睛。

③ 坐浴：每日1次，每次20分钟。

【注意事项】

1. 一般不内服，专作外用。
2. 宜炮制后用。
3. 以体轻、质松、块大、色白或淡红者佳。
4. 炉甘石与儿茶功效有所差别，使用时须鉴别。

第三章
常见疾病药浴
——对症药浴治百病

 内科疾病药浴法

高血压病

【病因病机】高血压病是常见的心血管疾病，以体循环动脉血压持续性增高为主要表现，可分为原发性高血压病和继发性高血压病两大类。原因不明的高血压称为原发性高血压病，由某些明确独立的疾病引起的血压升高称为继发性高血压病。长期高血压是心血管疾病死亡的重要原因。过度的摄入高热量高脂肪的食物，使得高血压病的发病人群逐渐年轻化。治疗的常用方剂有以下几种：

【方一】
【药材】生牡蛎（先煎）30克，玄参、白芍、钩藤各15克，怀牛膝10克，甘草3克。
【功效】适用于高血压病阴虚阳亢证。
【用法】将生牡蛎、元参、白芍、钩藤、怀牛膝、甘草加水煮30分钟，待水温适宜时进行全身泡浴。

【方二】
【药材】菊花10克，生山楂、草决明子（打碎）各15克。
【功效】适用于高血压病兼有高血脂者。
【用法】将菊花、生山楂、草决明子加水煮30分钟，待水温适宜时进行全身泡浴。

【方三】
【药材】龙胆草、黄芩、栀子、杭白芍各10克，细生地18克，柴胡6克，决明子30克。
【功效】适用于高血压病肝火亢盛证。
【用法】将龙胆草、黄芩、栀子、杭白芍、细生地、柴胡、决明子加水煮30分钟，待水温适宜时进行全身泡浴。

【方四】

【药材】生龙骨、生牡蛎、牛膝、枸杞子、白芍各15克，玄参12克，黑桑葚30克，生地、熟地各24克。

【功效】适用于高血压病阴虚阳亢证。

【用法】将生龙骨、生牡蛎、牛膝、枸杞子、白芍、玄参、黑桑葚、生地、熟地加水煮30分钟，待水温适宜时进行全身泡浴。

【方五】

【药材】吴茱萸、桃仁、夏枯草、川牛膝各15克，丹参30克，桑枝20克。

【功效】活血通络、降压。适用于高血压病。

【用法】将全部药材加水煮30分钟，将药汁倒入脚盆内，待药液稍温，先用消毒毛巾蘸药液擦洗双脚数分钟，温度适宜时再将双脚浸泡在药液中30分钟，每日1～2次。

【方六】

【药材】磁石、石决明各30克（先煎），黄芩、丹皮、桑白皮、丹参、白芍、怀牛膝、何首乌、独活、栀子、当归各15克，菊花10克。

【功效】适用于各种原因引起的高血压病。

【用法】将全部药材加水煮30分钟，将药汁倒入脚盆内，待药液稍温，先用消毒毛巾蘸药液擦洗双脚数分钟，温度适宜时再将双脚浸泡在药液中30分钟，每日1～2次。

【方七】

【药材】夏枯草30克，钩藤、菊花、桑叶各20克，白蒺藜10克。

【功效】清热平肝。适用于肝阳上亢之眩晕、头胀痛、耳鸣、易怒、失眠多梦的高血压病患者。

【用法】将全部药材加水煮30分钟，将药汁倒入脚盆内，待药液稍温，先用消毒毛巾蘸药液擦洗双脚数分钟，温度适宜时再将双脚浸泡在药液中30分钟。每日1～2次。

【方八】

【药材】桑叶、桑枝各15克。

【功效】清热平肝，清肺润燥。适用于高血压病引起的头晕、失眠。

【用法】将桑叶、桑枝加水煮30分钟，水温适宜时进行足浴，每日25分钟以上。

---------------- **高血压病方剂部分药材图谱** ----------------

生牡蛎	玄参	钩藤	怀牛	甘草	山楂	龙胆草	蒺藜
黄芩	栀子	生地	磁石	龙骨	枸杞子	白芍	何首乌
桑叶	桑葚	熟地	桑枝	夏枯草	丹参	当归	菊花	桑白皮

糖尿病

【病因病机】糖尿病是由遗传和环境因素相互作用而引起的一组以高血糖为主要标志，因体内胰岛素绝对或相对不足，引起糖类、蛋白质、脂肪、水和电解质代谢紊乱的代谢性疾病。典型症状有多饮、多尿、多食以及消瘦等。糖尿病不是单一疾病，而是多种病因引起的综合征。糖尿病并发症包括：由动脉粥样硬化引起的足部病变、肾病、眼部疾病、脑血管疾病、心血管疾病，还有皮肤病等。治疗的常用方剂有以下几种：

【方一】

【药材】生地20克，麦冬、石斛、五味子、天精草、知母各15克，山药、天冬、茯苓各10克。

【功效】适用于糖尿病引发的各种病症。

【用法】将全部药材加水煮30分钟，待水温适宜时进行全身泡浴；或者用50℃药液擦洗全身3～4次。

【方二】

【药材】生地15克，麦冬、石斛、银杏各10克，枸杞子12克，菊花6克，花粉20克。

【功效】适用于糖尿病引发的各种病症。

【用法】将全部药材加水煮30分钟，待水温适宜时进行全身泡浴；或者用50℃药液擦洗全身3～4次。

【方三】

【药材】绿豆250克，滑石、白芷、白附子各6克。

【功效】适用于糖尿病肌肤瘙痒，皮肤溢脂，皮肤粗糙皲裂等。

【用法】将绿豆、滑石、白芷、白附子加水煮30分钟，待水温适宜时进行全身泡浴；或者用50℃药液擦洗全身3～4次。

糖尿病方剂部分药材图谱

| 生地 | 麦冬 | 石斛 | 五味子 | 知母 | 天冬 |

| 山药 | 茯苓 | 菊花 | 枸杞子 | 白芷 | 滑石 |

感冒

【病因病机】感冒，中医又称作"冒风""冒寒""伤风""重伤风""小伤寒"。是指感受风邪或时行病毒，引起肺胃功能失调，出现鼻塞、流涕、喷嚏、头痛、恶寒、发热、全身不适、脉浮等为临床表现的一种外感病证。一年四季均可发病，以冬春季节为多，与咳嗽的发生、发展及慢性咳喘的急性发作关系密切。治疗的常用方剂有以下几种：

〔方一〕

【药材】荆芥、防风、羌活、独活、生姜各9克，白芷、柴胡、前胡各12克。

【功效】适用于风寒感冒。

【用法】将全部药材加水煮30分钟，待水温适宜时进行全身泡浴，沐浴的同时可以饮用热水，加强排汗，还可以不断吸入蒸汽，加强治疗效果。

〔方二〕

【药材】生姜、大蒜各50克，桂枝、白芍、甘草各25克，杏仁15克，大枣30枚。

【功效】适用于风寒感冒引起的发热头痛、关节肌肉疼痛、鼻塞流涕、打喷嚏。

【用法】将全部药材加水煮30分钟，待水温适宜时进行全身泡浴，沐浴的同时可以饮用热水，加强排汗，加强治疗效果。

〔方三〕

【药材】石膏、知母、牛蒡子、水牛角、寒水石各30克。

【功效】清热解毒。适用于疫毒型感冒。

【用法】将石膏、知母、牛蒡子、水牛角、寒水石一起加水煮，40分钟后浸泡双足30～40分钟。

〔方四〕

【药材】金银花、连翘、荆芥、薄荷、牛蒡子、淡豆豉、桔梗、桑叶、菊花、前胡、杏仁、板蓝根、甘草各20克。

【功效】清热解毒。适用于疫毒型感冒。

【用法】将金银花、连翘、荆芥、薄荷、牛蒡子、淡豆豉、桔梗、桑叶、菊花、前胡、杏仁、板蓝根、甘草加水煮，40分钟后浸泡双足30～40分钟。

【方五】

【药材】香薷、苏叶、厚朴、藿香各12克，羌活、淡豆豉各10克。

【功效】适用于暑湿感冒。

【用法】将全部药材加水煮30分钟，待水温适宜时进行全身泡浴，沐浴的同时可以饮用热水，促进排汗，还可以不断吸入蒸汽，加强治疗效果。

【方六】

【药材】香薷、藿香、扁豆、金银花、连翘各40克，木棉花、丝瓜络各20克，厚朴、甘草各10克。

【功效】适用于暑湿感冒。

【用法】将全部药材加水煮30分钟，待水温适宜时进行全身泡浴，沐浴的同时可以饮用热水，加强排汗，加强治疗效果。

【方七】

【药材】桑叶、金银花各50克，菊花、薄荷、芦根、竹叶、牛蒡子、杏仁、柴胡、黄芩、连翘各20克，甘草、桔梗各15克。

【功效】适用于风热感冒者。

【用法】将全部药材加水煮30分钟，待水温适宜时进行全身泡浴，沐浴的同时可以饮用热水，加强排汗，加强治疗效果。

【方八】

【药材】板蓝根、大青叶、蒲公英各30克。

【功效】适用于风热感冒者。

【用法】将板蓝根、大青叶、蒲公英全部药材加水煮，40分钟后浸泡双足30～40分钟。

感冒方剂部分药材图谱

荆芥	防风	羌活	独活	生姜	白芷	柴胡	大蒜
桂枝	白芍	杏仁	大枣	石膏	知母	牛蒡子	水牛角
寒水石	金银花	连翘	甘草	薄荷	淡豆豉	桔梗	桑叶
菊花	前胡	板蓝根	大青叶	芦根	香薷	厚朴	

头痛

【病因病机】头痛是临床上常见的一种自觉症状，见于各种急慢性疾病中，在临床上较为常见。头痛可急可慢，可轻可重，凡以头痛为主者均属此病。中医根据临床表现把头痛分成外感头痛和内伤头痛两大类。又根据其发病部位的不同分为额痛、后头痛、巅顶痛、偏头痛等。若头痛剧烈，经久不愈，呈发作性者，又称"头风"。治疗的常用方剂有以下几种：

【方一】

【药材】党参、枸杞子各50克，白术、山萸肉各40克，熟地、当归、赤芍各30克。

【功效】补气养血、益肾滋肝。适用于气血亏虚型头痛。

【用法】将党参、枸杞子、白术、山萸肉、熟地、当归、赤芍加水煮，40分钟后浸泡双足30～40分钟；或者每日用药液洗头。

【方二】

【药材】白芥子、川芎、天南星各20克，细辛5克，冰片1.5克。

【功效】适用于各种头痛。

【用法】将白芥子、川芎、天南星、细辛、冰片全部药材一起加水煮，40分钟后浸泡双足30～40分钟；或者每日用药液洗头。

【方三】

【药材】羌活、白茯苓、川芎、当归各30克，细辛5克。

【功效】适用于头重头痛。

【用法】将羌活、白茯苓、川芎、当归、细辛全部药材一起加水煮，40分钟后浸泡双足30～40分钟；或者每日用药液洗头。

【方四】

【药材】半夏、白术、生姜各50克，陈皮25克，蔓荆子20克，白蒺藜30克。

【功效】健脾化湿、降逆止呕。适用于痰浊头痛。

【用法】将全部药材加水煮，40分钟后浸泡双足30～40分钟；或者每日用药液洗头。

【方五】

【药材】薄荷、桑叶、生南星、吴茱萸各30克，冰片1克。

【功效】适用于风热头痛。

【用法】将薄荷、桑叶、生南星、吴茱萸全部药材一起加水煮，40分钟后浸泡双足30～40分钟；或者每日用药液洗头。

【方六】

【药材】冬桑叶、薄荷各30克，黄菊花15克，黑山栀10克，独活、天麻各6克。

【功效】祛风、泄热、止痛。适用于风热头痛。

【用法】将冬桑叶、薄荷、黄菊花、黑山栀、独活、天麻加水煮，40分钟后浸泡双足30～40分钟；或者每日用药液洗头。

【方七】

【药材】白芷、藁本、蔓荆子、川芎各15克，细辛6克，冰片2克。

【功效】适用于偏头痛。

【用法】将白芷、藁本、蔓荆子、川芎、细辛、冰片加水煮，40分钟后浸泡双足30～40分钟；或者每日用药液洗头。

【方八】

【药材】桃仁50克，红花、赤芍各30克，川芎、五灵脂各20克。

【功效】活血化瘀、通络止痛。适用于瘀血头痛。

【用法】将桃仁、红花、赤芍、川芎、五灵脂全部药材一起加水煮，40分钟后浸泡双足30～40分钟；或者每日用药液洗头。

头痛方剂部分药材图谱

党参	枸杞子	白术	熟地	当归	赤芍	天南星
白芥子	冰片	羌活	白茯苓	细辛	川芎	半夏
生姜	陈皮	蔓荆子	白蔹	薄荷	桑叶	吴茱萸
冬桑叶	黄菊花	黑山栀	独活	天麻	白芷	

咳嗽

【病因病机】咳嗽是呼吸系统疾病最常见的症状之一，它是一种保护性神经反射。但是如果持续、频繁的咳嗽，那么就是一种病理现象了。中医学认为，咳嗽是因外感六淫，脏腑内伤，影响于肺所致有声有痰之症。中医将咳嗽分为外感咳嗽和内伤咳嗽两大类。外感引起的咳嗽、咳痰大多伴有发热、头痛、恶寒等；内伤所致咳嗽常伴有脏腑功能失调的症状。治疗的常用方剂有以下几种：

【方一】

【药材】麻黄、细辛各30克，桂枝50克，紫苏、艾叶各100克，甘草10克（分开）。

【功效】适用于体寒虚弱引起的咳嗽。

【用法】先把分开的甘草洗净，用开水泡上一壶茶备用。剩余中药全部加水煮，40分钟后浸泡双足30～40分钟，沐足的同时把事先冲泡好的甘草茶慢慢地喝下去。

【方二】

【药材】甘菊花、炙枇杷叶、霜桑叶各6克，广皮、酒黄芩各3克，生地、焦枳壳各4.5克，鲜芦根2支。

【功效】清热止嗽。

【用法】将全部药材加水煮30分钟，用口鼻吸入蒸汽，不断加热，反复吸入，直至症状减轻。或者进行全身泡浴，呼吸蒸汽。

【方三】

【药材】党参15克，茯苓、白术、法半夏、陈皮各10克，炙甘草3克。

【功效】滋阴降火，清利咽喉。

【用法】将全部药材加水煮30分钟，用口鼻吸入蒸汽，不断加热，反复吸入，直至症状减轻。或者进行全身泡浴，呼吸蒸汽。

咳嗽方剂部分药材图谱

甘菊花　霜桑叶　广皮　酒黄芩　生地　焦枳壳　鲜芦根　党参　茯苓

白术　法半夏　陈皮　炙甘草　炙枇杷叶　麻黄　桂枝　紫苏　艾叶

呕吐

【病因病机】呕吐是由于胃失和降、胃气上逆所致的，以饮食、痰涎等胃内之物从胃中上涌，自口而出为特征的一种病症。呕吐的病因是多方面的，且常相互影响，兼杂致病，如外邪可以伤脾，气滞可致积食，脾虚可致腹泻等。可分为三个阶段，即恶心、干呕和呕吐。治疗的常用方剂有以下几种：

【方一】

【药材】藿香、厚朴、苍术各10克，甘草、半夏各5克，陈皮6克，生姜7片，大枣2枚。

【功效】适用于呕吐不止者。

【用法】将藿香、厚朴、苍术、甘草、半夏、陈皮、生姜等全部药材一起加水煮30分钟，待水温适宜时可进入池内浸泡20分钟，每日1次。

【方二】

【药材】半夏、陈皮、厚朴各10克，茯苓、生姜各15克。

【功效】化痰止呕。适用于痰湿内盛者。

【用法】将半夏、陈皮、厚朴、茯苓、生姜全部药材一起加水煮30分钟，待水温适宜时进行20分钟左右的足浴，每日1次。

【方三】

【药材】吴茱萸、人参（或党参）各10克，生姜30克，大枣5枚。

【功效】健脾散寒、温胃止呕。

【用法】将吴茱萸、人参、生姜、大枣全部药材一起加水煮30分钟，待水温适宜时进行全身泡浴，每日1次。

呕吐方剂部分药材图谱

藿香

厚朴

苍术

甘草

半夏

生姜

茯苓

吴茱萸

人参

党参

大枣

陈皮

腰痛

【病因病机】腰痛是以腰部一侧或两侧疼痛为主要症状的一种病症。中医认为，发病原因为感受寒湿，感受湿热，肾虚亏损，气滞血瘀。腰痛常可放射到腿部，常伴有外感或内伤症状。治疗的常用方剂有以下几种：

【方一】

【药材】吴茱萸、黑附子、肉桂、干姜、川芎、苍术、羌活、独活、威灵仙、土元、全蝎、冰片各10克，细辛6克，红花15克，皂角9克，川椒30克。

【功效】适用于风、寒、湿三气所致关节痛。

【用法】将全部药材加水煮30分钟，趁热用毛巾蘸取药汁敷在腰部，待水温适宜时，进行全身泡浴。

【方二】

【药材】生麻黄、桂枝、稀莶草各50克，制川乌、木香各15克，羌活、威灵仙、海风藤各100克。

【功效】祛风除湿，活血止痛。

【用法】将生麻黄、桂枝、稀莶草、制川乌、木香、羌活、威灵仙、海风藤加水煮30分钟，趁热用毛巾蘸取药汁敷在腰部，待水温适宜时，进行全身泡浴。

【方三】

【药材】生川乌、生草乌各15克，食盐5克，醋20克。

【功效】适用于寒湿型腰痛。

【用法】将生川乌、生草乌、食盐、醋一起加水煮30分钟，趁热用毛巾蘸取药汁敷在腰部，待水温适宜时，进行全身泡浴。

【方四】

【药材】肉桂、葱头各50克，吴茱萸100克，生姜150克，花椒80克。

【功效】适用于肾虚腰痛。

【用法】将肉桂、葱头、吴茱萸、生姜、花椒一起加水煮30分钟，趁热用毛巾蘸取药汁敷在腰部，待水温适宜时，进行全身泡浴。

【方五】

【药材】桑寄生、当归各20克，杜仲、狗脊、川断各10克，白花蛇9克，木香各15克，延胡索、乳香、没药各12克、白酒500毫升、梧桐花9克。

【功效】适用于外伤性腰痛、腰肌劳损及风寒湿痹所致的腰痛。

【用法】将全部药材加水煮30分钟，趁热用毛巾蘸取药汁敷在腰部，待水温适宜时，进行全身泡浴。

【方六】

【药材】广木香、川椒、大茴香(炒)、补骨脂、升麻、肉桂各30克，黑附子、生姜各15克。

【功效】适用于寒湿型腰痛。

【用法】将全部药材加水煮30分钟，趁热用毛巾蘸取药汁敷在腰部，待水温适宜时，进行全身泡浴。

【方七】

【药材】独活、丹皮各6克，秦艽、防己、木瓜、赤芍、桑枝各10克，木香3克。

【功效】舒筋活血，祛风除湿。

【用法】将全部药材加水煮30分钟，趁热用毛巾蘸取药汁敷在腰部，待水温适宜时，进行全身泡浴。

【方八】

【药材】荆芥10克，防风6克，秦艽、丁香、肉桂、胡椒各15克，乳香、没药各9克，白酒500毫升。

【功效】适用于急慢性腰扭伤、慢性腰劳损。

【用法】将全部药材加水煮30分钟，趁热用毛巾蘸取药汁敷在腰部，待水温适宜时，进行全身泡浴。

腰痛方剂部分药材图谱

吴茱萸	黑附子	肉桂	干姜	川芎	苍术	羌活
土元	细辛	红花	皂角	川椒	麻黄	桂枝
冰片	木香	威灵仙	海风藤	川乌	草乌	食盐
独活	花椒	桑寄生	当归	杜仲		

腹泻

【病因病机】腹泻一般是指每天大便次数增加或排便次数频繁，粪便稀薄或含有黏液脓血，或者还含有不消化的食物等。一般将腹泻分为急性腹泻与慢性腹泻两类，前者是指腹泻呈急性发病，历时短暂，而后者一般是指腹泻超过2个月者。中医学认为，腹泻由脾胃功能失调，以及外感毒邪，饮食内伤，脾胃虚寒，肾阳虚不能助脾胃运化等导致。治疗的常用方剂有以下几种：

【方一】

【药材】党参、茯苓、白术、甘草各15克，半夏、陈皮、生姜各10克，大枣4枚。

【功效】健脾止泻。适用于脾胃虚弱，消化不良，腹痛便溏。

【用法】将党参、茯苓、白术、甘草、半夏、陈皮、生姜一起加水煮30分钟，待水温适宜时进行全身泡浴。

【方二】

【药材】补骨脂15克，肉豆蔻、五味子各10克，吴茱萸20克。

【功效】温肾暖脾，涩肠止泻。

【用法】将补骨脂、肉豆蔻、五味子、吴茱萸全部药材一起加水煮30分钟，待水温适宜时进行全身泡浴。

【方三】

【药材】附子、党参、白术各15克，干姜、甘草各20克。

【功效】温中健脾。适用于脾胃虚寒，脘腹冷痛，呕吐泄泻。

【用法】将附子、党参、白术、干姜、甘草全部药材一起加水煮，40分钟后浸泡双足30～40分钟为佳。

【方四】

【药材】生姜20克，梧桐叶30克。

【功效】适用于腹泻引起的肠炎、肠结核。

【用法】将生姜、梧桐叶全部药材一起加水煮，40分钟后浸泡双足30～40分钟为佳。

【方五】

【药材】葛根20克，黄芩、黄连各15克，炙甘草9克。

【功效】解肌，清热，止泻，止痢。

【用法】将葛根、黄芩、黄连、炙甘草全部药材一起加水煮30分钟，待水温适宜时进行全身泡浴。

【方六】

【药材】生姜10克，车前草、高粱壳各50克。

【功效】适用于脾胃虚弱引起的腹泻。

【用法】将生姜、车前草、高粱壳全部药材一起加水煮，40分钟后浸泡双足30~40分钟为佳。

【方七】

【药材】黄连20克，木香15克。

【功效】清化湿热，行气止痛。

【用法】将黄连、木香全部药材一起加水煮30分钟，待水温适宜时进行全身泡浴。

【方八】

【药材】炒陈皮15克，炒白术、炒芍药各18克，防风9克。

【功效】适用于大便溏泻。

【用法】将炒陈皮、炒白术、炒芍药、防风全部药材一起加水煮30分钟，待水温适宜时进行全身泡浴。

腹泻方剂部分药材图谱

 党参
 茯苓
 白术
 甘草
半夏
陈皮

 肉豆蔻
 五味子
 吴茱萸
 附子
干姜
 梧桐叶

葛根
 黄芩
 黄连
 炙甘草
车前草
  生姜

 芍药
 防风
 大枣
 补骨脂
 木香

腹痛

【病因病机】腹痛是指由于各种原因引起的腹腔内外脏器的病变所致的疼痛。腹痛可分为急性与慢性两类。腹痛病因极为复杂，包括炎症、肿瘤、出血、梗阻、穿孔、创伤及功能障碍等。腹痛多由腹内组织或器官受到某种强烈刺激或损伤所致，也可由胸部疾病及全身性疾病所致。根据疼痛性质又分为内脏性腹痛，体神经性腹痛，牵扯痛。治疗的常用方剂有以下几种：

【方一】
【药材】吴茱萸、杜仲、蛇床子、五味子、陈皮各50克，木香、丁香各25克。
【功效】适用于虚冷、脐腹疼痛。
【用法】将吴茱萸、杜仲、蛇床子、五味子、陈皮、木香、丁香全部药材一起加水煮30分钟，趁热熏洗腹部，待水温适宜时进行全身泡浴。

【方二】
【药材】陈皮30克，枳实、木香各15克。
【功效】适用于气滞腹痛，胀闷不舒。
【用法】将陈皮、枳实、木香全部药材一起加水煮30分钟，待水温适宜时可进入池内浸泡20分钟，每日1次。

【方三】
【药材】莱菔子120克，生姜60克，葱150克（连须根），白酒1杯。
【功效】适用于气滞腹痛，虚寒腹痛。
【用法】将莱菔子、生姜、葱、白酒全部加水煮30分钟，趁热熏洗腹部，待水温适宜时进行全身泡浴。

腹痛方剂部分药材图谱

| 吴茱萸 | 杜仲 | 蛇床子 | 五味子 | 木香 |
| 莱菔子 | 生姜 | 枳实 | 丁香 | 陈皮 |

便秘

【病因病机】便秘是指排便频率减少（一周内大便次数少于 2 ～ 3 次，或者 2 ～ 3 天才大便 1 次），粪便量少且干结时称为便秘。便秘的主要表现是大便次数减少，间隔时间延长，粪质干燥，排出困难，可伴有腹胀，腹痛，食欲减退，嗳气反胃等症状。便秘与饮食量少且精细，进食粗纤维食物少，作息不规律，生活压力大，肠道发生病变，内分泌紊乱等，都会引起便秘。治疗的常用方剂有以下几种：

【方一】

【药材】艾叶 500 克，麻黄 50 克。

【功效】泻火通便。

【用法】将艾叶、麻黄全部药材一起加水煮 30 分钟，倒入盆中，坐浴，药液须过肚脐，每次 20 分钟。并可用药渣热敷肚脐及脐周。每日 1 ～ 2 次。

【方二】

【药材】大黄 20 克，槐花 50 克。

【功效】泻火通便，适用于老年便秘。

【用法】将大黄、槐花全部药材一起加水煮 30 分钟，倒入盆中，坐浴，药液须过肚脐，每次 20 分钟。并可用药渣热敷肚脐及脐周。每日 1 ～ 2 次。

【方三】

【药材】厚朴 15 克，藿香、苏子各 12 克，大黄 5 克。

【功效】泻火通便。

【用法】将厚朴、藿香、苏子、大黄全部药材一起加水煮 30 分钟，倒入盆中，坐浴，药液须没过肚脐，每次 20 分钟。并可用药渣热敷肚脐及脐周。每日 1 ～ 2 次。

便秘方剂部分药材图谱

| 艾叶 | 麻黄 | 槐花 | 厚朴 | 苏子 | 藿香 |

痢疾

【病因病机】痢疾是指因感染痢疾杆菌引起的，有传染性，以腹痛、腹泻，里急后重感，大便下脓血，发热，甚至出现全身中毒症状为主要表现的疾病。多发于夏秋季节，冬春两季也可见到。现代医学认为，本病主要通过病人或带菌者的粪便污染水、食物污染，苍蝇传播于食物所致。临床可分急性和慢性菌痢两类。病程超过2个月者为慢性细菌性痢疾，药浴常用于治疗慢性细菌性痢疾。治疗的常用方剂有以下几种：

〔方一〕

【药材】乌梅350克。

【功效】适用于噤口痢、休息痢。

【用法】将乌梅加水煮30分钟，趁热熏洗肛门处，待药液温度适宜时，用药液冲洗肛门。每日1次，5日为1个疗程。

〔方二〕

【药材】黄芪、防风、枳壳各50克。

【功效】适用于虚寒痢、寒湿痢。

【用法】将黄芪、防风、枳壳全部药材一起加水煮30分钟，趁热熏洗肛门处，待药液温度适宜时，用药液冲洗肛门。每日1次，连用3～5天即可见效。

〔方三〕

【药材】吴茱萸50克。

【功效】适用于湿热型痢疾。

【用法】将吴茱萸加水煮30分钟，待水温适宜时进行全身泡浴，每日2次。

痢疾方剂部分药材图谱

| 乌梅 | 黄芪 | 防风 | 枳壳 | 吴茱萸 |

胃痛

【病因病机】胃痛又称"胃脘痛"，由于脾胃受损，气血不调所引起胃脘部疼痛的一种病症。多见急慢性胃炎，胃、十二指肠溃疡病，胃神经官能症；也见于胃黏膜脱垂，胃下垂，胰腺炎，胆囊炎及胆石症等病。胃痛发生的常见原因有寒邪客胃、饮食伤胃、肝气犯胃和脾胃虚弱等。治疗的常用方剂有以下几种：

【方一】

【药材】鲜姜30克，香附15克。

【功效】适用于阴虚胃痛。

【用法】将鲜姜、香附全部药材一起加水煮30分钟，趁热用毛巾蘸取药汁擦洗胃脘部，每次15分钟，每日2次。

【方二】

【药材】干姜、肉桂各30克，香附、良姜各50克。

【功效】适用于寒凝、气滞和脾胃虚寒型胃痛。

【用法】将干姜、肉桂、香附、良姜全部药材一起加水煮，40分钟后浸泡双足30～40分钟，每日2次。

【方三】

【药材】艾叶200克。

【功效】适用于寒凝气滞引起的胃脘冷痛、呕吐清水痰涎、畏寒喜暖。

【用法】将全部药材加水煮30分钟，趁热用毛巾蘸取药汁擦洗胃脘部，每次15分钟，每日2次。

胃痛方剂部分药材图谱

鲜姜　　香附　　干姜　　肉桂　　良姜　　艾叶

哮喘

【病因病机】哮喘的全称是支气管哮喘，属于一种慢性气道炎症性疾病，可能为变态反应、慢性炎症、遗传、呼吸道病毒感染所致。其特点是气道可逆性狭窄并导致呼吸困难。哮喘患者的常见症状是发作性的喘息、气急、胸闷或咳嗽等症状，少数患者还可能以胸痛为主要表现。哮喘发病的危险因素包括宿主因素（遗传因素）和环境因素两个方面，比如一些患者对螨虫、花粉或者坚果、海鲜过敏而诱发哮喘。治疗的常用方剂有以下几种：

【方一】

【药材】麻黄、制附子、细辛各10克，川椒目20克。

【功效】适用于哮喘。

【用法】将麻黄、制附子、细辛、川椒目全部药材一起加水煮，40分钟后浸泡双足30～40分钟。

【方二】

【药材】麻黄、半夏、杏仁各20克，桂枝、甘草各10克，细辛6克，辛夷15克，生姜4片。

【功效】适用于哮喘急性期(哮喘发作期)。

【用法】将麻黄、半夏、杏仁、桂枝、甘草、细辛全部药材加水煮，40分钟后浸泡双足30～40分钟。

【方三】

【药材】党参20克，白茯苓、陈皮、炙甘草、炙黄芪、麦门冬、熟地、枸杞子各25克，北杜仲、当归、川牛膝各15克，乌枣5枚。

【功效】适用于哮喘慢性期(哮喘缓解期)。

【用法】将党参、白茯苓、陈皮、炙甘草、炙黄芪、麦门冬、熟地、枸杞子、北杜仲、当归、川牛膝、乌枣全部药材加水煮，40分钟后浸泡双足30～40分钟。

【方四】

【药材】鱼腥草50克，紫苏子30克，五味子20克，地龙25克，沉香10克，鸡蛋1个。

【功效】清肺平喘。适用于痰热型哮喘的治疗。

【用法】将全部药材加水煮30分钟，取出鸡蛋食用，以药液药浴双足，每晚1次，10次为1个疗程。

【方五】

【药材】麻黄、白芍、半夏各20克，桂枝10克，细辛、甘草各6克，五味子12克，生姜4片。

【功效】温肺平喘。适用于寒性哮喘发作。

【用法】将全部药材加水煮30分钟，趁热用毛巾蘸取药液敷于前胸和后背部，每次15分钟，每日3次。

【方六】

【药材】胡椒子7粒，桃仁10粒，杏仁5粒，栀子仁10克。

【功效】止咳祛痰平喘。适用于哮喘久咳痰多者。

【用法】将胡椒子、桃仁、杏仁、栀子仁全部药材一起加水煮，40分钟后浸泡双足30～40分钟，每日2次。

【方七】

【药材】半夏、苍术、麻黄各20克。

【功效】祛邪降逆、止咳平喘。适用于以咳嗽为主的哮喘。

【用法】将半夏、苍术、麻黄全部药材一起加水煮30分钟，取药液趁热熏洗洗胸部、背部，每次10～15分钟，每日2次。

【方八】

【药材】荆芥、陈皮各10克，紫菀、白前、百部各20克，桔梗15克，甘草6克。

【功效】止咳化痰。适用于以咳嗽为主的哮喘。

【用法】将全部药材加水煮30分钟，取药液倒入有嘴壶中，盖住壶口，将壶嘴对准患者口鼻反复吸入蒸汽，待水温适宜时，将药液倒入浴盆中加入热水进行全身泡浴，每日2次，每日1剂。

哮喘方剂部分药材图谱

麻黄	制附子	细辛	川椒	杏仁	桂枝
紫苏子	生姜	白茯苓	炙甘草	炙黄芪	麦门冬
地龙	沉香	白芍	半夏	甘草	五味子
熟地	枸杞子	北杜仲	当归	川牛膝	

失眠

【病因病机】失眠是因无法入睡或无法保持睡眠状态，导致睡眠不足。主要表现为睡眠时间、深度的不足以致不能消除疲劳、恢复体力与精力。轻者入睡困难，或寐而不酣，时寐时醒，或醒后不能再寐，重者彻夜不寐。治疗原则应在补虚泻实，调整脏腑气血阴阳的基础上辅以安神定志。药浴是治疗失眠的一种非常特殊的疗法，可以安神益气。常用方剂有以下几种：

【方一】

【药材】磁石、生地、夜交藤、酸枣仁、柏子仁各30克，菊花、黄芩各15克，合欢皮、当归各20克。

【功效】适用于失眠不寐。

【用法】将磁石、生地、夜交藤、酸枣仁、柏子仁、菊花、黄芩、合欢皮、当归全部药材加水煮，40分钟后浸泡双足30～40分钟；或者进行全身泡浴。

【方二】

【药材】党参15克，去心麦冬9克，五味子6克，夜交藤、龙齿各30克。

【功效】适用于失眠不寐。

【用法】将党参、去心麦冬、五味子、夜交藤、龙齿全部药材加水煮，40分钟后浸泡双足30～40分钟；或者进行全身泡浴。

【方三】

【药材】磁石、酸枣仁、柏子仁各30克，朱砂10克，当归、知母各20克。

【功效】适用于失眠不寐。

【用法】将磁石、酸枣仁、柏子仁、朱砂、当归、知母全部药材加水煮，40分钟后浸泡双足30～40分钟。

【方四】

【药材】柴胡、木香各9克，白芍、丹参各12克，檀香、五味子各6克，玉竹、熟枣仁各20克，夜交藤、生龙骨、牡蛎各30克。

【功效】适用于肝气不舒、心神失养所致失眠。

【用法】将柴胡、木香各9克，白芍、丹参等药材加水煮，40分钟后浸泡双足30～40分钟。

【方五】

【药材】茯苓15克，茯神、石菖蒲各12克，远志、人参各10克，龙齿6克。

【功效】益气镇惊，安神定志。适用于心胆气虚所致的失眠。

【用法】将全部药材加水煮，40分钟后浸泡双足30～40分钟；或者进行全身泡浴。

【方六】

【药材】夏枯草30克，桑枝、桂枝、白芍各20克。

【功效】适用于失眠不寐。

【用法】将夏枯草、桑枝、桂枝、白芍全部药材一起加水煮，40分钟后浸泡双足30～40分钟为佳。

【方七】

【药材】黄连12克，朱砂15克，生地黄、当归各10克，炙甘草6克，细辛3克。

【功效】清心、育阴、安神。适用于心肾不交所致的失眠。

【用法】将黄连、朱砂、生地黄、当归、炙甘草、细辛全部药材一起加水煮，40分钟后浸泡双足30～40分钟为佳。

【方八】

【药材】茯神、陈皮各10克，山楂、半夏各9克，茯苓12克，连翘6克，莱菔子15克。

【功效】健脾和胃，化滞消食。适用于胃气不和所致的失眠。

【用法】将全部药材加水煮，40分钟后浸泡双足30～40分钟；或者进行全身泡浴。

失眠方剂部分药材图谱

磁石　夜交藤　酸枣仁　柏子仁　菊花　黄芩　合欢皮　当归

党参　麦冬　五味子　龙齿　朱砂　玉竹　知母　柴胡

木香　白芍　丹参　檀香　陈皮　夏枯草　生龙骨　牡蛎

茯神　石菖蒲　人参　远志　连翘

水肿

【病因病机】水肿是指血管外的组织间隙中有过多的体液积聚，为临床常见病症之一。中医学认为，水肿是全身气化功能障碍的一种表现，与肺、脾、肾、三焦各脏腑密切相关。主要发病原因是风邪袭表、疮毒内犯、外感水湿、饮食不节等。治疗的常用方剂有以下几种：

【方一】

【药材】麻黄、车前子各33克，石膏、白茅根各66克，甘草5克，生大黄16克。

【功效】清热宣肺，通腑利尿。适用于阳水。（所谓阳水，是指外邪犯肺，致肺气不宣，不能通调水道，以水溢肌肤而为恶风水肿的"风水"。）

【用法】将全部药材加水煮30分钟，待药汤温度为40℃时浴身，令汗出。每天1次，每次30分钟左右。

【方二】

【药材】连翘、杏仁各9克，赤小豆30克，大枣12枚，桑白皮10克，生姜、甘草、麻黄各6克。

【功效】疏风、清热、利湿、解毒。适用于湿热蕴结所致之水肿。

【用法】将连翘、杏仁、赤小豆、大枣、桑白皮、生姜、甘草、麻黄全部药材加水煮30分钟，待药汤温度为40℃时浴身，令汗出。每天1次，每次30分钟左右。

【方三】

【药材】枳壳、陈皮各7克，厚朴、大腹皮各5克，白芥子、莱菔子各4克，泽泻、茯苓连皮各10克。

【功效】理气宽中，消食导滞。适用于通身肿胀。

【用法】将全部药材加水煮30分钟，待药汤温度为40℃时浴身，令汗出。每天1次，每次30分钟左右。

【方四】

【药材】茯苓皮50克，猪苓16克，白术、苍术、泽泻各12克，大腹皮20克。

【功效】健脾利水。适用于全身水肿以四肢较重，且皮肤有光泽，手按肿处凹陷易起。

【用法】将全部药材加水煮30分钟，待药汤温度为40℃时浴身，令汗出。每天1次，每次30分钟左右。

【方五】

【药材】附子、芍药各12克，白术21克，茯苓32克，肉桂4克，大腹皮16克。

【功效】温肾利水。适用于全身水肿。

【用法】将全部药材加水煮30分钟，待药汤温度为40℃时浴身，令汗出。每天1次，每次30分钟左右。

【方六】

【药材】防己、白术、茯苓、大腹皮各20克，黄芪32克，薏苡仁50克。

【功效】益气利水。适用于全身高度水肿，且常有腹水者。

【用法】将防己、白术、茯苓、大腹皮、黄芪、薏苡仁全部药材一起加水煮30分钟，待药汤温度为40℃时浴身，令汗出。每天1次，每次30分钟左右。

【方七】

【药材】橘皮10克，滑石13克，赤茯苓5克，木香、槟榔、猪苓、泽泻、白术各4克，肉桂2克，生姜5片。

【功效】清利湿热，健脾理气。适用于水肿。

【用法】将全部药材加水煮30分钟，待药汤温度为40℃时浴身，令汗出。每天1次，每次30分钟左右。

【方八】

【药材】黄芪15克，白术、防风各10克，甘草9克。

【功效】健脾利水。

【用法】将黄芪、白术、防风、甘草全部药材一起加水煮30分钟，待药汤温度为40℃时浴身，令汗出。每天1次，每次30分钟左右。

水肿方剂部分药材图谱

麻黄　车前子　石膏　白茅根　甘草　连翘　杏仁　赤小豆

大枣　桑白皮　生姜　黄芪　枳壳　陈皮　厚朴　大腹皮

白芥子　莱菔子　泽泻　茯苓　猪苓　苍术　木香　附子

芍药　白术　肉桂　防己　薏苡仁　橘皮　滑石

痛风

【病因病机】痛风是由单钠尿酸盐沉积所致的晶体相关性关节病，与嘌呤代谢紊乱和（或）尿酸排泄减少所致的高尿酸血症直接相关，特指急性特征性关节炎和慢性痛风石疾病，主要包括急性发作性关节炎、痛风石形成、痛风石性慢性关节炎、尿酸盐肾病和尿酸性尿路结石，重者可出现关节残疾和肾功能不全。治疗的常用方剂有以下几种：

【方一】

【药材】薏苡仁50克，百合35克，芦根25克。

【功效】适用于痛风。

【用法】将薏苡仁、百合、芦根全部药材一起加水煮30分钟，待水温适宜时进行全身泡浴。

【方二】

【药材】马钱子、生半夏、艾叶各20克，红花15克，王不留行40克，大黄、海桐皮各30克，葱须3根。

【功效】适用于痛风。

【用法】将马钱子、生半夏、艾叶、红花、王不留行、大黄、海桐皮、葱须全部药材一起加水煮30分钟，趁热洗浴患处。

【方三】

【药材】黄柏、威灵仙、陈皮、羌活各6克，苍术、甘草各10克，芍药3克。

【功效】适用于痛风。

【用法】将黄柏、威灵仙、陈皮、羌活、苍术、甘草、芍药全部药材一起加水煮30分钟，趁热洗浴患处。

【方四】

【药材】桑枝、槐枝、椿树枝、桃枝、柳枝各30克。

【功效】适用于痛风。

【用法】将桑枝、槐枝、椿树枝、桃枝、柳枝全部药材一起加水煮30分钟，趁热洗浴患处。

【方五】

【药材】红花、白芷、防风各15克，威灵仙10克。

【功效】适用于痛风。

【用法】将红花、白芷、防风、威灵仙全部药材一起加水煮30分钟，趁热洗浴患处。

【方六】

【药材】党参、茯苓、白术各5克，枸杞子、何首乌、厚朴、女贞子各15克。

【功效】适用于痛风。

【用法】将党参、茯苓、白术、枸杞子、何首乌、厚朴、女贞子全部药材一起加水煮30分钟，趁热洗浴患处。

【方七】

【药材】山慈菇30克。

【功效】适用于痛风。

【用法】将全部药材加水煮30分钟，趁热洗浴患处。

【方八】

【药材】珍珠莲根（或藤）、钻地风根、毛竹根、牛膝各60克，丹参100克。

【功效】适用于痛风。

【用法】将珍珠莲根（或藤）、钻地风根、毛竹根、牛膝、丹参全部药材加水煮30分钟，趁热洗浴患处。

痛风方剂部分药材图谱

薏苡仁	芦根	马钱子	生半夏	红花	王不留行	大黄
海桐	黄柏	威灵仙	陈皮	苍术	甘草	芍药
桑枝	百合	柳枝	艾叶	白芷	防风	山慈菇
党参	茯苓	白术	枸杞子	何首乌	女贞子	

脑卒中

【病因病机】中医学认为，脑卒中为"中风"。"中"为打击之意，又为矢石之中；"风"善行而数变，又如暴风疾至。现代医学认为，脑卒中是由于脑部供血液受阻而迅速发展的脑功能损失。症状通常表现为：突然晕倒、不省人事、伴口角歪斜、语言不利、半身不遂。脑卒中可分为两大类：脑缺血性和脑出血性。脑缺血是由于血液供应中断，而脑出血是由于脑血管破裂或不正常的血管结构。治疗的常用方剂有以下几种：

【方一】

【药材】白附子、远志、天麻、羌活、南星各10克，石菖蒲12克，全蝎15克，木香6克，甘草5克。

【功效】祛风豁痰，宜通窍络。适用于中风后遗症而以语言不利为主者。

【用法】将全部药材加水煮30分钟，待水温适宜时进行全身泡浴；或者用50℃药液擦洗患处3～4次。

【方二】

【药材】白附子15克，僵蚕、全蝎各10克。

【功效】祛风、除痰、通络。适用于中风后遗症以口眼歪斜为主者。

【用法】将白附子、僵蚕、全蝎全部药材加水煮30分钟，待水温适宜时进行全身泡浴；或者用50℃药液擦洗患处3～4次。

【方三】

【药材】当归尾12克，川芎、黄芪、桃仁、赤芍、红花各10克，地龙15克。

【功效】益气养血祛瘀通络。适用于半身不遂。

【用法】将全部药材加水煮30分钟，待水温适宜时进行全身泡浴；或者用50℃药液擦洗患处3～4次。

中风方剂部分药材图谱

| 远志 | 天麻 | 羌活 | 天南星 | 石菖蒲 | 全蝎 | 木香 | 甘草 |

| 僵蚕 | 当归尾 | 川芎 | 黄芪 | 桃仁 | 赤芍 | 红花 | 地龙 |

外科和皮肤科疾病药浴法

颈椎病

【病因病机】颈椎病是由于颈椎间盘退行性病变、颈椎骨质增生所引起的一系列临床症状的综合征，是脊椎病的一种。临床常表现为颈、肩臂、肩胛、背部及胸前区疼痛，臂手麻木，肌肉萎缩，甚至四肢瘫痪。主要与不良姿势，长期处在寒冷、潮湿的环境里，或者慢性劳损有关。治疗的常用方剂有以下几种：

【方一】

【药材】伸筋草、五加皮、制乳香、制没药各12克，秦艽、当归、红花、土鳖虫、路路通、骨碎补、桑枝、桂枝、川乌各9克。

【功效】活血化瘀、舒筋活络、温经止痛。

【用法】将全部药材加水煮30分钟，趁热用毛巾蘸取药汁敷在颈椎处，待水温适宜时，进行全身泡浴。

【方二】

【药材】独活、秦艽、防风、艾叶、透骨草、刘寄奴、苏木、赤芍、红花、甲珠、灵仙、乌梅、木瓜各9克。

【功效】活血化瘀。适用于颈椎病。

【用法】将全部药材加水煮30分钟，趁热用毛巾蘸取药汁敷在颈椎处，待水温适宜时，进行全身泡浴。

【方三】

【药材】陈醋500毫升，川椒、生山楂、五味子各25克，赤芍、红花各15克，生川乌、生草乌、甘遂、芫花各10克，透骨草、苍术各20克。

【功效】软坚散结、祛瘀止痛、舒筋活络、除湿散寒。

【用法】将全部药材加水煮30分钟，趁热用毛巾蘸取药汁敷在颈椎处，待水温适宜时，进行全身泡浴。

颈椎病方剂部分药材图谱

伸筋草　五加皮　制乳香　制没药　秦艽　当归　红花　川椒　路路通

骨碎补　桑枝　桂枝　川乌　独活　防风　艾叶　透骨草　苏木

前列腺炎

【病因病机】前列腺炎指发生于前列腺组织的炎症。临床表现为：会阴、生殖器疼痛不适；尿道症状为排尿时有烧灼感、尿急、尿频、排尿疼痛，可伴有排尿终末血尿或尿道脓性分泌物；急性感染可伴有恶寒、发热、乏力等全身症状。前列腺炎是多种复杂原因和诱因引起的。治疗的常用方剂有以下几种：

【方一】

【药材】金银花60克，野菊花30克，生甘草20克。

【功效】适用于前列腺炎。

【用法】将金银花、野菊花、生甘草全部药材加水煮30分钟，趁热清洗阴部，待水温适宜时进行坐浴，每天1次，1周为1个疗程。

【方二】

【药材】黄柏、野菊花、鱼腥草、紫草、白花蛇舌草各15克，丹参、赤芍各10克。

【功效】清热利湿、活血化瘀。适用于前列腺炎。

【用法】将黄柏、野菊花、鱼腥草、紫草、白花蛇舌草、丹参、赤芍全部药材加水煮30分钟，趁热清洗阴部，待水温适宜时进行坐浴，每天1次，1周为1个疗程。

【方三】

【药材】野菊花、苦参、马齿苋、败酱草各30克，延胡索15克，当归12克，槟榔10克。

【功效】清热燥湿、活血解毒。适用于前列腺炎。

【用法】将野菊花、苦参、马齿苋、败酱草、延胡索、当归、槟榔全部药材加水煮30分钟，趁热清洗阴部，待水温适宜时进行坐浴，每天1次，1周为1个疗程。

【方四】

【药材】丹参、泽兰、乳香、赤芍、王不留行、川楝子各9克，桃仁6克，败酱草15克，蒲公英30克。

【功效】适用于慢性前列腺炎。

【用法】将全部药材加水煮30分钟，趁热清洗阴部，待水温适宜时进行坐浴，每天1次，1周为1个疗程。

【方五】

【药材】红花9克，银花15克，蒲公英、车前草各30克，粉草薢10克。

【功效】适用于前列腺炎。

【用法】将红花、银花、蒲公英、车前草、粉草薢全部药材加水煮30分钟，趁热清洗阴部，待水温适宜时进行坐浴，每天1次，1周为1个疗程。

【方六】

【药材】龙胆草、黑山栀、黄芩、草薢、黄柏、生地、土茯苓、车前草各12克。

【功效】适用于前列腺炎。

【用法】将全部药材加水煮30分钟，趁热清洗阴部，待水温适宜时进行坐浴，每天1次，1周为1个疗程。

【方七】

【药材】白芷、草薢各30克，甘草5克。

【功效】适用于前列腺炎。

【用法】将白芷、草薢、甘草全部药材加水煮30分钟，趁热清洗阴部，待水温适宜时进行坐浴，每天1次，1周为1个疗程。

前列腺炎方剂部分药材图谱

金银花	野菊花	生甘草	鱼腥草	紫草	白花蛇舌草
苦参	马齿苋	败酱草	延胡索	当归	槟榔
泽兰	乳香	川楝子	桃仁	赤芍	王不留行
黄柏	黑山栀	龙胆草	车前草	蒲公英	银花
丹参	茯苓	红花	黄芩	生地	白芷

阴囊肿胀

【病因病机】阴囊肿胀是指阴囊皮肤及其内含物(鞘膜睾丸、附睾和精索)有病变，或腹腔内容物(腹水，内脏)等下降进入阴囊，致使阴囊体积增大。按照引起阴囊肿大的病变可分为三大类：阴囊壁病变、阴囊内含物的病变、腹腔内容物进入阴囊。治疗的常用方剂有以下几种：

【方一】

【药材】橘核、木香、枳实、厚朴、川楝子、桃仁、延胡索各10克，木通6克，生地、玄参、菊花、蒲公英、昆布、海藻各15克，鹿含草30克。

【功效】行气活血，散结。

【用法】将全部药材加水煮30分钟，趁热清洗阴部，待水温适宜时进行坐浴，每天1次，1周为1个疗程。

【方二】

【药材】柴胡、当归、桃仁、穿山甲各10克，红花、大黄各8克，天花粉15克，蒲公英、金银花各20克。

【功效】活血化瘀，止痛。

【用法】将全部药材加水煮30分钟，趁热清洗阴部，待水温适宜时进行坐浴，每天1次，1周为1个疗程。

【方三】

【药材】黄芩、栀子、木通、车前子(包煎)、泽泻、当归、生地各10克，柴胡6克，甘草12克，龙胆草15克，金银花、川楝子各20克。

【功效】清利湿热，解毒消痈。

【用法】将全部药材加水煮30分钟，趁热清洗阴部，待水温适宜时进行坐浴，每天1次，1周为1个疗程。

阴囊肿胀方剂部分药材图谱

木香　枳实　厚朴　川楝子　柴胡　桃仁　延胡索　木通

龙胆草　当归　海藻　昆布　蒲公英　菊花　玄参　生地

尿路结石

【病因病机】尿路结石症是泌尿系统各部位结石病的总称，是泌尿系统的常见病。根据结石所在部位的不同，分为肾结石、输尿管结石、膀胱结石、尿道结石。其典型临床表现可见腰腹部绞痛、血尿，或伴有尿频、尿急、尿痛等泌尿系统梗阻和感染的症状。本病的形成与环境因素、全身性病变及泌尿系统疾病有密切关系。治疗的常用方剂有以下几种：

【方一】

【药材】玉米须、金钱草各50克，海金沙30克，车前草60克。

【功效】适用于尿路结石。

【用法】将玉米须、金钱草、海金沙、车前草全部药材加水煮30分钟，趁热熏洗腹部和生殖器，待水温适宜时进行坐浴15分钟。

【方二】

【药材】地榆100克，玉米须50克。

【功效】适用于尿路结石。

【用法】将地榆、玉米须全部药材加水煮30分钟，趁热熏洗腹部和生殖器，待水温适宜时进行坐浴15分钟。

【方三】

【药材】玉米须30克，白茅根120克。

【功效】清热，利尿，排石。

【用法】将玉米须、白茅根全部药材加水煮30分钟，趁热熏洗腹部和生殖器，待水温适宜时进行坐浴15分钟。

尿石症方剂部分药材图谱

| 玉米须 | 金钱草 | 海金沙 | 车前草 | 地榆 | 白茅根 |

冻伤

【病因病机】冻伤是一种由寒冷所致的末梢部位局限性、炎症性皮肤病，是一种冬季常见病，以暴露部位出现充血性水肿红斑，温度增高时皮肤瘙痒为特征，严重者可能会出现患处皮肤糜烂、溃疡等现象。治疗的常用方剂有以下几种：

【方一】

【药材】桂枝 50 克，红花、附子、荆芥、紫苏叶各 20 克。

【功效】祛风散寒、温经通络。适用于手足部暗红肿胀、瘙痒疼痛者。

【用法】将桂枝、全部药材加水煮 30 分钟，趁热熏洗患处，待水温适宜时进行全身泡浴。每日 2 次，每次 25 分钟。

【方二】

【药材】当归、木通、白藓皮、花椒各 30 克，桂枝、赤芍各 60 克，干姜 150 克，杜仲、刘寄奴各 50 克。

【功效】活血化瘀、消肿止痛。适用于无溃疡冻疮、脉管炎、动脉硬化症。

【用法】将全部药材加水煮 30 分钟，趁热熏洗患处，待水温适宜时进行全身泡浴。每日 2 次，每次 25 分钟。

【方三】

【药材】甘草、芫花各 15 克。

【功效】消肿止痛。适用于冻疮。

【用法】将甘草、芫花全部药材加水煮 30 分钟，趁热熏洗患处，待水温适宜时进行全身泡浴。每日 2 次，每次 25 分钟。

【方四】

【药材】甘草、麦芽各 12 克，桂皮、艾叶各 15 克，花椒 5 克，樟脑 3 克。

【功效】温经散寒、通经活络。适用于冻疮初起未溃者。

【用法】将甘草、麦芽、桂皮、艾叶、花椒、樟脑全部药材加水煮 30 分钟，趁热熏洗患处，待水温适宜时进行全身泡浴。每日 2 次，每次 25 分钟。

【方五】

【药材】大枣 15 克，当归 12 克，桂枝、白芍各 10 克，木通 3 克，甘草 6 克。

【功效】适用于各类冻伤。

【用法】将大枣、当归、桂枝、白芍、木通、甘草全部药材加水煮 30 分钟，趁热熏洗患处，待水温适宜时进行全身泡浴。每日 2 次，每次 25 分钟。

【方六】

【药材】桂枝 30 克，防风 20 克，白芷、川芎各 12 克，川椒、苍术各 15 克，吴茱萸 10 克。

【功效】温经散寒、消肿止痛。适用于冻疮。

【用法】将全部药材加水煮 30 分钟，趁热熏洗患处，待水温适宜时进行全身泡浴。每日 2 次，每次 25 分钟。

【方七】

【药材】冬瓜皮、茄秧、茄根各 30 克，蕲艾 15 克，桂皮 10 克。

【功效】适用于冻疮。

【用法】将冬瓜皮、茄秧、茄根、蕲艾、桂皮全部药材加水煮 30 分钟，趁热熏洗患处，待水温适宜时进行全身泡浴。每日 2 次，每次 25 分钟。

【方八】

【药材】冬瓜皮、茄根各 20 克。

【功效】利水消肿，通经活络。

【用法】将冬瓜皮、茄根全部药材加水煮 30 分钟，趁热熏洗患处，待水温适宜时进行全身泡浴。每日 2 次，每次 25 分钟。

冻伤方剂部分药材图谱

红花	附子	荆芥	紫苏叶	当归	花椒
蕲艾	赤芍	干姜	杜仲	刘寄奴	桂皮
艾叶	大枣	桂枝	白芍	木通	防风
白芷	川芎	川椒	苍术	吴茱萸	冬瓜皮

体臭

【病因病机】体臭通常表现为汗臭味及其他异味。体臭其实主要来源于汗液，汗味实际上来源于只占汗水0.8%的一种高级脂肪酸，皮肤上繁殖的一些常见菌类就以这种脂肪酸为食物，将其分解成了散发异味的甲基丁酸等低级脂肪酸。一般来说易引起严重体臭的有：患有严重的消化系统疾病、严重的妇科炎症疾病、过量食用刺激性食物、个人卫生习惯不良等。治疗的常用方剂有以下几种：

【方一】

【药材】艾叶、明矾各20克，食盐200克。

【功效】适用于体臭的治疗。

【用法】将艾叶、明矾、食盐全部药材加水煮30分钟，待水温适宜时进行全身泡浴；或者用50℃药液擦洗腋下3～4次。

【方二】

【药材】桃叶、南瓜叶各50克。

【功效】适用于体臭的治疗。

【用法】将桃叶、南瓜叶全部药材加水煮30分钟，待水温适宜时进行全身泡浴；或者用50℃药液擦洗腋下3～4次。

【方三】

【药材】芙蓉叶、藿香、青蒿各30克。

【功效】适用于体臭的治疗。

【用法】将芙蓉叶、藿香、青蒿全部药材加水煮30分钟，待水温适宜时进行全身泡浴；或者用50℃药液擦洗腋下3～4次。

体臭方剂部分药材图谱

艾叶　　明矾　　食盐　　桃叶　　藿香　　青蒿

烧伤

【病因病机】烧伤一般是指由热力（包括热液、蒸汽、高温气体、火焰、电能、化学物质、放射线、灼热金属液体或固体等）所引起的组织损害。主要是指皮肤或黏膜的损害，严重者也可伤及其下的组织。据统计，每年因意外伤害的死亡人数，烧伤仅次于交通事故，排在第二位。治疗的常用方剂有以下几种：

【方一】

【药材】紫草、地榆、当归各50克，冰片5克。

【功效】适用于各类烧伤。

【用法】将紫草、地榆、当归、冰片全部药材加水煮30分钟，待水温适宜时，用毛巾蘸取药汁敷在患处，或者进行全身泡浴。

【方二】

【药材】南北沙参、生薏苡仁各20克，西洋参15克，石斛、玄参、佛手、生黄芪、生地、丹参各12克，公英、麦冬、玉竹、银花、甘草各10克。

【功效】适用于各类烧伤。

【用法】将全部药材加水煮30分钟，待水温适宜时，用毛巾蘸取药汁敷在患处，或者进行全身泡浴。

【方三】

【药材】水牛角粉10克，生地、玄参、银花、黄连、丹参、麦冬、黄芩、黄柏、山栀子、甘草各15克。

【功效】适用于各类烧伤。

【用法】将全部药材加水煮30分钟，待水温适宜时，用毛巾蘸取药汁敷在患处，或者进行全身泡浴。

烧伤方剂部分药材图谱

紫草	地榆	当归	冰片	南北沙参	黄芩	西洋参	生地
佛手	生黄芪	丹参	山栀子	麦冬	玉竹	甘草	玄参

口腔溃疡

【病因病机】口腔溃疡，又称为"口疮""上火"，是发生在口腔黏膜上的表浅性溃疡，大小可从米粒至黄豆大小、成圆形或卵圆形溃疡面，周围充血，可因刺激性食物引发疼痛，一般1~2个星期可以自愈。口腔溃疡的发生是多种因素综合作用的结果，免疫、遗传和环境是引发的三个主要因素。治疗的常用方剂有以下几种：

【方一】

【药材】金银花30克，蒲黄15克(用纱布包)，薄荷6克，细辛、甘草各3克。

【功效】清热解毒，消肿止痛。

【用法】将全部药材加水煮30分钟，水温适宜时进行含漱，每日次数不限，每次3分钟。

【方二】

【药材】生地、麦冬各15克，连翘10克，栀子9克，黄芩6克，大黄、薄荷、甘草、淡竹叶各3克。

【功效】清热解毒，消肿止痛。用于治疗复发性口腔溃疡。

【用法】将全部药材加水煮30分钟，水温适宜时进行含漱，每日次数不限，每次3分钟。

【方三】

【药材】熟地20克，白芍、当归、知母、丹皮各15克，黄精10克，川芎、黄柏各6克，炙甘草3克。

【功效】滋阴养血，清降虚火。用于治疗复发性口腔溃疡。

【用法】将全部药材加水煮30分钟，水温适宜时进行含漱，每日次数不限，每次3分钟。

口腔溃疡方剂部分药材图谱

| 金银花 | 蒲黄 | 薄荷 | 细辛 | 生地 | 麦冬 | 连翘 | 栀子 |
| 黄芩 | 大黄 | 甘草 | 淡竹叶 | 熟地 | 白芍 | 当归 | 知母 |

咽炎

【病因病机】咽炎是咽部黏膜，黏膜下组织的炎症，常为上呼吸道感染的一部分。依据病程的长短和病理改变性质的不同，分为急性咽炎和慢性咽炎两大类。临床表现为咽部不适、发干、异物感或轻度疼痛、干咳、恶心等。中医认为，咽炎的病变在于咽喉，但其病理形成与肺、肝、胃、肾有密切关系。治疗的常用方剂有以下几种：

【方一】
【药材】沙参 15 克，生白芍 12 克，金银花 9 克，生甘草 5 克。
【功效】适用于咽炎。
【用法】将沙参、生白芍、金银花、生甘草全部药材加水煮 30 分钟，趁热张口吸入蒸汽，水温适宜时，可用药液含漱咽喉、口腔。

【方二】
【药材】蒲公英 30 克。
【功效】适用于咽喉肿痛，恶寒发热较轻者。
【用法】将全部药材加水煮 30 分钟，趁热张口吸入蒸汽，水温适宜时，可用药液含漱咽喉、口腔。

【方三】
【药材】金银花 12 克，野菊花 15 克，赤芍药 10 克。
【功效】适用于咽喉肿痛，恶寒发热明显者。
【用法】将金银花、野菊花、赤芍药全部药材加水煮 30 分钟，趁热张口吸入蒸汽，水温适宜时，可用药液含漱咽喉、口腔。

【方四】
【药材】金银花、连翘、玄参、麦冬、桔梗各 10 克，乌梅、甘草各 6 克，胖大海 3 枚。
【功效】适用于咽炎。
【用法】将全部药材加水煮 30 分钟，趁热张口吸入蒸汽，水温适宜时，可用药液含漱咽喉、口腔。

【方五】

【药材】金银花15克，生甘草3克。

【功效】适用于咽炎。

【用法】将金银花、生甘草全部药材加水煮30分钟，趁热张口吸入蒸汽，水温适宜时，可用药液含漱咽喉、口腔。

【方六】

【药材】麦冬、丹皮、白芍、玄参、桔梗、郁金各10克，生地15克，薄荷5克，贝母、甘草各6克。

【功效】适用于咽炎。

【用法】将全部药材加水煮30分钟，趁热张口吸入蒸汽，水温适宜时，可用药液含漱咽喉、口腔。

【方七】

【药材】甘草、桔梗、麦冬各250克，怀牛膝500克，青果100克。

【功效】适用于咽炎。

【用法】将甘草、桔梗、麦冬、怀牛膝、青果全部药材加水煮30分钟，趁热张口吸入蒸汽，水温适宜时，可用药液含漱咽喉、口腔。

【方八】

【药材】金银花、菊花各10克，胖大海3枚。

【功效】适用于慢性咽炎。

【用法】将金银花、菊花、胖大海全部药材加水煮30分钟，趁热张口吸入蒸汽，水温适宜时，可用药液含漱咽喉、口腔。

咽炎方剂部分药材图谱

沙参

白芍

金银花

蒲公英

野菊花

芍药

连翘

菊花

麦冬

桔梗

乌梅

胖大海

甘草

玄参

郁金

生地

薄荷

贝母

怀牛膝

青果

牙痛

【病因病机】牙痛是指牙齿因各种原因引起的疼痛，为口腔疾患中常见的症状之一，可见于西医学的"龋齿""牙髓炎""根尖周围炎"和"牙本质过敏"等。遇冷、热、酸、甜等刺激时牙痛发作或加重，属中医的牙宣、骨槽风范畴。治疗的常用方剂有以下几种：

【方一】

【药材】生地、生石膏各30克，丹皮10克，青皮12克，荆芥、防风各9克。

【功效】适用于龋齿或牙龈炎齿痛、牙龈肿胀、出血等。

【用法】将生地、生石膏、丹皮、青皮、荆芥、防风全部药材加水煮30分钟，待温度适宜时含漱5分钟，每日2次。

【方二】

【药材】川芎、赤芍各15克，当归、防风、大力子各10克，细辛9克。

【功效】适用于牙本质过敏、牙釉质破损牙痛者。

【用法】将川芎、赤芍、当归、防风、大力子、细辛全部药材加水煮30分钟，待温度适宜时含漱5分钟，每日2次。

【方三】

【药材】黄连3克，黄芩、黄柏、紫地丁、蒲公英、青黛各15克。

【功效】清热解毒。适用于牙龈肿痛、出血、舌红苔腻、口渴、口臭等症。

【用法】将黄连、黄芩、黄柏、紫地丁、蒲公英、青黛全部药材加水煮30分钟，待温度适宜时含漱5分钟，每日2次。

牙痛方剂部分药材图谱

生地　　生石膏　　青皮　　荆芥　　防风　　川芎　　赤芍

细辛　　黄连　　黄芩　　黄柏　　紫地丁　　蒲公英　　当归

耳鸣

【病因病机】耳鸣，是一种在没有外界声音、电刺激条件下，人耳主观感受到的声音。值得注意的是，耳鸣是发生于听觉系统的一种错觉，是一种症状而不是疾病。耳鸣是一种主观感觉，其发病机制不清楚，可能是内耳血管缺血、听神经放电活动异常增加、内环境稳态失衡等引起。治疗的常用方剂有以下几种：

【方一】

【药材】牛膝20克，当归15克，磁石5克。

【功效】适用于耳鸣。

【用法】将牛膝、当归、磁石全部药材加水煮，40分钟后浸泡双足。每日1次，每次30分钟。

【方二】

【药材】苍耳子、徐长卿、茜草、防风、苏木、莪术各50克，薄荷、冰片各10克。

【功效】适用于耳鸣。

【用法】将苍耳子、徐长卿、茜草、防风、苏木、莪术、薄荷、冰片全部药材加水煮，40分钟后浸泡双足。每日1次，每次30分钟。

【方三】

【药材】葛根25克，天麻9克。

【功效】适用于耳鸣。

【用法】将葛根、天麻全部药材加水煮，40分钟后浸泡双足。每日1次，每次30分钟。

耳鸣方剂部分药材图谱

| 牛膝 | 当归 | 磁石 | 徐长卿 | 茜草 | 防风 |

| 冰片 | 葛根 | 天麻 | 苏木 | 莪术 | 薄荷 |

慢性鼻炎

【病因病机】慢性鼻炎又称"慢性单纯性鼻炎"，是鼻腔黏膜和黏膜下层的慢性炎症。主要表现为鼻塞、流涕等症状；肥厚性鼻炎可表现为持续性鼻塞，单纯性鼻炎为间歇性鼻塞。主要病因包括急性鼻炎反复发作或治疗不彻底而演变成慢性鼻炎、邻近的慢性炎症如鼻窦炎、扁桃体炎等长期刺激等。治疗的常用方剂有以下几种：

【方一】

【药材】葱须 20 克，薄荷 6 克，蔓荆子 15 克。

【功效】适用于急、慢性鼻炎。

【用法】将葱须、薄荷、蔓荆子全部药材加水煮 30 分钟，趁热熏洗鼻部，每日 3 次，每次 25 分钟。或者进行全身泡浴，呼吸蒸汽。

【方二】

【药材】菊花、栀子花各 10 克，薄荷、葱白各 3 克。

【功效】适用于急性鼻炎。

【用法】将菊花、栀子花、薄荷、葱白全部药材加水煮 30 分钟，趁热熏洗鼻部，每日 3 次，每次 25 分钟。或者进行全身泡浴，呼吸蒸汽。

【方三】

【药材】鹅不食草、赤芍各 20 克，艾叶、白芷、麻黄、苍耳子、辛夷、红花、当归各 15 克，细辛 6 克。

【功效】适用于慢性鼻炎。

【用法】将全部药材加水煮，40 分钟后浸泡双足。每日 1 次，每次 30 分钟。

慢性鼻炎方剂部分药材图谱

| 葱须 | 薄荷 | 蔓荆子 | 菊花 | 薄荷 | 葱白 | 赤芍 |

| 艾叶 | 白芷 | 苍耳子 | 辛夷 | 红花 | 当归 | 细辛 |

鼻出血

【病因病机】鼻出血，学名"鼻衄"，也称"流鼻血"，是临床常见症状之一，多因鼻腔病变引起，也可由全身疾病所引起，偶有因鼻腔邻近病变出血经鼻腔流出者。轻者仅鼻涕中带血，重者可引起失血性休克或者贫血。中医认为，流鼻血是由于人的气血上逆导致的，与肺和肝等部位出现异常有着很大的关系。治疗的常用方剂有以下几种：

【方一】

【药材】鲜生地、鲜侧柏叶、鲜艾叶各30克，鲜荷叶1张。

【功效】适用于鼻出血。

【用法】将鲜生地、鲜侧柏叶、鲜艾叶、鲜荷叶全部药材加水煮30分钟，趁热熏洗鼻部，每日3次，每次20分钟。

【方二】

【药材】元宝草30克，金银花、旱莲草各15克。

【功效】适用于鼻出血。

【用法】将元宝草、金银花、旱莲草全部药材加水煮30分钟，趁热熏洗鼻部，每日3次，每次20分钟。

【方三】

【药材】鲜墨旱莲、鲜小蓟草、鲜大青叶、鲜茜根各30克。

【功效】适用于鼻出血。

【用法】将鲜墨旱莲、鲜小蓟草、鲜大青叶、鲜茜根全部药材加水煮30分钟，趁热熏洗鼻部，每日3次，每次20分钟。

鼻出血方剂部分药材图谱

| 鲜生地 | 侧柏叶 | 艾叶 | 荷叶 | 茜根 | 大青叶 | 旱莲草 | 墨旱莲 |

睑腺炎

【病因病机】睑腺炎又称"麦粒肿"，是眼睑腺组织的一种急性化脓性炎症。相当于中医的"针眼""偷针""土疳""土疡"。以局部红肿、疼痛，出现硬结及黄色脓点为主要临床表现。是一种普通的眼病，人人可以罹患，多发于青年人。此病顽固，而且容易复发，严重时可遗留瘢痕。治疗的常用方剂有以下几种：

【方一】

【药材】桑叶、菊花、连翘、生地各 15 克，黄连 10 克。

【功效】清热散风、消肿止痛。适用于睑腺炎。

【用法】将桑叶、菊花、连翘、生地、黄连全部药材加水煮 30 分钟，趁热熏洗眼部，然后用纱布过滤药液，待温度适宜时清洗眼部，每天早晚各 1 次。

【方二】

【药材】蒲公英、金银花各 15 克，白芷、赤芍各 10 克。

【功效】清热解毒、凉血消肿。适用于睑腺炎。

【用法】将蒲公英、金银花、白芷、赤芍全部药材加水煮 30 分钟，趁热熏洗眼部，然后用纱布过滤药液，待温度适宜时清洗眼部，每天早晚各 1 次。

【方三】

【药材】蒲公英 60 克，野菊花 15 克。

【功效】清热解毒。适用于睑腺炎。

【用法】将蒲公英、野菊花全部药材加水煮 30 分钟，趁热熏洗眼部，然后用纱布过滤药液，待温度适宜时清洗眼部，每天早晚各 1 次。

睑腺炎方剂部分药材图谱

桑叶

菊花

连翘

生地

黄连

野菊花

蒲公英

金银花

白芷

赤芍

眼结膜炎

【病因病机】眼结膜炎，即眼结膜发炎。正常的眼睛，在眼白（巩膜）外被一层薄薄的膜盖住，这层薄膜称为"结膜"。它可产生黏液，用来盖住并润滑眼球表面。正常状态的结膜含有微小血管，发炎时这些微小的血管会变得粗大充血，眼睛痒，流泪，并且有分泌物覆盖。感染、过敏及环境因素都可引发眼结膜炎。治疗的常用方剂有以下几种：

【方一】
【药材】苦参9克，五倍子、明矾、薄荷、荆芥穗各3克。
【功效】清热燥湿、祛风止痒。适用于风火赤眼（急性结膜炎）。
【用法】将苦参、五倍子、明矾、薄荷、荆芥穗全部药材加水煮30分钟，趁热熏洗眼部，然后用纱布过滤药液，待温度适宜时清洗眼部，每天早晚各1次。

【方二】
【药材】甘菊、桑叶、生地、夏枯草各9克，薄荷3克，羚羊尖4.5克。
【功效】疏风清肝、养阴明目。适用于急性结膜炎，对眼部保健亦十分有益。
【用法】将全部药材加水煮30分钟，趁热熏洗眼部，然后用纱布过滤药液，待温度适宜时清洗眼部，每天早晚各1次。

【方三】
【药材】甘菊花、浮萍各9克，明矾、胆矾各3克。
【功效】祛风热、收敛退赤。适用于各种急性结膜炎、睑缘炎。
【用法】将甘菊花、浮萍、明矾、胆矾全部药材加水煮30分钟，趁热熏洗眼部，然后用纱布过滤药液，待温度适宜时清洗眼部，每天早晚各1次。

【方四】
【药材】野菊花、霜桑叶各15克。
【功效】散热、退赤、消肿。适用于火眼（结膜炎）。
【用法】将野菊花、霜桑叶全部药材加水煮30分钟，趁热熏洗眼部，然后用纱布过滤药液，待温度适宜时清洗眼部，每天早晚各1次。

【方五】

【药材】陈皮、乌梅、明矾、菊花、防风、冰片各3克。

【功效】清热解毒、消肿止痛。适用于风火烂眼。

【用法】将陈皮、乌梅、明矾、菊花、防风、冰片全部药材加水煮30分钟，趁热熏洗眼部，然后用纱布过滤药液，待温度适宜时清洗眼部，每天早晚各1次。

【方六】

【药材】当归、明矾各6克，芒硝、菊花各10克，花椒9克，川大黄15克。

【功效】清热散风、消肿止痛。适用于急慢性结膜炎、各种红眼及眼睑炎。

【用法】将全部药材加水煮30分钟，趁热熏洗眼部，然后用纱布过滤药液，待温度适宜时清洗眼部，每天早晚各1次。

【方七】

【药材】金银花、菊花、蛇床子各20克，大青叶40克。

【功效】清热解毒、消肿止痒。适用于急性结膜炎（红眼病）。

【用法】将金银花、菊花、蛇床子、大青叶全部药材加水煮30分钟，趁热熏洗眼部，然后用纱布过滤药液，待温度适宜时清洗眼部，每天早晚各1次。

【方八】

【药材】金银花15克，菊花、连翘、白蒺藜、赤芍各12克，红花、薄荷、蝉蜕各9克，蒲公英24克，熟大黄3克。

【功效】清热解毒、活血化瘀、消肿止痛。适用于急性结膜炎。

【用法】将全部药材加水煮30分钟，趁热熏洗眼部，然后用纱布过滤药液，待温度适宜时清洗眼部，每天早晚各1次。

眼结膜炎方剂部分药材图谱

苦参	五倍子	薄荷	桑叶	夏枯草	乌梅
甘菊花	浮萍	荆芥	野菊花	陈皮	花椒
菊花	防风	冰片	当归	连翘	赤芍
川大黄	金银花	明矾	蛇床子	白蒺藜	

睑缘炎

【病因病机】睑缘炎，俗称"烂眼边"，它是发生在睑缘表面睫毛毛囊及其附近腺体的亚急性或慢性炎症，感染细菌主要为金黄色葡萄球菌。发病常与全身抵抗力下降有关。其临床表现为：眼睑痒痛、睑缘充血、有鳞屑，睫毛根部有黄色痂皮等。治疗睑缘炎首先要消除发病诱因，提高机体抵抗力，戒烟酒，忌辛辣食物，注意用眼卫生。治疗的常用方剂有以下几种：

【方一】

【药材】苦参、秦皮、蛇床子各20克，蒲公英、荆芥、野菊花各15克，明矾5克。

【功效】清热解毒，杀菌止痒。适用于睑缘炎。

【用法】将全部药材加水煮30分钟，趁热熏洗眼部，然后用纱布过滤药液，待温度适宜时清洗眼部，每天早晚各1次。

【方二】

【药材】苦参20克，川黄连6克，黄柏10克。

【功效】清热泻火、解毒止痒。适用于睑缘炎。

【用法】将苦参、川黄连、黄柏全部药材加水煮30分钟，趁热熏洗眼部，然后用纱布过滤药液，待温度适宜时清洗眼部，每天早晚各1次。

【方三】

【药材】黄柏1克，防风、杏仁各6克。

【功效】祛风退翳、去腐敛疮。适用于风眩赤眼（睑缘炎）。

【用法】将黄柏、防风、杏仁全部药材加水煮30分钟，趁热熏洗眼部，然后用纱布过滤药液，待温度适宜时清洗眼部，每天早晚各1次。

【方四】

【药材】苦参、黄柏、野菊花、大黄各30克，黄连20克，防风、皮硝（芒硝）各15克。

【功效】清热、解毒、祛湿。适用于眼睑湿疹、赤烂并有黏液黄水渗出者。

【用法】将全部药材加水煮30分钟，趁热熏洗眼部，然后用纱布过滤药液，待温度适宜时清洗眼部，每天早晚各1次。

【方五】

【药材】苦参、当归、川芎各12克，五倍子、荆芥、防风、黄连各10克，铜绿1.5克。

【功效】燥湿祛风、清热化瘀。适用于睑缘炎。

【用法】将全部药材加水煮30分钟，趁热熏洗眼部，然后用纱布过滤药液，待温度适宜时清洗眼部，每天早晚各1次。

【方六】

【药材】大青盐4.5克，苦参、菊花、马尾连、白藓皮、蛇床子各9克，防风12克。

【功效】清热解毒、祛风止痒。适用于睑缘炎痒痛。

【用法】将全部药材加水煮30分钟，趁热熏洗眼部，然后用纱布过滤药液，待温度适宜时清洗眼部，每天早晚各1次。

【方七】

【药材】菊花、灯芯草、艾叶、黄柏各15克。

【功效】清热散风、利尿除湿。适用于溃疡性睑缘炎、眦部睑缘炎等眼部疾患。

【用法】将全部药材加水煮30分钟，趁热熏洗眼部，然后用纱布过滤药液，待温度适宜时清洗眼部，每天早晚各1次。

【方八】

【药材】苦参12克，五倍子、黄连、防风、荆芥穗各9克，樟脑2.1克。

【功效】清热渗湿、化腐生肌。适用于睑缘炎。

【用法】将全部药材加水煮30分钟，趁热熏洗眼部，然后用纱布过滤药液，待温度适宜时清洗眼部，每天早晚各1次。

睑缘炎方剂部分药材图谱

苦参　　秦皮　　蛇床子　　蒲公英　　菊花　　野菊花

黄柏　　杏仁　　五倍子　　荆芥　　明矾　　大黄

灯芯草　　当归　　艾叶　　川芎　　黄连　　防风

少白头

【病因病机】少白头，是指青少年时头发过早变白，头发呈花白状。中医认为，血热、肾气虚弱、气血衰弱都是造成白发的原因。因此，中医的治疗方法是补肝血、补肾气，除了根据病因治疗外，还应加强营养。实验表明，缺乏蛋白质和高度营养不良是早生白发的病因之一。饮食中缺乏微量元素铜、钴、铁等也可导致白发。治疗的常用方剂有以下几种：

【方一】

【药材】玄参、金银花、土茯苓各30克，黑芝麻60克。

【功效】适用于少白头。

【用法】将玄参、金银花、土茯苓、黑芝麻全部药材加水煮30分钟，待水温适宜时浸泡头发，不少于5分钟。

【方二】

【药材】酸石榴100克，五倍子150克，芝麻叶50克。

【功效】适用于少白头。

【用法】将酸石榴、五倍子、芝麻叶全部药材加水煮30分钟，待水温适宜时浸泡头发，不少于5分钟。

【方三】

【药材】桑白皮30克，五倍子15克，青葙子60克。

【功效】适用于少白头。

【用法】将桑白皮、五倍子、青葙子全部药材加水煮30分钟，待水温适宜时浸泡头发，不少于5分钟。

少白头方剂部分药材图谱

 黑芝麻

 酸石榴

 五倍子

 桑白皮

 青葙子

甲沟炎

【病因病机】甲沟炎是一种累及甲周围皮肤皱襞的感染性疾病，表现为局部红肿热痛，急性或慢性化脓性、触痛性和疼痛性甲周组织肿胀，由甲皱襞脓肿引起。当感染变成慢性时，甲基底部出现横嵴，并随着复发出现新嵴。手指受累比脚趾更常见。主要易感因素为损伤导致甲上皮与甲板分离，金黄色葡萄球菌或真菌可继发性侵入潮湿的甲沟和甲皱襞引发感染。治疗的常用方剂有以下几种：

【方一】

【药材】大黄、黄柏、黄芩各20克。

【功效】适用于甲沟炎。

【用法】将大黄、黄柏、黄芩全部药材加水煮30分钟，趁热熏洗患处。

【方二】

【药材】芒硝、甘草各20克。

【功效】适用于甲沟炎。

【用法】将芒硝、甘草全部药材加水煮30分钟，趁热熏洗患处。

【方三】

【药材】大黄、黄芩、白蔹各25克，芒硝12克。

【功效】适用于甲沟炎。

【用法】将大黄、黄芩、白蔹、芒硝全部药材加水煮30分钟，趁热熏洗患处。

甲沟炎方剂部分药材图谱

大黄　　　黄柏　　　黄芩　　　芒硝　　　甘草　　　白蔹

痤疮

【病因病机】痤疮，俗称"青春痘""粉刺""暗疮"，中医称为"面疮""酒刺"，是一种毛囊皮脂腺的慢性炎症性疾病，以粉刺、脓疱、结节、囊肿及瘢痕为其特征。中医认为，痤疮是青年人气血旺盛，加之阳热偏盛，脉络充盈，热气郁结体表，外受风邪所致，又有内热、肺热、血热、肝热、阴虚内热之分，脓疱等皮损属于风热、热毒所致。治疗的常用方剂有以下几种：

【方一】

【药材】金银花 50 克，马齿苋 30 克，苦参、地肤子、生地龙、麸炒苍术、白藓皮、蛇床子、苍耳子、黄柏各 20 克。

【功效】适用于痤疮。

【用法】将全部药材加水煮 30 分钟，趁热清洗患处，并用热毛巾蘸取药液热敷，每日 3 次，待水温适宜时，进行全身泡浴。

【方二】

【药材】黄柏 15 克，雄黄、苍耳子各 10 克。

【功效】适用于痤疮。

【用法】将黄柏、雄黄、苍耳子全部药材加水煮 30 分钟，趁热清洗患处，并用热毛巾蘸取药液热敷，每日 3 次，待水温适宜时，进行全身泡浴。

【方三】

【药材】芫花、川椒各 15 克，黄柏 30 克。

【功效】适用于痤疮。

【用法】将芫花、川椒、黄柏全部药材加水煮 30 分钟，趁热清洗患处，并用热毛巾蘸取药液热敷，每日 3 次。

痤疮方剂部分药材图谱

金银花　　　苦参　　　黄柏　　　雄黄

马齿苋　　　地肤子　　　川椒　　　苍耳子

痔疮

【病因病机】痔疮是人体直肠末端黏膜下和肛管皮肤下静脉丛发生扩张和屈曲所形成的柔软静脉团，多见于经常站立者和久坐者。痔疮包括内痔、外痔，混合痔，是肛门直肠底部及肛门黏膜的静脉丛发生曲张而形成的一个或多个柔软的静脉团的一种慢性疾病。治疗的常用方剂有以下几种：

【方一】

【药材】白及、白薇、白芷、连翘、川羌活、炒穿山甲、当归、皂角刺各10克。

【功效】祛风活血、消肿止痛。适用于痔疮。

【用法】将白及、白薇、白芷、连翘、川羌活、炒穿山甲、当归、皂角刺全部药材加水煮30分钟，倒入盆中，趁热熏洗肛门，待水温适宜时坐浴30分钟，每日2次。

【方二】

【药材】大黄、桃仁、黄连、夏枯草各30克，红花、芒硝各20克。

【功效】清热燥湿、活血消肿。适用于血栓性外痔。

【用法】将大黄、桃仁、黄连、夏枯草、红花、芒硝全部药材加水煮30分钟，倒入盆中，趁热熏洗肛门，待水温适宜时坐浴30分钟，每日2次。

【方三】

【药材】野茶花、苍术、赤芍、丹皮各30克，荆芥、防风各20克，薄荷25克，黄芩、透骨草、甘草各15克。

【功效】止血祛瘀、解毒消肿。适用于嵌顿性内痔，血栓炎性内痔。

【用法】将全部药材加水煮30分钟，倒入盆中，趁热熏洗肛门，待水温适宜时坐浴30分钟，每日2次。

【方四】

【药材】鱼腥草、马齿苋各30克，白头翁、贯众各15克。

【功效】清热解毒、消肿止痛。适用于炎性外痔、血栓外痔。

【用法】将鱼腥草、马齿苋、白头翁、贯众全部药材加水煮30分钟，倒入盆中，趁热熏洗肛门，待水温适宜时坐浴30分钟，每日2次。

【方五】

【药材】明矾、玄明粉各30克，大黄20克。

【功效】清火化瘀、软坚消肿。适用于外痔、内痔外脱及肿痛。

【用法】将明矾、玄明粉、大黄全部药材加水煮30分钟，倒入盆中，趁热熏洗肛门，待水温适宜时坐浴30分钟，每日2次。

【方六】

【药材】金银花、红花、黄芩各30克，大黄、芒硝各60克。

【功效】清热解毒、活血消肿。适用于外痔肿痛、内痔外脱及肛门水肿。

【用法】将金银花、红花、黄芩、大黄、芒硝全部药材加水煮30分钟，倒入盆中，趁热熏洗肛门，待水温适宜时坐浴30分钟，每日2次。

【方七】

【药材】槐角、苦参各25克，明矾10克。

【功效】凉血止血、消肿止痛。适用于痔疮肿痛。

【用法】将槐角、苦参、明矾全部药材加水煮30分钟，倒入盆中，趁热熏洗肛门，待水温适宜时坐浴30分钟，每日2次。

【方八】

【药材】五倍子60克，桑树根30克，鸡冠花12克，猪胆1个。

【功效】清热解毒、凉血止血。

【用法】将五倍子、桑树根、鸡冠花、猪胆汁全部药材加水煮30分钟，倒入盆中，趁热熏洗肛门，待水温适宜时坐浴30分钟，每日2次。

痔疮方剂部分药材图谱

金银花	白薇	白芷	连翘	川羌活	贯众	当归	皂角刺	大黄
桃仁	黄连	夏枯草	红花	芒硝	明矾	苍术	赤芍	玄明粉
荆芥	防风	薄荷	黄芩	透骨草	甘草	鱼腥草	马齿苋	白头翁

脱肛

【病因病机】脱肛又名"截肠"，是指直肠黏膜或直肠脱出肛外的一种病症。以老年人和小儿多患。症状表现为：大便时肛门脱垂，肛门坠胀不适，久不回纳，肿痛加剧，甚则溃烂。主要与体质衰弱，长期腹泻、便秘、久病等因素有关。治疗的常用方剂有以下几种：

【方一】

【药材】石榴皮 60 克，五倍子 30 克，明矾 15 克。

【功效】涩肠固脱、解毒消炎。适用于直肠脱垂。

【用法】将石榴皮、五倍子、明矾全部药材加水煮 30 分钟，倒入盆中，坐浴 30 分钟，每日 2 次。

【方二】

【药材】黄芩、黄柏、栀子各 10 克。

【功效】清热燥湿。适用于脱肛。

【用法】将黄芩、黄柏、栀子全部药材加水煮 30 分钟，倒入盆中，坐浴 30 分钟，每日 2 次。

【方三】

【药材】生黄芪 50 克，防风、升麻各 6 克，蝉蜕 10 个。

【功效】益气升提。适用于各种原因所致的脱肛。

【用法】将生黄芪、防风、升麻、蝉蜕全部药材加水煮 30 分钟，倒入盆中，坐浴 30 分钟，每日 2 次。

脱肛方剂部分药材图谱

石榴皮

五倍子

明矾

黄芩

黄柏

栀子

黄芪

升麻

蝉蜕

防风

肛瘘

【病因病机】肛管直肠瘘是肛管或直肠与肛周皮肤相通的肉芽肿性管道，主要相关肛管，很少涉及直肠，故常称为肛瘘。临床表现为：自瘘管外口反复流出少量脓液，有时脓液刺激肛周皮肤，有瘙痒感。发病率仅次于痔疮，多见于男性青壮年。大部分肛瘘由肛门直肠脓肿破溃或切开排脓后形成。治疗的常用方剂有以下几种：

【方一】
【药材】露蜂房、白芷各 30 克，或大腹皮、生大黄各 30 克。
【功效】消肿止痛、止痒散瘀。适用于肛瘘初起者，可缓解症状。
【用法】将露蜂房、白芷全部药材加水煮 30 分钟，倒入盆中，趁热熏洗肛门，待水温适宜时坐浴 30 分钟，每日 2 次。

【方二】
【药材】黄柏、紫花地丁各 15 克，蒲公英、朴硝各 10 克。
【功效】消炎止痛。适用于肛瘘红肿热痛，流脓水者。
【用法】将黄柏、紫花地丁、蒲公英、朴硝全部药材加水煮 30 分钟，倒入盆中，趁热熏洗肛门，待水温适宜时坐浴 30 分钟，每日 2 次。

【方三】
【药材】白芷、大黄、黄柏各 60 克，姜黄 6 克，川朴、陈皮、甘草、苍术、天南星各 24 克，天花粉 120 克。
【功效】清热除湿、消肿止痛。适用于肛瘘发炎。
【用法】将白芷、大黄、黄柏、姜黄、川朴、陈皮、甘草、苍术、天南星、天花粉全部药材加水煮 30 分钟，倒入盆中，趁热熏洗肛门，待水温适宜时坐浴 30 分钟，每日 2 次。

【方四】
【药材】红升丹 30 克，麝香 1.5 克，冰片 4.5 克，老广丹或炒红粉 90 克。
【功效】祛腐拔毒生肌。适用于结核性瘘管。
【用法】将红升丹、麝香、冰片、老广丹全部药材加水煮 30 分钟，倒入盆中，趁热熏洗肛门，待水温适宜时坐浴 30 分钟，每日 2 次。

【方五】

【药材】防风、黄芩、龙胆草、苦参各15克，鱼腥草、生大黄各30克。

【功效】祛湿收敛。适用于肛瘘有渗出液者。

【用法】将防风、黄芩、龙胆草、苦参、鱼腥草、生大黄全部药材加水煮30分钟，倒入盆中，趁热熏洗肛门，待水温适宜时坐浴30分钟，每日2次。

【方六】

【药材】大生地30克，黄连10克，黄柏、当归尾各15克，紫草45克。

【功效】清热解毒止痛。适用于肛瘘术后，创面消肿生肌或瘘管发炎者。

【用法】将大生地、黄连、黄柏、当归尾、紫草全部药材加水煮30分钟，倒入盆中，趁热熏洗肛门，待水温适宜时坐浴30分钟，每日2次。

【方七】

【药材】马齿苋、蒲公英、芒硝各15克，甘草10克。

【功效】清热毒、消肿止痛。适用于瘘管肿痛，脓水淋漓。

【用法】将马齿苋、蒲公英、芒硝、甘草全部药材加水煮30分钟，倒入盆中，趁热熏洗肛门，待水温适宜时坐浴30分钟，每日2次。

【方八】

【药材】芒硝30克，马齿苋、瓦松、生甘草、侧柏叶各15克，五倍子、川椒、防风、苍术、枳壳、葱白各10克。

【功效】止痛消肿，活血止痒。适用于肛瘘红肿热痛，脓水多者。

【用法】将全部药材加水煮30分钟，倒入盆中，趁热熏洗肛门，待水温适宜时坐浴30分钟，每日2次。

肛瘘方剂部分药材图谱

露蜂房	白芷	大腹皮	黄柏	紫花地丁	姜黄
陈皮	甘草	黄芩	苍术	天南星	天花粉
防风	龙胆草	苦参	大黄	鱼腥草	黄连
当归尾	紫草	马齿苋	侧柏叶	川椒	枳壳

肛裂

【病因病机】肛裂是齿状线以下肛管皮肤破裂形成棱形裂口或溃疡。是一种常见的肛管疾病，好发于青壮年，儿童也可发生，老年人较少。临床表现为：大便时肛门疼痛、便血、便秘、肛门发炎、溃烂。长期便秘，不良饮食习惯，细菌或者病毒感染都会引起肛裂。治疗的常用方剂有以下几种：

【方一】

【药材】荆芥、防风、花椒各60克，透骨草、陈艾叶各90克。

【功效】祛风除湿、消炎止痛。适用于肛裂，症见肛门褶折破裂溃烂、周期性疼痛。

【用法】将全部药材加水煮30分钟，倒入盆中，趁热熏洗肛门，待水温适宜时坐浴30分钟，每日2次。

【方二】

【药材】乳香、没药、红花、桃仁、丝瓜络、艾叶、椿皮各15克。

【功效】化瘀通络、收敛止血。适用于初期和二期慢性炎症肛裂而表现为疼痛、出血、溃疡形成，或三期陈旧性肛裂手术后者。

【用法】将全部药材加水煮30分钟，倒入盆中，趁热熏洗肛门，待水温适宜时坐浴30分钟，每日2次。

【方三】

【药材】花椒、杭菊花各6克，桑叶12克，苦参、陈艾叶、金银花、蛇床子各30克，蒲公英18克，黄芩15克。

【功效】清热解毒、祛湿杀虫、消肿止痒。适用于肛裂患者。

【用法】将全部药材加水煮30分钟，倒入盆中，趁热熏洗肛门，待水温适宜时坐浴30分钟，每日2次。

肛裂方剂部分药材图谱

荆芥	花椒	透骨草	乳香	没药	红花	桃仁

丝瓜络	艾叶	椿皮	杭菊花	桑叶	苦参	金银花

肛门瘙痒症

【病因病机】肛门瘙痒症是一种常见的局部瘙痒症。肛门部有时有轻微发痒，如瘙痒严重，经久不愈则成为瘙痒症，一般只限于肛门周围，有的可蔓延到会阴、外阴或阴囊后方。多发生在 20 ~ 40 岁人之间。寄生虫病，过敏反应，肛门直肠疾病，经常不运动等因素都可能引发肛门瘙痒症。治疗的常用方剂有以下几种：

【方一】

【药材】苦参 20 克，蛇床子、防风、五倍子各 15 克，地肤子 12 克，花椒 18 克。

【功效】适用于肛门瘙痒症。

【用法】将苦参、蛇床子、防风、五倍子、地肤子、花椒全部药材加水煮 30 分钟，倒入盆中，趁热熏洗肛门，待水温适宜时坐浴 30 分钟，每日 2 次。

【方二】

【药材】车前草 15 克，地肤子 12 克，龙胆草、羊蹄、野菊花各 9 克，乌蔹莓、明矾各 6 克。

【功效】适用于肛门瘙痒症。

【用法】将车前草、地肤子、龙胆草、羊蹄、野菊花、乌蔹莓、明矾全部药材加水煮 30 分钟，倒入盆中，趁热熏洗肛门，待水温适宜时坐浴 30 分钟，每日 2 次。

【方三】

【药材】蛇床子、白藓皮、百部各 30 克，生甘草、防风各 20 克，黄柏、徐长卿、苦参各 15 克。

【功效】适用于肛门瘙痒症。

【用法】将蛇床子、白藓皮、百部、生甘草、防风、黄柏、徐长卿、苦参全部药材加水煮 30 分钟，倒入盆中，待水温适宜时坐浴 30 分钟，每日 2 次。

【方四】

【药材】黄柏、苦参、花椒、白矾各 20 克，地附子 30 克。

【功效】适用于肛门瘙痒症。

【用法】将黄柏、苦参、花椒、白矾、地附子全部药材加水煮 30 分钟，倒入盆中，趁热熏洗肛门，待水温适宜时坐浴 30 分钟，每日 2 次。

【方五】

【药材】蛇床子 30 克，黄柏、苦参各 15 克。

【功效】适用于肛门瘙痒症。

【用法】将蛇床子、黄柏、苦参全部药材加水煮 30 分钟，倒入盆中，趁热熏洗肛门，待水温适宜时坐浴 30 分钟，每日 2 次。

【方六】

【药材】鱼腥草、龙胆草、荟草、地肤子、枯矾、马齿苋、苦楝皮各 12 克，蛇床子 15 克，白蔹 9 克，朴硝 6 克。

【功效】适用于肛门瘙痒症。

【用法】将全部药材加水煮 30 分钟，倒入盆中，趁热熏洗肛门，待水温适宜时坐浴 30 分钟，每日 2 次。

【方七】

【药材】苦参、地肤子、蛇床子各 20 克，朴硝 6 克。

【功效】适用于肛门瘙痒症。

【用法】将苦参、地肤子、蛇床子、朴硝全部药材加水煮 30 分钟，倒入盆中，趁热熏洗肛门，待水温适宜时坐浴 30 分钟，每日 2 次。

【方八】

【药材】苦参 15 克，枯矾 3 克，地肤子、紫草、青黛、野菊花各 10 克，米醋 15 毫升。

【功效】适用于肛门瘙痒症。

【用法】将全部药材加水煮 30 分钟，倒入盆中，趁热熏洗肛门，待水温适宜时坐浴 30 分钟，每日 2 次。

肛门瘙痒症方剂部分药材图谱

苦参	蛇床子	防风	地肤子	车前草	龙胆草
紫草	野菊花	明矾	花椒	百部	生甘草
黄柏	徐长卿	白蔹	五倍子	鱼腥草	

肛门湿疹

【病因病机】肛门湿疹是一种常见并易于复发的炎症性、非传染性皮肤病。肛门湿疹的临床症状主要表现为：瘙痒、疼痛、肛门潮红、湿润、肛周皮肤破溃，还可引起消化不良、腹胀、便秘和腹泻、头晕、失眠、烦躁等症状。中医称之为"风湿疡""肛周风"。肛门湿疹多由湿热下注、脾虚夹湿或饮食不节、脾失健运、内蕴湿热所致。治疗的常用方剂有以下几种：

【方一】
【药材】白藓皮、地肤子、蛇床子各20克，苦参、黄柏、百部、赤芍各12克，甘草、防风各15克，牡丹皮10克。
【功效】清热燥湿，祛风止痒，收湿杀虫。
【用法】将全部药材加水煮30分钟，倒入盆中，趁热熏洗肛门，待水温适宜时坐浴30分钟，每日2次。

【方二】
【药材】当归、生地、赤芍、苍术、白藓皮、苦参各15克，黄柏、乌梢蛇各10克，荆芥、防风、甘草各6克，蝉蜕3克。
【功效】养血祛风、除湿止痒。
【用法】将全部药材加水煮30分钟，倒入盆中，趁热熏洗肛门，待水温适宜时坐浴30分钟，每日2次。

【方三】
【药材】五倍子、蛇床子各30克，黄柏、赤石脂各10克，生甘草6克，紫草、土槿皮、白藓皮、石榴皮各15克。
【功效】适用于肛门湿疹。
【用法】将全部药材加水煮30分钟，倒入盆中，趁热熏洗肛门，待水温适宜时坐浴30分钟，每日2次。

---------- 肛门湿疹方剂部分药材图谱 ----------

 地肤子
 当归
 苦参
 黄柏
 百部
 甘草

 牡丹皮
 生地
 苍术
 赤芍
 荆芥
 防风

肛门尖锐湿疣

【病因病机】肛门尖锐湿疣是一种由人类乳头瘤病毒引起，发生于肛门及肛周皮肤黏膜交界处的疣状赘生物，属性传播疾病。其发病原因是患者机体免疫功能降低，外在原因可能与创面不透气、潮湿、易感染以及在行走和活动时容易受到摩擦损伤有关。中医称为"肛门臊疣"，多由于湿热邪毒下注肛门皮肤黏膜，蕴久成毒而生。治疗的常用方剂有以下几种：

【方一】

【药材】乌梅、五倍子、苦参、板蓝根、马齿苋、蛇床子各30克，明矾20克。

【功效】解毒杀虫、燥湿消疣。

【用法】将全部药材加水煮30分钟，倒入盆中，趁热熏洗肛门，待水温适宜时坐浴30分钟，每日2次。

【方二】

【药材】白矾、皂矾各120克，孩儿茶15克，侧柏叶250克，生薏苡仁50克。

【功效】解毒杀虫、燥湿消疣。

【用法】将全部药材加水煮30分钟，倒入盆中，趁热熏洗肛门，待水温适宜时坐浴30分钟，每日2次。

【方三】

【药材】板蓝根、大青叶、大黄、白藓皮、明矾各30克，蛇床子、地肤子、川椒各15克。

【功效】清热解毒、燥湿杀虫。

【用法】将全部药材加水煮30分钟，倒入盆中，趁热熏洗肛门，待水温适宜时坐浴30分钟，每日2次。

肛门尖锐湿疣方剂部分药材图谱

乌梅　五倍子　苦参　板蓝根　马齿苋　明矾　皂矾

孩儿茶　侧柏叶　地肤子　川椒　大青叶　大黄　蛇床子

银屑病

【病因病机】银屑病，中医又名"白疕"，民间称"牛皮癣"，是一种常见的慢性炎症性皮肤病。它属于多基因遗传的疾病，典型的皮肤表现是境界清楚的具有银白色鳞屑的红色斑块。可由多种激发因素，如创伤、感染、药物等诱发该病。治疗的常用方剂有以下几种：

〔方一〕
【药材】白藓皮、野菊花、紫草、苦参、侧柏叶、苏叶各100克，红花60克，芒硝200克。
【功效】适用于银屑病。
【用法】将前7味药材加水煮30分钟，水开以后加入芒硝，待水温适宜时进行全身泡浴；或者趁热熏洗患处。

〔方二〕
【药材】透骨草、苦参各30克，红花、雄黄、明矾各15克。
【功效】活血通络，软坚润肤止痒。适用于银屑病、神经性皮炎、皮肤淀粉样变等。
【用法】将全部药材加水煮30分钟，待水温适宜时进行全身泡浴；或者趁热熏洗患处。

〔方三〕
【药材】苦参、麦冬、桃叶各200克。
【功效】适用于银屑病。
【用法】将苦参、麦冬、桃叶全部药材加水煮30分钟，待水温适宜时进行全身泡浴；或者趁热熏洗患处。

〔方四〕
【药材】苍耳子、地肤子、麻黄、苦参、威灵仙、艾叶、吴茱萸各50克。
【功效】适用于银屑病。
【用法】将苍耳子、地肤子、麻黄、苦参、威灵仙、艾叶、吴茱萸全部药材加水煮30分钟，待水温适宜时进行全身泡浴；或者趁热熏洗患处。

【方五】

【药材】土槿皮、白藓皮、土茯苓，蜂房、川椒，野菊花各50克。

【功效】清热解毒，除湿、杀虫、止痒。

【用法】将土槿皮、白藓皮、土茯苓，蜂房、川椒，野菊花全部药材加水煮30分钟，待水温适宜时进行全身泡浴；或者趁热熏洗患处。

【方六】

【药材】路路通、苍术各60克，百部、艾叶、枯矾各15克。

【功效】疏通气血，祛湿止痒。适用于银屑病。

【用法】将路路通、苍术、百部、艾叶、枯矾全部药材加水煮30分钟，待水温适宜时进行全身泡浴；或者趁热熏洗患处。

【方七】

【药材】枯矾、川椒各120克，芒硝500克，野菊花250克。

【功效】适用于银屑病。

【用法】将枯矾、川椒、芒硝、野菊花全部药材加水煮30分钟，待水温适宜时进行全身泡浴；或者趁热熏洗患处。

【方八】

【药材】楮桃叶、侧柏叶各250克。

【功效】适用于银屑病。

【用法】将楮桃叶、侧柏叶全部药材加水煮30分钟，待水温适宜时进行全身泡浴；或者趁热熏洗患处。

银屑病方剂部分药材图谱

百部	野菊花	紫草	苦参	红花	透骨草	麻黄
雄黄	明矾	麦冬	桃叶	苍耳子	地肤子	苍术
路路通	威灵仙	吴茱萸	艾叶	侧柏叶	川椒	

癣病

【病因病机】癣病，在现代医学中指浅部真菌病，主要包括手癣、足癣、股癣、体癣、甲癣和头癣。癣病是由真菌感染所致，带菌者是造成癣病病原菌流行传播的主要原因。各种癣病，患处瘙痒、糜烂、渗出，病情加重时常常可以诱发癣菌疹、丹毒等其他疾病，有时可以引起严重后果。治疗的常用方剂有以下几种：

【方一】
【药材】轻粉 3 克，冰片 5 克，硼砂、苦参各 30 克，白藓皮、土茯苓、黄柏、雄黄各 20 克，蜈蚣 1 条。
【功效】适用于头癣。
【用法】将轻粉、冰片、硼砂、苦参、白藓皮、土茯苓、黄柏、雄黄、蜈蚣全部药材加水煮 30 分钟，待水温适宜时清洗头部或者浸泡头部 5 分钟。

【方二】
【药材】藿香 30 克，大黄、黄精、明矾各 12 克，米醋 1000 毫升。
【功效】杀虫止痒，祛风除湿。适用于手足癣等症。
【用法】将藿香、大黄、黄精、明矾、米醋全部加水煮 30 分钟，趁热熏洗患处，待水温适宜时把患处放入药液中浸泡 10 分钟。

【方三】
【药材】川椒、硫黄各 15 克，密陀僧、乌贼骨各 30 克，黄柏 20 克。
【功效】适用于体癣。
【用法】将川椒、硫黄、密陀僧、乌贼骨、黄柏全部药材加水煮 30 分钟，待水温适宜时进行全身泡浴。

【方四】
【药材】硫黄 12 克，枯矾 6 克，花椒、大黄、密陀僧各 1.5 克。
【功效】适用于体癣。
【用法】将硫黄、枯矾、花椒、大黄、密陀僧全部药材加水煮 30 分钟，待水温适宜时进行全身泡浴。

【方五】

【药材】透骨草 15 克，花椒、白芷各 10 克，豆浆水 500 毫升。

【功效】适用于手癣。

【用法】将透骨草、花椒、白芷、豆浆水全部加水煮 30 分钟，趁热熏洗患处，待水温适宜时把手放入药液中浸泡 10 分钟。

【方六】

【药材】五加皮、地骨皮各 12 克，蛇蜕 1 条，皂角 3 个。

【功效】适用于手癣。

【用法】将五加皮、地骨皮、蛇蜕、皂角全部药材加水煮 30 分钟，趁热熏洗患处，待水温适宜时把手放入药液中浸泡 10 分钟。

【方七】

【药材】苍耳子、地肤子、蛇床子、土槿皮、百部、苦参各 15 克，枯矾 6 克。

【功效】燥湿润肤，杀虫止痒。适用于手足癣、慢性湿疹以及肥厚性角化性皮肤病。

【用法】将全部药材加水煮 30 分钟，趁热熏洗患处，待水温适宜在药液中浸泡 10 分钟。

【方八】

【药材】土槿皮末 30 克，地榆末 12 克，烧酒 500 毫升。

【功效】适用于头癣。

【用法】将土槿皮末、地榆末加水煮 30 分钟，水开时加入烧酒，擦洗头部。

顽癣方剂部分药材图谱

五加皮	冰片	硼砂	苦参	苍耳	土茯苓	雄黄
藿香	大黄	明矾	皂角	川椒	蛇床子	百部
黄柏	地骨皮	花椒	地肤子	透骨草	白芷	蜈蚣

白癜风

【病因病机】白癜风是一种常见多发的色素性皮肤病。该病以局部或泛发性色素脱失形成白斑为特征，是一种获得性局限性或泛发性皮肤色素脱失症。白癜风的病因到目前为止还不十分清楚，归纳起来有几大因素：遗传因素，精神神经因素，化学因素，酪氨酸、铜离子相对缺乏因素，感染因素，外伤因素等。治疗的常用方剂有以下几种：

【方一】

【药材】补骨脂30克、白蒺藜20克，95% 酒精100毫升。

【功效】适用于白癜风。

【用法】将补骨脂、白蒺藜全部药材浸泡在酒精中，一周后取药液涂搽患处，每日1～2次。

【方二】

【药材】川椒30克，胆矾、白附子各6克，穿山甲10克，骨碎补、补骨脂各60克，威灵仙12克，白酒100毫升。

【功效】适用于白癜风。

【用法】将川椒、胆矾、白附子、穿山甲、骨碎补、补骨脂、威灵仙全部药材浸泡在酒精中，10天后取药液涂搽患处，每日1～2次。

【方三】

【药材】无花果叶子250克，白酒100毫升。

【功效】适用于白癜风。

【用法】将无花果叶子浸泡在酒精中，一周后取药液涂搽患处，每日1～2次。

【方四】

【药材】老生姜100克，苦参150克，50% 酒精100毫升。

【功效】适用于白癜风。

【用法】将老生姜、苦参全部药材浸泡在酒精中，一周后取药液涂搽患处，每日1～2次。

【方五】

【药材】白芷 10 克，75% 酒精 100 毫升。

【功效】适用于白癜风。

【用法】将白芷研末，浸泡在酒精中，一周后取药液涂搽患处，每日 1 ~ 2 次。

【方六】

【药材】补骨脂酊 30%，乌梅 60%，骨碎补 10%，85% 酒精 100 毫升。

【功效】适用于白癜风。

【用法】将补骨脂酊、乌梅、骨碎补全部药物与酒精 1:3 配制，浸泡 2 周后，取药液涂搽患处，每日 1 ~ 2 次。

【方七】

【药材】鲜乌梅 50 克，75% 酒精 100 毫升。

【功效】适用于白癜风。

【用法】将鲜乌梅浸泡在酒精中，2 周后过滤去渣，加二甲基亚砜适量制成乌梅酊，搽患处，1 日 3 次，每次搽 5 分钟。

【方八】

【药材】枸杞子 15 克，何首乌、熟地各 10 克。

【功效】适用于白癜风。

【用法】将枸杞子、何首乌、熟地全部药材加水煮 30 分钟，趁热熏洗患部，并用毛巾蘸取药液敷在患部 10 分钟。

白癜风方剂部分药材图谱

补骨脂

白蒺藜

川椒

苦参

白附子

骨碎补

鲜乌梅

枸杞子

何首乌

熟地

白芷

老姜

疥疮

【病因病机】疥虫是一种永久性寄生螨虫类。寄生于人和哺乳动物的皮肤表皮层内，引起一种有剧烈瘙痒的顽固性皮肤病，称为疥疮。寄生于人体的疥虫为人疥疮。感染方式主要是通过直接接触，如与患者握手、同床睡眠等。患者的衣服、手套、鞋袜等可起间接传播作用。公共浴室的休息更衣间是重要的社会传播场所。治疗的常用方剂有以下几种：

【方一】

【药材】白癣皮、桑白皮、百部、甘草各20克，苦参、蛇床子各15克。

【功效】杀虫止痒。适用于疥疮。

【用法】将白癣皮、桑白皮、百部、甘草、苦参、蛇床子全部药材加水煮30分钟，趁热熏洗患处10分钟，待水温适宜时进行全身泡浴。

【方二】

【药材】地肤子、苦参各60克，花椒20克，百部30克。

【功效】杀虫止痒。适用于疥疮。

【用法】将地肤子、苦参、花椒、百部全部药材加水煮30分钟，趁热熏洗患处10分钟，待水温适宜时进行全身泡浴。

【方三】

【药材】五倍子、地肤子各30克，蛇床子20克，夏枯草15克。

【功效】杀虫止痒。适用于疥疮。

【用法】将五倍子、地肤子、蛇床子、夏枯草全部药材加水煮30分钟，趁热熏洗患处10分钟，待水温适宜时进行全身泡浴。

【方四】

【药材】雄黄、百部、艾叶各30克。

【功效】杀虫止痒。适用于疥疮。

【用法】将雄黄、百部、艾叶全部药材加水煮30分钟，趁热熏洗患处10分钟，待水温适宜时进行全身泡浴。

【方五】

【药材】硫黄、花椒、苦参各30克，白矾90克。

【功效】杀虫止痒。适用于疥疮。

【用法】将硫黄、花椒、苦参、白矾全部药材加水煮30分钟，加入棉籽油300毫升，充分搅拌后擦洗患处。

【方六】

【药材】硫黄、百部各50克，樟脑5克，冰片2克，95%酒精500毫升。

【功效】杀虫止痒。适用于疥疮。

【用法】将硫黄、百部、樟脑、冰片全部药材研末，浸泡在酒精中，浸泡24小时后，取药液涂搽患处，每日3次。

【方七】

【药材】烟叶100克。

【功效】杀虫止痒。适用于疥疮。

【用法】将烟叶加水煮30分钟，用50℃药液擦洗患处3～4次。

【方八】

【药材】桐油90克，硫黄50克，花椒20克。

【功效】杀虫止痒适用于疥疮。

【用法】先将硫黄、花椒研末，桐油煮沸后，将硫黄末和花椒末放入桐油锅内煮10分钟，取药液擦洗患处。

疥疮方剂部分药材图谱

 桑白皮　　 甘草　　 苦参　　 蛇床子　　 冰片

 百部　　 五倍子　　 夏枯草　　 雄黄　　 艾叶

 花椒　　 白矾　　 硫黄　　 地肤子　　 烟叶

带状疱疹

【病因病机】带状疱疹，中医称为"缠腰火龙""缠腰火丹"，俗称"蜘蛛疮""生蛇"。是一种由水痘带状疱疹病毒所引起的急性疱疹性皮肤病。其主要特点为聚集水疱，沿一侧周围神经做簇集带状分布，伴有明显神经痛。治疗的常用方剂有以下几种：

【方一】

【药材】雄黄、明矾各20克，大黄、黄柏、侧柏叶各30克，冰片5克。

【功效】适用于带状疱疹。

【用法】将雄黄、明矾、大黄、黄柏、侧柏叶、冰片全部药材加水煮30分钟，趁热用药液擦洗患处，待水温适宜时进行全身泡浴。

【方二】

【药材】雄黄、白矾各10克，乳香、没药各5克，冰片少许，生石灰水50毫升，香油50毫升。

【功效】适用于带状疱疹。

【用法】将雄黄、白矾、乳香、没药研末，加入冰片、生石灰和香油制成膏状，用药膏擦洗患处。

【方三】

【药材】雄黄、枯矾、密陀僧各15克，乳香、没药各10克，青黛30克。

【功效】适用于带状疱疹。

【用法】将雄黄、枯矾、密陀僧、乳香、没药、青黛全部药材加水煮30分钟，趁热用药液擦洗患处，待水温适宜时进行全身泡浴。

带状疱疹方剂部分药材图谱

| 雄黄 | 大黄 | 侧柏叶 | 乳香 |
| 明矾 | 黄柏 | 冰片 | 没药 |

痱子

【病因病机】痱子又称"热痱""红色粟粒疹"，是由于在高温闷热环境下，出汗过多，汗液蒸发不畅，导致汗管堵塞、汗管破裂，汗液外渗入周围组织而引起。主要表现为小丘疹、小水疱，好发于夏季，多见于排汗调节功能较差的儿童和长期卧床的病人。由于瘙痒而过度搔抓可致继发感染，发生毛囊炎、疖或脓肿。治疗的常用方剂有以下几种：

【方一】

【药材】黄柏、徐长卿、野菊花、地肤子各30克，明矾1克。

【功效】清热燥湿。适用于痱子及暑疖患者。

【用法】将黄柏、徐长卿、野菊花、地肤子、明矾全部药材加水煮30分钟，待水温适宜时进行全身泡浴。也可把药液存放在冰箱，待用时取出药液擦洗患处。

【方二】

【药材】苦参、黄芩、白芷、薄荷、防风各30克，红花20克。

【功效】清热燥湿、芳香化浊、活血止痒。

【用法】将苦参、黄芩、白芷、薄荷、防风、红花全部药材加水煮30分钟，待水温适宜时进行全身泡浴。也可把药液存放在冰箱，待用时取出药液擦洗患处。

【方三】

【药材】痱子草30克，苦参、黄柏、苍术各20克，薄荷6克，藿香15克。

【功效】清暑化湿，清凉解表。

【用法】将全部药材加水煮30分钟，待水温适宜时进行全身泡浴。也可把药液存放在冰箱，待用时取出药液擦洗患处。

痱子方剂部分药材图谱

徐长卿	野菊花	地肤子	明矾	苦参	黄芩	白芷

防风	红花	苦参	黄柏	苍术	薄荷	藿香

湿疹

【病因病机】湿疹，又称"浸淫疮""旋耳疮"，是一种常见的由多种内外因素引起的表皮及真皮浅层的炎症性皮肤病。其具有对称性、渗出性、瘙痒性、多形性和复发性等特点。中医认为湿热累积、内外风湿、热邪侵袭肌肤而生湿疹；又或者饮食不节、过食辛辣、脾失健运而生湿疹。治疗的常用方剂有以下几种：

〔方一〕
【药材】生山楂、生大黄、苦参、芒硝各60克，蝉蜕30克。
【功效】适用于湿疹。
【用法】将生山楂、生大黄、苦参、蝉蜕全部药材加水煮20分钟，水开以后加入芒硝再煮10分钟，趁热熏洗患处，待水温适宜时进行全身泡浴。

〔方二〕
【药材】紫苇、石菖蒲各30克。
【功效】适用于湿疹。
【用法】将紫草、石菖蒲全部药材加水煮30分钟，趁热熏洗患处，待水温适宜时进行全身泡浴。

〔方三〕
【药材】生大黄、川黄连、黄柏、苦参、苍耳子各10克。
【功效】适用于婴儿湿疹。
【用法】将生大黄、川黄连、黄柏、苦参、苍耳子全部药材加水煮30分钟，趁热熏洗患处，待水温适宜时进行全身泡浴。

〔方四〕
【药材】黄柏、苦参、苍术、滑石各15克，蝉蜕、防风、地肤子各9克。
【功效】适用于婴儿湿疹。
【用法】将黄柏、苦参、苍术、滑石、蝉蜕、防风、地肤子全部药材加水煮30分钟，趁热熏洗患处，待水温适宜时进行全身泡浴。

【方五】

【药材】白鲜皮、儿茶、乌梅、五倍子、苦楝子各30克，紫草、黄柏、苦参各9克，枯矾6克。

【功效】适用于湿疹。

【用法】将白鲜皮、儿茶、乌梅、五倍子、苦楝子、紫草、黄柏、苦参、枯矾等全部药材加水煮30分钟，趁热熏洗患处，待水温适宜时进行全身泡浴。

【方六】

【药材】苦参30克，苍术、黄柏、白鲜皮各15克。

【功效】适用于湿疹。

【用法】将苦参、苍术、黄柏、白鲜皮全部药材加水煮30分钟，趁热熏洗患处，待水温适宜时进行全身泡浴。

【方七】

【药材】苦参50克，地肤子、蛇床子、白鲜皮各30克，花椒、黄柏、苍术、大黄、野菊花各15克，生甘草10克。

【功效】适用于湿疹。

【用法】将全部药材加水煮30分钟，趁热熏洗患处，待水温适宜时进行全身泡浴。

【方八】

【药材】地骨皮、白鲜皮、黄柏各30克，土槿皮、牡丹皮各15克，鲜石榴根皮50克。

【功效】适用于湿疹。

【用法】将全部药材加水煮30分钟，趁热熏洗患处，待水温适宜时进行全身泡浴。

湿疹方剂部分药材图谱

生山楂　　大黄　　苦参　　芒硝　　蝉蜕　　紫草　　石菖蒲

苍耳子　　儿茶　　苍术　　滑石　　花椒　　防风　　地肤子

乌梅　　五倍子　　蛇床子　　野菊花　　黄柏

风疹

【病因病机】风疹，中医学称为"风痧""隐疹"。是由风疹病毒引起的一种常见的急性传染病，以发热、全身皮疹为特征，常伴有耳后、枕部淋巴结肿大。中医认为，是感受风热时邪，发于肌肤表层所致。治疗的常用方剂有以下几种：

【方一】

【药材】大蒜苗20克，蝉蜕3克。

【功效】适用于风疹。

【用法】将大蒜苗、蝉蜕全部药材加水煮30分钟，待水温适宜时进行全身泡浴；或者用药液擦洗患处2～3次。

【方二】

【药材】麻黄、蝉蜕、黄柏、乌梅、板蓝根、甘草、生大黄各9克。

【功效】适用于风疹。

【用法】将麻黄、蝉蜕、黄柏、乌梅、板蓝根、甘草、生大黄全部药材加水煮30分钟，待水温适宜时进行全身泡浴；或者用药液擦洗患处2～3次。

【方三】

【药材】浮萍、地肤子各30克，紫草20克。

【功效】适用于风疹。

【用法】将浮萍、地肤子、紫草全部药材加水煮30分钟，待水温适宜时进行全身泡浴；或者用药液擦洗患处2～3次。

风疹方剂部分药材图谱

 大蒜苗

 蝉蜕

 麻黄

 黄柏

 乌梅

 浮萍

 地肤子

 紫草

 板蓝根

 甘草

斑秃

【病因病机】斑秃，俗称"鬼剃头"，是一种骤然发生的、局限性的、斑片状的脱发。其病变处头皮正常，无炎症及自觉症状。本病病程经过缓慢，可自行缓解和复发。遗传、过敏、自身免疫性疾病、神经精神创伤等，都会引起斑秃。治疗的常用方剂有以下几种：

【方一】

【药材】麻子仁 100 克，梧桐叶 30 克。

【功效】清热祛风，养血生发。

【用法】将麻子仁、梧桐叶全部药材加水煮 30 分钟，趁热熏洗头部，熏洗后用毛巾蘸取药液敷在头部 30 分钟，每日 2 次。

【方二】

【药材】当归、黄精、熟地黄各 10 克。

【功效】养血祛风。

【用法】将当归、黄精、熟地黄全部药材加水煮 30 分钟，趁热熏洗头部，熏洗后用毛巾蘸取药液敷在头部 30 分钟，每日 2 次。

【方三】

【药材】祁艾、菊花、藁本、蔓荆子、防风、荆芥各 9 克，薄荷、藿香、甘松各 6 克。

【功效】适用于斑秃。

【用法】将全部药材加水煮 30 分钟，趁热熏洗头部，熏洗后用毛巾蘸取药液敷在头部 30 分钟，每日 2 次。

【方四】

【药材】桑叶、羌活各 4.5 克，川芎、白芷、藁本各 6 克，天麻、甘菊、薄荷各 3 克。

【功效】预防脱发。

【用法】将全部药材加水煮 30 分钟，趁热熏洗头部，熏洗后用毛巾蘸取药液敷在头部 30 分钟，每日 2 次。

【方五】

【药材】甘菊花60克，蔓荆子、侧柏叶、川芎、桑白皮、白芷、细辛、旱莲草各30克。

【功效】清热祛风，养血生发。

【用法】将全部药材加水煮30分钟，趁热熏洗头部，熏洗后用毛巾蘸取药液敷在头部30分钟，每日2次。

【方六】

【药材】柳树枝、芝麻梗、鸡矢藤各30克。

【功效】祛风生发。

【用法】将柳树枝、芝麻梗、鸡矢藤全部药材加水煮30分钟，趁热熏洗头部，熏洗后用毛巾蘸取药液敷在头部30分钟，每日2次。

【方七】

【药材】苦参、黄芩、苍术、白芷、蛇床子、白藓皮、百部、防风、甘草各15克。

【功效】清热，祛风，燥湿。

【用法】将全部药材加水煮30分钟，趁热熏洗头部，熏洗后用毛巾蘸取药液敷在头部30分钟，每日2次。

【方八】

【药材】桑叶、麻叶各30克，米泔水适量。

【功效】适用于脱眉、脱发。

【用法】将桑叶、麻叶、米泔全部药材加水煮30分钟，趁热熏洗头部，熏洗后用毛巾蘸取药液敷在头部30分钟，每日2次。

斑秃方剂部分药材图谱

麻子仁　梧桐叶　当归　黄精　熟地黄　藁本　蔓荆子

防风　荆芥　薄荷　藿香　甘松　羌活　川芎

苦参　天麻　甘菊花　菊花　芝麻梗　侧柏叶　桑白皮

白芷　细辛　旱莲草　桑叶　黄芩　苍术

酒渣鼻

【病因病机】酒渣鼻又称玫瑰痤疮，是一种发生于面部中央，主要以鼻尖、鼻翼为主，其次为颊部、颏部和前额，以红斑、丘疹、毛细血管扩张为主要特征的慢性皮肤病。一般认为，与寄生于毛囊皮脂腺内的一种毛囊螨虫有关。另外，胃肠功能紊乱、内分泌障碍以及体内的慢性感染病灶都可能是酒渣鼻的致病因素。治疗的常用方剂有以下几种：

【方一】

【药材】枇杷叶、霜桑叶、金橘叶各15克。

【功效】清热解毒，活血消肿。

【用法】将枇杷叶、霜桑叶、金橘叶全部药材加水煮30分钟，趁热清洗鼻子，用毛巾蘸取药液敷在脸部10分钟，每日早晚各1次。

【方二】

【药材】百部30克，蛇床子、地榆各10克，75%酒精100毫升。

【功效】活血通络，消肿止痛。

【用法】将百部、蛇床子、地榆全部药材密封浸泡在酒精中5~7天，使用时用棉签蘸药液外搽患处，每日3~5次。

【方三】

【药材】蒲公英、野菊花、鱼腥草、淡竹叶各10克。

【功效】清热解毒，活血消肿。

【用法】将蒲公英、野菊花、鱼腥草、淡竹叶全部药材加水煮30分钟，趁热清洗鼻子，用毛巾蘸取药液敷在脸部10分钟，每日早晚各1次。

酒渣鼻方剂部分药材图谱

枇杷叶

百部

地榆

野菊花

淡竹叶

蛇床子

蒲公英

鱼腥草

鱼鳞病

【病因病机】鱼鳞病是一种由角质细胞分化和表皮屏障功能异常的皮肤疾病，在临床上以全身皮肤鳞屑为特点。鱼鳞病根据发病原因分为获得性鱼鳞病及遗传性鱼鳞病，其中以遗传性鱼鳞病较为常见。其遗传模式多样，包括常染色体显性遗传、常染色体隐性遗传和 X 染色体 – 连锁遗传方式。治疗的常用方剂有以下几种：

【方一】

【药材】苍术 50 克，威灵仙、鸡血藤、杏仁各 30 克。

【功效】适用于鱼鳞病。

【用法】将苍术、威灵仙、鸡血藤、杏仁全部药材加水煮 30 分钟，待水温适宜时进行全身泡浴。

【方二】

【药材】蛇蜕、僵蚕各 50 克，蝉蜕、凤凰衣各 25 克。

【功效】适用于鱼鳞病。

【用法】将蛇蜕、僵蚕、蝉蜕、凤凰衣全部药材加水煮 30 分钟，待水温适宜时进行全身泡浴。

【方三】

【药材】当归、赤白芍、川芎、生地黄、白蒺藜、荆芥穗、防风各 30 克，何首乌、黄芪、甘草各 15 克。

【功效】适用于鱼鳞病。

【用法】将全部药材加水煮 30 分钟，待水温适宜时进行全身泡浴。

鱼鳞病方剂部分药材图谱

 苍术　 威灵仙　 鸡血藤　 杏仁　 防风　 僵蚕　 当归

 赤白芍　 川芎　 生地黄　 白蒺藜　 何首乌　 黄芪　甘草

接触性皮炎

【病因病机】接触性皮炎指人体接触某种物质后，在皮肤或黏膜上因过敏或强烈刺激而发生的一种炎症。其临床特点为在接触部位发生边缘鲜明的皮肤损害，轻者为水肿性红斑，较重者有丘疹、水疱甚至大疱，更严重者则可有表皮松解甚至坏死。中医学认为，邪毒侵入肌肤，加上体内湿热郁结而引发。现代医学认为，本病主要由过敏反应与直接刺激引起。治疗的常用方剂有以下几种：

【方一】

【药材】蒲公英、野菊花各 30 克。

【功效】适用于接触性皮炎。

【用法】将蒲公英、野菊花全部药材加水煮 30 分钟，待药液稍冷时，用毛巾蘸取药液敷在患处 20 分钟，每日 1 ~ 2 次。

【方二】

【药材】桑叶 10 克，生甘草 15 克。

【功效】适用于接触性皮炎。

【用法】将桑叶、生甘草全部药材加水煮 30 分钟，待药液稍冷时，用毛巾蘸取药液敷在患处 20 分钟，每日 1 ~ 2 次。

【方三】

【药材】马齿苋 60 克，黄柏、羊蹄草、绿茶、石苇各 30 克。

【功效】适用于接触性皮炎。

【用法】将马齿苋、黄柏、羊蹄草、绿茶、石苇全部药材加水煮 30 分钟，趁热熏洗患处，待药液稍冷时，用毛巾蘸取药液敷在患处 20 分钟，每日 1 ~ 2 次。

接触性皮炎方剂部分药材图谱

蒲公英　　桑叶　　马齿苋　　绿茶

野菊花　　甘草　　黄柏　　石苇

疣

【病因病机】疣，中医学称之为"疣目""鼠乳""千日疮"，俗称"瘊子"或"坚头肉"。是病毒引起的以细胞增生反应为主的一类皮肤浅表性良性赘生物。症状是皮肤上出现与正常的皮肤颜色相同的或黄褐色的突起，表面干燥而粗糙，不疼不痒，多长在面部、头部或手背等处。常见的有寻常疣、扁平疣、传染性软疣、尖锐湿疣等。治疗的常用方剂有以下几种：

【方一】

【药材】木贼、香附各30克。

【功效】适用于各种疣。

【用法】将木贼、香附全部药材加水煮30分钟，趁热熏洗患处。每日2次，每次30分钟。

【方二】

【药材】香附、莪术各100克，木贼50克，大青叶、板蓝根各60克。

【功效】适用于扁平疣。

【用法】将香附、莪术、木贼、大青叶、板蓝根全部药材加水煮30分钟，趁热熏洗患处。每日2次，每次30分钟。

【方三】

【药材】薏苡仁15克，红花、苍术、藿香、马齿苋各9克，厚朴、白术、甘草各6克，陈皮5克。

【功效】适用于扁平疣。

【用法】将薏苡仁、红花、苍术、藿香、马齿苋、厚朴、白术、甘草、陈皮全部药材加水煮30分钟，趁热熏洗患处。每日2次，每次30分钟。

【方四】

【药材】板蓝根30克，紫草、香附各15克，桃仁9克。

【功效】凉血解毒、理气活血。适用于传染性软疣。

【用法】将板蓝根、紫草、香附、桃仁全部药材加水煮30分钟，趁热熏洗患处。每日2次，每次30分钟。

【方五】

【药材】百部30克，75%的酒精100毫升。

【功效】适用于传染性软疣。

【用法】将百部浸泡在酒精中，一周之后取药液擦洗患处，每日3~4次。

【方六】

【药材】马齿苋30克，苍术、蜂房、苦参、雄黄各10克。

【功效】适用于传染性软疣。

【用法】将马齿苋、苍术、蜂房、苦参、雄黄全部药材加水煮30分钟，趁热熏洗患处。每日2次，每次30分钟。

【方七】

【药材】马齿苋、蒲公英各30克。

【功效】适用于传染性软疣。

【用法】将马齿苋、蒲公英全部药材加水煮30分钟，趁热熏洗患处。每日2次，每次30分钟。

【方八】

【药材】蛇床子、苦参、千里光各30克。

【功效】适用于扁平疣。

【用法】将蛇床子、苦参、千里光全部药材加水煮30分钟，趁热熏洗患处。每日2次，每次30分钟。

疣方剂部分药材图谱

木贼	香附	莪术	薏苡仁	大青	紫草
藿香	马齿苋	厚朴	白术	甘草	陈皮
百部	板蓝根	苍术	蜂房	苦参	桃仁
雄黄	蒲公英	蛇床子	红花	酒精	

雀斑

【病因病机】雀斑，是指发于颜面等处分散的黑褐色斑点。多为圆形或卵圆形，如针尖或米粒大小，呈棕褐色或黑色斑点，不高出皮肤表面。中医认为，本病的发生是火结郁于细小脉络的血分中，复受风邪侵袭，风火之邪相而引起。现代医学认为，雀斑和遗传因素及紫外线照射有关。治疗的常用方剂有以下几种：

【方一】
【药材】茵陈20克，生地榆、老紫草、地肤子、土茯苓各15克，赤芍10克。
【功效】清热凉血，祛斑美容。适用于斑点。
【用法】将全部药材加水煮30分钟，趁热熏洗斑点处，待水温适宜时进行全身泡浴。

【方二】
【药材】银耳、黄芪、白芷、茯苓、玉竹各5克。
【功效】祛斑、滋养肌肤。
【用法】将银耳、黄芪、白芷、茯苓、玉竹全部药材加水煮，直到银耳煮成糊状，待水温适宜时，反复清洗斑点处，并用毛巾蘸取药液进行热敷。

【方三】
【药材】熟地15克，山茱萸、炒丹皮、甘草各10克，茯苓12克，山药30克，升麻、白附子、细辛、巴戟天各3克。
【功效】适用于因肾阴亏损而致的斑点。
【用法】将全部药材加水煮30分钟，趁热熏洗斑点处，待水温适宜时进行全身泡浴。

【方四】
【药材】僵蚕、白附子、白芷、山柰、硼砂各10克，石膏、滑石各16克，白丁香7克，冰片2克。
【功效】祛斑美白。
【用法】将全部药材研末，加牛奶调和，敷在斑点处，早晚各1次，每次15分钟。

【方五】

【药材】当归、桃仁、川芎、白芷、白附子、白及粉各30克。

【功效】祛斑美白。

【用法】将当归、桃仁、川芎、白芷、白附子、白及粉全部药材加水煮30分钟，趁热熏洗斑点处，待水温适宜时进行全身泡浴。

【方六】

【药材】白蔹20克，辛夷9克，冬瓜仁30克，当归15克。

【功效】祛斑养颜。

【用法】当归、辛夷加水煮30分钟，白蔹、冬瓜仁研成粉末，倒入药液中调成糊状，早晚敷在斑点处，每次20分钟。

【方七】

【药材】白附子、白及、白蔹、白茯苓、密陀僧各30克。

【功效】美白祛斑。

【用法】将白附子、白及、白蔹、白茯苓、密陀僧全部药材加水煮30分钟，然后加入珍珠粉调和成糊状，早晚敷在面部，每次20分钟。

【方八】

【药材】白附子、密陀僧、牡蛎、白茯苓、川芎各60克。

【功效】美白祛斑。

【用法】将白附子、密陀僧、牡蛎、白茯苓、川芎全部药材研末，加牛奶调和，敷在斑点处，早晚各1次，每次15分钟。

斑方剂部分药材图谱

茵陈	地榆	老紫草	地肤子	银耳	黄芪	白芷
茯苓	玉竹	熟地	山茱萸	甘草	山药	升麻
细辛	巴戟天	僵蚕	白附子	赤芍	硼砂	石膏
丁香	冰片	当归	桃仁	川芎	辛夷	白蔹

热疮

【病因病机】热疮是指发热后或高热过程中在皮肤黏膜交界处所发生的急性疱疹性皮肤病。中医学认为，本病发于上部者，多为外感风热邪毒，阻于肺胃二经，蕴蒸皮肤而生；发于下部者，多为肝胆二经湿热下注，阻于阴部而成；反复发作者，多为热邪伤津，阴虚内热而成。治疗的常用方剂有以下几种：

【方一】

【药材】辛夷花6克，枇杷叶、栀子、知母各9克，桑叶、黄芩各12克，金银花、白菊花、连翘各15克，生石膏30克，生甘草5克。

【功效】疏风清热。

【用法】将全部药材加水煮30分钟，把药液分成两部分，一部分用于擦洗患处，另一部分待水温适宜时进行全身泡浴，泡浴的同时可以用口鼻吸入蒸汽，效果更好。

【方二】

【药材】龙胆草、栀子、黄柏、车前子、泽泻各12克，柴胡、木通各9克，生甘草5克，生地黄、土茯苓、板蓝根各30克，生薏苡仁15克。

【功效】泻肝火，利湿热。

【用法】将全部药材加水煮30分钟，把药液分成两部分，一部分用于擦洗患处，另一部分待水温适宜时进行全身泡浴，泡浴的同时可以用口鼻吸入蒸汽，效果更好。

【方三】

【药材】虎仗、豌豆、甘草各20克，滑石粉适量。

【功效】适用于热疮。

【用法】将全部药材加水煮30分钟，待水温适宜时进行全身泡浴，泡浴之后用滑石粉涂抹全身。

热疮方剂部分药材图谱

板蓝根　枇杷叶　栀子　知母　桑叶　黄芩　金银花　白菊花

生石膏　生甘草　龙胆草　黄柏　车前子　泽泻　柴胡　木通

脂溢性皮炎

【病因病机】脂溢性皮炎是在皮脂溢出较多部位发生的慢性炎症性皮肤病。病因不甚清楚。目前一些学者认为，本病是在皮脂溢出基础上，皮肤表面正常菌群失调，糠秕马拉色菌感染所致。典型皮损为黄红色斑、斑片或斑丘疹，表面覆油腻性鳞屑，严重时可有渗液；或干性红斑上有灰白色糠秕样鳞屑。治疗的常用方剂有以下几种：

【方一】
【药材】黄柏 100 克。
【功效】适用于溢脂性皮炎。
【用法】将黄柏加水煮 30 分钟，待药液放冷后敷患处。

【方二】
【药材】龙胆草 100 克。
【功效】适用于溢脂性皮炎。
【用法】将龙胆草加水煮 30 分钟，待药液放冷后敷患处。

【方三】
【药材】升麻、苦参各 50 克。
【功效】适用于溢脂性皮炎。
【用法】将升麻、苦参加水煮 30 分钟，待药液放冷后敷患处。

【方四】
【药材】松针 30 克。
【功效】适用于溢脂性皮炎。
【用法】将松针加水煮 30 分钟，取药液洗头部。

脂溢性皮炎方剂部分药材图谱

| 黄柏 | 龙胆草 | 升麻 | 苦参 | 松针 |

妇科、男科、儿科疾病药浴法

少乳

【病因病机】产后乳汁甚少，或逐渐减少，或全无，不能满足宝宝的需求，称为产后缺乳。产后缺乳多发生在产后数天至半个月内，也可发生在整个哺乳期。产后缺乳的病因及发病机制较为复杂。乳母的精神、情绪、营养状况、休息和劳动及乳腺的发育、胎盘功能和全身情况有密切关系。虚者宜补之、实者宜疏而通之。治疗的常用方剂有以下几种：

【方一】

【药材】人参、生黄芪各30克，当归60克，麦冬15克，木通、桔梗各9克。

【功效】适用于产后乳汁少。

【用法】将人参、生黄芪、当归、麦冬、木通、桔梗一起加水煮30分钟，趁热熏洗乳房。

【方二】

【药材】大枣20克，党参10克，覆盆子9克。

【功效】适用于产后乳汁少。

【用法】将党参、覆盆子、大枣这些药材一起加水煮30分钟，趁热熏洗乳房。

【方三】

【药材】王不留行、漏芦、僵蚕、穿山甲各10克，母丁香6克，天花粉15克，猪蹄一对。

【功效】适用于产后乳汁少。

【用法】将王不留行、漏芦、僵蚕、穿山甲、母丁香、天花粉、猪蹄等全部药材加水煮30分钟，趁热熏洗乳房。

少乳方剂部分药材图谱

人参　生黄芪　当归　麦冬　木通　桔梗　党参

王不留行　大枣　僵蚕　穿山甲　母丁香　天花粉　覆盆子

痛经

【病因病机】痛经是指妇女在经期及其前后，出现小腹或腰部疼痛，甚至痛及腰骶。每随月经周期而发，严重者可伴恶心呕吐、冷汗淋漓、手足厥冷，甚至昏厥，给工作及生活带来不良影响。痛经一般分为原发性痛经与继发性痛经两类。中医认为，痛经是经血不畅、气滞血瘀所致，"不通则痛"是中医最根本的观点。治疗的常用方剂有以下几种：

【方一】

【药材】蒲黄、五灵脂、香附、延胡索、当归各20克，赤芍15克，桃仁、没药各10克。

【功效】适用于痛经。

【用法】将蒲黄、五灵脂、香附、延胡索、当归、赤芍、桃仁、没药等全部药材加水煮，40分钟后温泡双足。每日1次，每次30分钟。

【方二】

【药材】益母草30克，没药28克，乳香25克，夏枯草20克，香附18克。

【功效】活血化瘀止痛。

【用法】将益母草、香附、乳香、没药、夏枯草等全部药材一起加水煮，煮约40分钟后再温泡双足。每日1次，每次30分钟。

【方三】

【药材】白芍、当归各20克，川芎、熟地、白术各18克，杜仲15克，黄芪10克，饴糖适量。

【功效】温经散寒止痛。

【用法】将白芍、当归、川芎、熟地、白术、杜仲、黄芪、饴糖等全部药材一起加水煮，40分钟后温泡双足。每日1次，每次30分钟。

【方四】

【药材】肉桂、丁香、乌药、当归各18克，川芎15克，干姜、小茴香各10克，吴茱萸6克。

【功效】活血化瘀止痛。

【用法】将肉桂、丁香、乌药、当归、川芎、干姜、小茴香、吴茱萸等全部药材加水煮，40分钟后再温泡双足。每日1次，每次30分钟。

【方五】

【药材】青皮、乌药、益母草各30克，川芎、红花各10克。

【功效】温经散寒止痛。

【用法】将青皮、乌药、益母草、川芎、红花全部药材一起加水煮，40分钟后温泡双足。每日1次，每次30分钟。

【方六】

【药材】艾叶30克、生姜100克、白酒100毫升。

【功效】活血化瘀止痛。

【用法】将艾叶、生姜、白酒全部药材加水煮，40分钟后温泡双足。每日1次，每次30分钟。

【方七】

【药材】党参、山药、当归、山萸肉、杜仲各10克。

【功效】温经散寒止痛。

【用法】将党参、山药、当归、山萸肉、杜仲全部药材加水煮，40分钟后温泡双足。每日1次，每次30分钟。

【方八】

【药材】蒲黄、五灵脂、益母草、茜草、三七各10克。

【功效】活血化瘀止痛。

【用法】将蒲黄、五灵脂、益母草、茜草、三七全部药材加水煮，40分钟后温泡双足。每日1次，每次30分钟。

痛经方剂部分药材图谱

蒲黄	生姜	香附	延胡	当归	赤芍
没药	夏枯草	白芍	川芎	熟地	白术
丁香	乌药	干姜	小茴香	吴茱萸	青皮
茜草	三七	山药	饴糖	艾叶	杜仲

带下病

【病因病机】带下病又称为白带病，是妇女常见病、多发病。白带病是指带下量明显增多，色、质、气味异常，或伴有全身或局部症状。临床表现为白带增多，绵绵不断，腰痛，神疲等，或见赤白相兼，或五色杂下，或脓浊样，有臭气。造成白带病的原因很多，如滴虫性阴道炎、老年性阴道炎、子宫颈糜烂、子宫内膜炎、宫颈癌等。治疗的常用方剂有以下几种：

【方一】

【药材】蛇床子、防风、透骨草、苦参、川椒、白蒺藜、黄柏、双花、连翘、槐花各10克。

【功效】适用于带下病。

【用法】将蛇床子、防风、透骨草、苦参、川椒、白蒺藜、黄柏、双花、连翘、槐花全部药材加水煮30分钟，倒入盆中，坐浴，每次20分钟。

【方二】

【药材】黄柏、焦苍术各10克，椿皮、土茯苓、生薏苡仁、蒲公英各15克，柴胡8克，生龙骨、牡蛎各30克。

【功效】清热利湿止带。

【用法】将黄柏、焦苍术、椿皮、土茯苓、生薏苡仁、蒲公英、柴胡、生龙骨、牡蛎全部药材加水煮30分钟，倒入盆中，坐浴，每次20分钟。

【方三】

【药材】生薏苡仁50克，忍冬藤、车前草、败酱草、黄柏各12克，苍术、红藤各10克，怀牛膝、生甘草各8克。

【功效】利湿止带。

【用法】将生薏苡仁、忍冬藤、车前草、败酱草、黄柏、苍术、红藤、怀牛膝、生甘草全部药材加水煮30分钟，倒入盆中，坐浴，每次20分钟。

【方四】

【药材】蛇床子、土茯苓各30克，白藓皮、百部各15克，黄柏、枯矾、苦参各10克。

【功效】清热利湿止带。

【用法】将蛇床子、土茯苓、白藓皮、百部、黄柏、枯矾、苦参全部药材加水煮30分钟，倒入盆中，坐浴，每次20分钟。

【方五】

【药材】猪苓、茯苓、泽泻、茵陈、赤芍、丹皮各10克，车前子（包煎）、栀子各8克，黄柏、牛膝各12克。

【功效】清热利湿止带。

【用法】将猪苓、茯苓、泽泻、茵陈、赤芍、丹皮、车前子、栀子、黄柏、牛膝全部药材加水煮30分钟，倒入盆中，坐浴，每次20分钟。

【方六】

【药材】茯苓、麦冬、神曲、竹叶、通草、向日葵杆芯各10克，白糖30克。

【功效】清热利湿止带。

【用法】将茯苓、麦冬、神曲、竹叶、通草、向日葵杆芯、白糖全部药材加水煮30分钟，趁热熏洗患部。

【方七】

【药材】黄连20克，木香15克。

【功效】清化湿热，行气止痛。

【用法】将黄连、木香全部药材一起加水煮30分钟，待水温适宜时进行全身泡浴。

【方八】

【药材】白术、党参、云苓各20克，山药30克，莲子24克，车前子12克，苍术、芡实、白果各15克，大枣6枚，升麻、柴胡各10克，陈皮、炙甘草各8克。

【功效】清热利湿止带。

【用法】将全部药材加水煮30分钟，倒入盆中，坐浴，每次20分钟。

带下病方剂部分药材图谱

蛇床子	防风	透骨草	苦参	川椒	蒲公英	连翘
槐花	焦苍术	椿皮	土茯苓	红藤	柴胡	牡蛎
忍冬藤	车前草	败酱草	神曲	竹叶	通草	猪苓
茵陈	栀子	麦冬	黄柏	白果	百部	海螵蛸

盆腔炎

【病因病机】盆腔炎是指女性盆腔、生殖器官（包括子宫、输卵管、卵巢）、盆腔腹膜和子宫周围的结缔组织发生炎症，可一处或几处同时发病，是妇女常见病之一。统称之为盆腔炎。主要病症为：月经失调，下腹坠痛，不孕等。产后或流产后感染，经期卫生不良，性生活紊乱等，都可引起盆腔炎。治疗的常用方剂有以下几种：

【方一】
【药材】生地、熟地、苦参、知母各15克，黄肉、茯苓、泽泻、赤芍各10克，甘草5克。
【功效】滋阴补肾，清利温热。
【用法】将全部药材加水煮30分钟，趁热熏洗阴部，待水温适宜时进行全身泡浴。

【方二】
【药材】金银花、连翘、红藤、败酱草、赤芍、丹皮各15克，薏苡仁12克，延胡索10克，生甘草6克。
【功效】清热利湿，化瘀止痛。
【用法】将全部药材加水煮30分钟，趁热熏洗阴部，待水温适宜时进行全身泡浴。

【方三】
【药材】水牛角粉（冲服）、生地、麦冬、玄参、金银花、连翘、丹参各15克，黄连10克，竹叶心6克。
【功效】清营凉血，透热解毒。
【用法】将全部药材加水煮30分钟，趁热熏洗阴部，待水温适宜时进行全身泡浴。

盆腔炎方剂部分药材图谱

生地　熟地　苦参　知母　茯苓　泽泻　赤芍　甘草

金银花　连翘　红藤　丹皮　败酱草　薏苡仁　麦冬　玄参

外阴瘙痒

【病因病机】外阴瘙痒是各种不同病变所引起的一种症状，常见原因有外界刺激，外阴局部疾病、全身性疾病、精神因素、饮食因素等。瘙痒多位于阴道内、阴蒂、小阴唇，也可波及大阴唇、会阴甚至肛周等皮损区，常系阵发性发作，也可持续性，一般夜间加剧。导致外阴瘙痒的病原很多，如蛲虫、滴虫、疥虫、真菌和细菌等。治疗的常用方剂有以下几种：

【方一】

【药材】芒硝25克，苦参、生黄柏各30克，蛇床子、地肤子、白藓皮各20克，川椒15克。

【功效】清热解毒、祛湿止痒。

【用法】将芒硝、苦参、生黄柏、蛇床子、地肤子、白藓皮、川椒全部药材加水煮30分钟，趁热熏洗患处，每次20分钟。

【方二】

【药材】马鞭草30克，土槿皮10克，艾叶20克，川椒6克。

【功效】适用于阴部瘙痒。

【用法】将马鞭草、土槿皮、艾叶、川椒全部药材加水煮30分钟，趁热熏洗患处，每次20分钟。

【方三】

【药材】蛇床子、苦参、金银花、枯矾各30克，川椒15克。

【功效】清热解毒。

【用法】将蛇床子、苦参、金银花、枯矾、川椒全部药材加水煮30分钟，趁热熏洗患处，每次20分钟。

【方四】

【药材】蛇床子50克，白矾6克。

【功效】适用于阴部瘙痒。

【用法】将蛇床子、白矾全部药材加水煮30分钟，趁热熏洗患处，每次20分钟。

【方五】

【药材】狼牙、蛇床子各100克。

【功效】适用于阴部瘙痒。

【用法】将狼牙、蛇床子全部药材加水煮30分钟，趁热熏洗患处，每次20分钟。

【方六】

【药材】龙胆草、栀子各10克，车前草30克。

【功效】清热除湿止痒。

【用法】将龙胆草、栀子、车前草全部药材加水煮30分钟，趁热熏洗患处，每次20分钟。

【方七】

【药材】苦参、黄柏各10克，车前子12克。

【功效】除湿止痒。

【用法】将苦参、黄柏、车前子全部药材加水煮30分钟，趁热熏洗患处，每次20分钟。

【方八】

【药材】蛇床子、地肤子各12克，蒲公英、苦参、生大黄各9克，威灵仙10克，白藓皮20克，枯矾6克，薄荷5克，木槿皮30克。

【功效】除湿止痒。

【用法】将全部药材加水煮30分钟，趁热熏洗患处，每次20分钟。

阴部瘙痒方剂部分药材图谱

芒硝

苦参

生黄柏

蛇床子

地肤子

艾叶

金银花

白矾

龙胆草

川椒

蒲公英

生大黄

威灵仙

车前草

乳腺增生

【病因病机】乳腺增生即乳腺小叶增生，是乳腺的常见良性病变。中年妇女多见，它不是炎症，更不是肿瘤，而是机体对内分泌不平衡所起的生理性反应，是乳腺正常结构的错乱。乳腺增生真正的发病原因还不明确，目前多认为与内分泌失调及精神、环境因素等有关。治疗的常用方剂有以下几种：

【方一】

【药材】香附20克，路路通30克，郁金10克，金橘叶15克。

【功效】适用于乳腺增生。

【用法】将香附、路路通、郁金、金橘叶全部药材加水煮30分钟，趁热熏洗乳房。

【方二】

【药材】党参30克，茯苓12克，炒白术、川芎、当归、熟地、醋香附、枳壳、乌药、延胡索、青皮、陈皮、肉桂、赤芍、姜厚朴、炙甘草各10克。

【功效】适用于乳腺增生。

【用法】将全部药材加水煮30分钟，趁热熏洗乳房。

【方三】

【药材】白芍40克，炙甘草、海藻各8克，黑附片10克（先煎）。

【功效】适用于乳腺增生。

【用法】将白芍、炙甘草、海藻、黑附片全部药材加水煮30分钟，趁热熏洗乳房。

乳腺增生方剂部分药材图谱

 香附　 路路通　 郁金　 白术　 川芎　 当归　 熟地

 枳壳　 乌药　青皮　 陈皮　 肉桂　赤芍　 炙甘草

子宫脱垂

【病因病机】子宫脱垂是指支撑子宫的组织受损伤或薄弱，致使子宫从正常位置沿阴道下降，子宫颈外口于坐骨棘水平以下，甚至子宫全部脱出阴道口外的一种生殖伴邻近器官变位的综合征。中医认为，本病病机为正虚，分为气虚、肾虚或虚中挟实三种证型。神疲气馁、小腹下坠者，多属气虚；经常腰酸膝软，腹坠溲勤者，多属肾虚；脱垂的子宫表面溃烂，带下淋漓者，乃兼挟湿热。治疗的常用方剂有以下几种：

【方一】

【药材】黄柏、枳壳各15克，石榴皮18克，明矾40克，五倍子20克。

【功效】适用于子宫脱垂。

【用法】将黄柏、枳壳、石榴皮、明矾、五倍子全部药材加水煮30分钟，趁热熏洗患部。

【方二】

【药材】枳壳、乌梅各100克。

【功效】适用于子宫脱垂。

【用法】将枳壳、乌梅全部药材加水煮30分钟，趁热熏洗患部。

【方三】

【药材】蒲公英、紫花地丁、苦参、白矾各10克，蛇床子、升麻、防风、艾叶各12克，雄黄6克。

【功效】适用于子宫脱垂。

【用法】将蒲公英、紫花地丁、苦参、白矾、蛇床子、升麻、防风、艾叶、雄黄全部药材加水煮30分钟，趁热熏洗患部。

【方四】

【药材】白胡椒、附子、白芍、肉桂、党参各20克，五味子、椿根白皮各100克。

【功效】适用于子宫脱垂。

【用法】将白胡椒、附子、白芍、肉桂、党参、五味子、椿根白皮全部药材加水煮30分钟，趁热熏洗患部。

【方五】

【药材】金银花、紫花地丁、蒲公英、苦参、黄连、黄柏、蛇床子、枯矾各10克。

【功效】适用于子宫脱垂。

【用法】将金银花、紫花地丁、蒲公英、苦参、黄连、黄柏、蛇床子、枯矾全部药材加水煮30分钟，倒入盆中，坐浴，每次20分钟。

【方六】

【药材】蛇床子、白藓皮各20克，紫背浮萍、大蒜各30克。

【功效】适用于子宫脱垂。

【用法】将蛇床子、白藓皮、紫背浮萍、大蒜全部药材加水煮30分钟，倒入盆中，坐浴，每次20分钟。

【方七】

【药材】生枳壳、益母草、川黄柏、金银花各15克，蛇床子、紫草根各9克。

【功效】适用于子宫脱垂。

【用法】将生枳壳、益母草、川黄柏、金银花、蛇床子、紫草根全部药材加水煮30分钟，倒入盆中，坐浴，每次20分钟。

【方八】

【药材】麻黄、小茴香各6克，炒枳壳12克，透骨草9克。

【功效】适用于子宫脱垂。

【用法】将麻黄、小茴香、炒枳壳、透骨草全部药材加水煮30分钟，倒入盆中，坐浴，每次20分钟。

子宫脱垂方剂部分药材图谱

黄柏　枳壳　白矾　黄连　麻黄　金银花

白芍　党参　艾叶　益母草　附子　升麻

透骨草　蛇床子　五倍子　蒲公英　乌梅　石榴皮

乳痈

【病因病机】乳痈系指乳房红肿热痛，乳汁排出不畅，以致结脓成痈的急性化脓性病症。多发于产后哺乳的产妇，尤其是初产妇更为多见。中医认为，乳痈多由产妇情志不畅、肝气不舒，加之饮食厚味、胃中积热、肝胃失和、肝气不得疏泄，与阳明之热蕴结，以致经络阻塞、乳络失宣、气血瘀滞而成痈肿。治疗的常用方剂有以下几种：

【方一】

【药材】葱白 25 克。

【功效】通阳行气、通络止痛。

【用法】葱白切细后加入适量热水，熏洗患侧乳房。

【方二】

【药材】葱白 500 克，麦芽 50 克。

【功效】行气通络。

【用法】将葱白、麦芽全部药材加水煮 30 分钟，趁热熏洗患侧乳房。

【方三】

【药材】金银花、野菊花、蒲公英各 20 克。

【功效】清热解毒、通络止痛。

【用法】将金银花、野菊花、蒲公英全部药材加水煮 30 分钟，趁热熏洗患侧乳房。

【方四】

【药材】红藤 60 克，蒲公英、败酱草、全瓜蒌各 30 克，大青叶、茵陈、萹蓄、淡豆豉、知母、柴胡、川贝母、土鳖虫、炒蒲黄各 10 克，王不留行、夏枯草各 20 克，三七粉 3 克，薤白 12 克，水蛭 6 克。

【功效】清湿排毒，通瘀活络。

【用法】将全部药材加水煮 30 分钟，趁热熏洗患侧乳房。

【方五】

【药材】蒲公英150克，金银花15克，黄酒2杯。

【功效】清热解毒、通络止痛。

【用法】将蒲公英、金银花、黄酒全部药材加水煮30分钟，趁热熏洗患侧乳房。

【方六】

【药材】金银花、忍冬藤、夏枯草、天花粉、瓜蒌皮各15克，蒲公英、柴胡、白芷、浙贝母、川楝子各10克，青皮、陈皮各6克。

【功效】清热解毒、通络止痛。

【用法】将全部药材加水煮30分钟，趁热熏洗患侧乳房。

【方七】

【药材】蒲公英15克，全瓜蒌12克，连翘、当归各10克，青皮、橘叶、川贝母各6克，柴胡、生甘草各3克。

【功效】疏肝清胃，下乳消痈。

【用法】将全部药材加水煮30分钟，趁热熏洗患侧乳房。

【方八】

【药材】牛蒡子、柴胡、青皮、陈皮、黄芩、栀子、天花粉、皂角刺各10克，瓜蒌15克，金银花30克，连翘12克，生甘草6克。

【功效】清热解毒、通络止痛。

【用法】将全部药材加水煮30分钟，趁热熏洗患侧乳房。

腰痛方剂部分药材图谱

麦芽	野菊花	知母	红藤	王不留行	金银花
天花粉	陈皮	连翘	当归	生甘草	栀子
夏枯草	柴胡	青皮	萹蓄	水蛭	忍冬藤

遗尿

【病因病机】遗尿，又称"尿床"，是指3岁以上的小儿在睡眠中不知不觉地将小便尿在床上。3岁以下的小儿由于正常的排尿习惯尚未养成，而产生尿床者不属于病理现象。中医认为，儿童遗尿，多为先天肾气不足，下元虚冷所致。如肾与膀胱之气俱虚，不能制约水道，因而发生遗尿。各种疾病引起的脾肺虚损，气虚下陷，也可以出现遗尿症。治疗的常用方剂有以下几种：

【方一】

【药材】金樱子、生牡蛎、鹿角霜各15克，核桃仁5枚，当归20克。

【功效】适用于遗尿。

【用法】将金樱子、生牡蛎、鹿角霜、核桃仁、当归全部药材加水煮30分钟，水温适宜时进行足浴，每日25分钟以上。

【方二】

【药材】炙麻黄、五味子、山药、益智仁各10克。

【功效】适用于遗尿。

【用法】将炙麻黄、五味子、山药、益智仁全部药材加水煮，40分钟后温泡双足。每日1次，每次30分钟。

【方三】

【药材】川续断、狗脊、女贞子各30克，党参、茯苓各20克，甘草5克。

【功效】适用于遗尿。

【用法】将川续断、狗脊、女贞子、党参、茯苓、甘草全部药材加水煮，40分钟后温泡双足。每日1次，每次30分钟。

遗尿方剂部分药材图谱

 金樱子
 生牡蛎
 鹿角霜
 胡桃仁
 当归
 炙麻黄
 五味子

 川续断
 狗脊
 女贞子
 党参
 茯苓
 甘草
 山药

不孕症

【病因病机】不孕症是指以育龄期女子婚后或末次妊娠后，夫妇同居 2 年以上，男方生殖功能正常，未避孕而不受孕为主要表现的疾病。不孕症发病率的递增趋势可能与晚婚、晚育、人工流产、性传播疾病等相关。常见的有卵巢性不孕、外阴阴道性不孕、宫颈性不孕、子宫性不孕、输卵管性不孕、染色体异常性不孕、免疫性不孕。治疗的常用方剂有以下几种：

【方一】

【药材】白芷、五灵脂、青盐各 6 克，麝香 0.3 克。

【功效】温肾暖宫，活血通络。适用于胞宫虚寒，经脉瘀阻所致的不孕症。

【用法】将全部药材加水煮 30 分钟，趁热熏洗腹部，待水温适宜时进行全身泡浴。

【方二】

【药材】泽兰、当归、红花、赤芍、丹参、香附、芜蔚子各 10 克。

【功效】活血化瘀、行气通滞，适用于继发性经闭、排卵不畅所致的不孕症。

【用法】将全部药材加水煮 30 分钟，趁热熏洗腹部，待水温适宜时进行全身泡浴。

【方三】

【药材】大附子、大茴香、小茴香、公丁香、母丁香、木香、升麻、五味子、甘遂各 3 克，沉香、麝香各 0.5 克，艾叶 5 克。

【功效】温经暖宫，通脉消癥。适用于宫寒不孕症。

【用法】将全部药材加水煮 30 分钟，趁热熏洗腹部，待水温适宜时进行全身泡浴。

不孕症方剂部分药材图谱

| 白芷 | 五灵脂 | 麝香 | 泽兰 | 当归 | 赤芍 | 丹参 |

| 香附 | 大茴香 | 红花 | 小茴香 | 母丁香 | 木香 | 升麻 |

更年期综合征

【病因病机】更年期是指妇女从生育期向老年期过渡的一段时期，是卵巢功能逐渐衰退的时期。始于 40 岁，历时 10～20 年，绝经是重要标志。在此期间，因性激素分泌量减少，出现以自主神经功能失调为主的症候群，称更年期综合征。营养不良、精神情绪不稳定及手术、放射治疗使卵巢功能丧失，雌激素水平下降迅速者发病率高，且症状亦较严重。目前治疗效果较好。治疗的常用方剂有以下几种：

【方一】

【药材】柴胡 6 克，龙骨、牡蛎各 30 克，生大黄、黄芪、川桂枝、制半夏各 9 克，炙甘草 3 克。

【功效】适用于更年期综合征。

【用法】将柴胡、龙骨、牡蛎、生大黄、黄芪、川桂枝、制半夏、炙甘草全部药材加水煮 30 分钟，待水温适宜时进行全身泡浴。

【方二】

【药材】仙茅、知母、淫羊藿、黄柏皮各 10 克，当归 6 克，巴戟天 15 克，红糖、白糖各 30 克。

【功效】适用于更年期综合征。

【用法】将仙茅、知母、淫羊藿、黄柏皮、当归、巴戟天、红糖、白糖全部药材加水煮 30 分钟，待水温适宜时进行全身泡浴。

【方三】

【药材】玄参、丹参、党参、柏子仁、酸枣仁、茯苓、浮小麦、白芍各 10 克，生地、熟地各 12 克，当归 3 克，延胡索 6 克，龙骨、牡蛎各 15 克，五味子、桔梗、天冬、麦冬、远志各 5 克。

【功效】适用于更年期综合征。

【用法】将全部药材加水煮 30 分钟，待水温适宜时进行全身泡浴。

【方四】

【药材】黄连 3 克，麦冬、白芍、白薇、丹参各 9 克，龙骨 15 克，枣仁 9 克。

【功效】适用于更年期综合征。

【用法】将黄连、麦冬、白芍、白薇、丹参、龙骨、枣仁全部药材加水煮 30 分钟，待水温适宜时进行全身泡浴。

【方五】

【药材】郁金、三棱、莪术、大黄、肉苁蓉、巴戟天各10克，丹参30克。

【功效】适用于更年期综合征。

【用法】将郁金、三棱、莪术、大黄、肉苁蓉、巴戟天、丹参全部药材加水煮30分钟，待水温适宜时进行全身泡浴。

【方六】

【药材】小麦30克，红枣10枚，甘草10克。

【功效】适用于更年期综合征。

【用法】将小麦、红枣、甘草全部药材加水煮30分钟，待水温适宜时进行全身泡浴。

【方七】

【药材】炒酸枣仁12克，柏子仁5克，珍珠母20克。

【功效】适用于更年期综合征。

【用法】将炒酸枣仁、柏子仁、珍珠母全部药材加水煮30分钟，待水温适宜时进行全身泡浴。

【方八】

【药材】浮小麦30克，煅龙骨、煅牡蛎各15克，白芍、淫羊藿、钩藤各12克，柴胡、黄芩、当归各9克，桂枝、五味子、黄柏、甘草各6克。

【功效】适用于更年期综合征。

【用法】将全部药材加水煮30分钟，待水温适宜时进行全身泡浴。

更年期综合症方剂部分药材图谱

柴胡	牡蛎	黄芪	生大黄	炙甘草	巴戟天
天冬	麦冬	党参	黄连	生地	白芍
丹参	五味子	玄参	知母	茯苓	三棱

疝气

【病因病机】疝气，即人体组织或器官一部分离开了原来的部位，通过人体间隙、缺损或薄弱部位进入另一部位，俗称"小肠疝气"。分为脐疝、腹股沟直疝、斜疝、切口疝、手术复发疝、白线疝、股疝等。疝气多是因为咳嗽、喷嚏、用力过度、腹部松弛、用力排便、妇女妊娠、小儿过度啼哭、老年腹壁强度退行性变等原因引起。治疗的常用方剂有以下几种：

【方一】

【药材】马鞭草 120 克。

【功效】适用于血疝（指血液淤积于阴囊，导致阴囊肿大的疾病，多为阴囊直接受暴力或手术止血不慎所致）。

【用法】将全部药材加水煮 30 分钟，趁热熏洗阴囊，待水温适宜时，进行坐浴 20 分钟。

【方二】

【药材】白矾 30 克，雄黄 15 克，生黄柏 21 克，橘叶 10 克，葱白 10 根。

【功效】适用于疝气。

【用法】将白矾、雄黄、生黄柏、橘叶、葱白全部药材加水煮 30 分钟，趁热熏洗阴囊，待水温适宜时，进行坐浴 20 分钟。

【方三】

【药材】雄黄 3 克，白矾 60 克，甘草 30 克。

【功效】适用于疝气。

【用法】将雄黄、白矾、甘草全部药材加水煮 30 分钟，趁热熏洗阴囊，待水温适宜时，进行坐浴 20 分钟。

疝气方剂部分药材图谱

马鞭草　　白矾　　雄黄　　生黄柏　　橘叶　　葱白　　甘草

早泄

【病因病机】早泄是指阴茎插入阴道后，在女性尚未达到性高潮，或尚未插入阴道，提早射精而出现的性交不和谐障碍。临床上对阴茎勃起未进入阴道即射精，诊断为早泄。而能进入阴道进行性交者，如果没有抽动几下就很快射精，也定义为早泄。现代医学认为，早泄与精神因素、肌肉紧张等有关，导致早泄的原因主要分为心理性和生理性两大部分。治疗的常用方剂有以下几种：

【方一】

【药材】蛇床子、五倍子各20克，淫羊藿30克。

【功效】适用于早泄。

【用法】将全部药材加水煮30分钟，待水温适宜时浸泡阴茎30分钟，同时用拇指、示指、中指垂直挤压阴茎龟头30次，使阴茎胀大。一周3次。

【方二】

【药材】生姜10克，麻椒20克。

【功效】适用于早泄。

【用法】将全部药材加水煮30分钟，待水温适宜时浸泡阴茎30分钟，同时用拇指、示指、中指垂直挤压阴茎龟头30次，使阴茎胀大。一周3次。

【方三】

【药材】熟地、山茱萸各20克，山药、泽泻、茯苓各15克，丹皮、乌梅肉各9克。

【功效】适用于早泄。

【用法】将全部药材加水煮30分钟，趁热熏洗阴部，待水温适宜时进行全身泡浴。

早泄方剂部分药材图谱

 生姜
 麻椒
 蛇床子
 五倍子
 熟地

 茯苓
 山药
 乌梅肉
 泽泻
 山茱萸

阳痿

【病因病机】阳痿是指男性在性生活时，阴茎不能勃起或勃起不坚或坚而不久，不能完成正常性生活，或阴茎根本无法插入阴道进行性交。阳痿又称"阳事不举"等，是最常见的男子性功能障碍性疾病。勃起功能障碍根据发病原因，可分为心理性勃起功能障碍和器质性勃起功能障碍。器质性勃起功能障碍主要包括血管性、神经性、内分泌性、糖尿病性、阴茎海绵体纤维化性等。治疗的常用方剂有以下几种：

【方一】

【药材】菟丝子、蛇床子、韭菜子、棉花子、仙茅、淫羊藿、巴戟天、阳起石、补骨脂、大小茴香各10克。

【功效】温肾壮阳。

【用法】将全部药材加水煮30分钟，趁热熏洗阴部，待水温适宜时进行全身泡浴。

【方二】

【药材】巴戟天、淫羊藿、金樱子、胡芦巴各20克，阳起石25克，柴胡15克。

【功效】温肾壮阳。

【用法】将阳起石先煎30分钟，然后去渣加入其余药物煎煮30分钟，趁热用毛巾蘸取药液擦洗小腹部，每次20分钟，每日2次。

【方三】

【药材】蛇床子20克，菟丝子15克，淫羊藿25克。

【功效】温肾壮阳。

【用法】将蛇床子、菟丝子、淫羊藿全部药材加水煮30分钟，趁热熏洗腹部，待水温适宜时进行全身泡浴。

【方四】

【药材】丁香、肉桂、露蜂房、川椒、煅牡蛎、吴茱萸、马兰花、蛇床子、桃仁、红花、木鳖子、硫黄、干姜各30克。

【功效】温阳散寒、活血通络。

【用法】将全部药材加水煮30分钟，趁热熏洗阴部、腹部，待水温适宜时进行全身泡浴。

【方五】

【药材】苦参、蛇床子各 60 克，黄柏、龙胆草、荆芥、海风藤各 30 克，百部、白藓皮、夜交藤各 15 克。

【功效】适用于阳痿伴阴囊发痒及湿疹者。

【用法】将全部药材加水煮 30 分钟，趁热熏洗阴部，待水温适宜时进行全身泡浴。

【方六】

【药材】菟丝子、何首乌各 30 克，构杞子 40 克，淫羊藿 10 克，阳起石 15 克。

【功效】温肾壮阳。

【用法】将阳起石先煎 30 分钟，然后去渣加入其余药物煎煮 30 分钟，趁热用毛巾蘸取药液擦洗小腹部，每次 20 分钟，每日 2 次。

【方七】

【药材】牡蛎粉、蛇床子、干荷叶、浮萍草各 30 克。

【功效】潜阳固涩，温阳通脉。

【用法】将牡蛎粉、蛇床子、干荷叶、浮萍草全部药材加水煮 30 分钟，趁热熏洗阴部，待水温适宜时进行全身泡浴。

【方八】

【药材】生姜 100 克，文时 50 克。

【功效】温肾壮阳。

【用法】将生姜、文时全部药材加水煮 30 分钟，趁热熏洗腹部、腰部，待水温适宜时进行全身泡浴。

阳痿方剂部分药材图谱

蛇床子	巴戟天	百部	柴胡	丁香	肉桂
红花	何首乌	干姜	马兰花	吴茱萸	海风藤
荆芥	韭菜子	补骨脂	煅牡蛎	桃仁	龙胆草

阴茎包皮炎

【病因病机】阴茎包皮炎，是指阴茎头与包皮同时感染而引起的疾病。临床表现为：局部常有潮湿、红肿、疼痛、瘙痒，甚至发生糜烂及浅小溃疡，并有黄色脓性或乳白色臭味分泌物出现，伴有特殊臭味，严重时可出现阴茎头坏死。引起阴茎头包皮炎的主要原因是包茎或包皮过长。另外，不洁性交，药物刺激或过敏，也是致病的原因。治疗的常用方剂有以下几种：

【方一】

【药材】威灵仙 15 克。

【功效】清热祛湿、消肿止痛。

【用法】将全部药材加水煮 30 分钟，趁热熏洗阴部，待水温适宜时进行全身泡浴。

【方二】

【药材】黄柏 100 克。

【功效】清热除湿、解毒敛疮。

【用法】将全部药材加水煮 30 分钟，趁热熏洗阴部，待水温适宜时进行全身泡浴。

【方三】

【药材】苦参 30 克，蛇床子 20 克，川黄柏 15 克，荆芥、生苍术各 12 克。

【功效】清热燥湿、解毒消肿。

【用法】将苦参、蛇床子、川黄柏、荆芥、生苍术全部药材加水煮 30 分钟，趁热熏洗阴部，待水温适宜时进行全身泡浴。

【方四】

【药材】蛇床子、黄芩、金银花、苦参各 30 克，黄连、紫草、香附各 20 克，鱼腥草 50 克，大黄、川芎、芒硝各 10 克，甘草 15 克，冰片 4 克。

【功效】适用于阴茎包皮炎。

【用法】除芒硝外，其他药材加水煮 30 分钟，然后加入芒硝，趁热熏洗阴部，待水温适宜时进行全身泡浴。

【方五】
【药材】土茯苓30克，金银花、苦参、蛇床子、芒硝各20克，明矾、冰片各3克。
【功效】适用于阴茎包皮炎。
【用法】将全部药材加水煮30分钟，趁热熏洗阴部，待水温适宜时进行全身泡浴。

【方六】
【药材】千里光、土茯苓各30克，大黄、黄柏各20克，枯矾、白及、车前草各15克。
【功效】适用于阴茎包皮炎。
【用法】将全部药材加水煮30分钟，趁热熏洗阴部，待水温适宜时进行全身泡浴。

【方七】
【药材】生地、黄柏各30克，蛇床子、苦参各10克。
【功效】适用于阴茎包皮炎。
【用法】将生地、黄柏、蛇床子、苦参全部药材加水煮30分钟，趁热熏洗阴部，待水温适宜时进行全身泡浴。

【方八】
【药材】黄柏、土槿皮、百部各15克，苦参20克，硼砂、明雄黄、玄明粉（冲兑）各6克。
【功效】清热解毒、燥湿敛疮。
【用法】将全部药材加水煮30分钟，趁热熏洗阴部，待水温适宜时进行全身泡浴。

阴茎包皮炎方剂部分药材图谱

威灵仙　黄柏　苦参　蛇床子　荆芥　生苍术　黄芩

黄连　紫草　香附　鱼腥草　川芎　芒硝　生地

土茯苓　百部　明矾　明雄黄　白及　车前草　金银花

大黄　硼砂　玄明粉　甘草　冰片

厌食

【病因病机】小儿厌食症是指长期的食欲减退或消失，以食量减少为主要症状，是一种慢性消化功能紊乱综合征，是儿科常见病、多发病，1～6岁小儿多见，且有逐年上升趋势。严重者可导致营养不良、贫血、佝偻病及免疫力低下，出现反复呼吸道感染，对儿童生长发育、营养状态和智力发展也有不同程度的影响。治疗的常用方剂有以下几种：

【方一】

【药材】槟榔40克，高良姜20克。

【功效】适用于小儿厌食症。

【用法】将槟榔、高良姜全部药材加水煮30分钟，趁热洗浴腹部，待水温适宜时进行全身泡浴。

【方二】

【药材】连翘、橘皮各40克，土茯苓20克。

【功效】适用于小儿厌食症。

【用法】将连翘、橘皮、土茯苓全部药材加水煮30分钟，待水温适宜时进行全身泡浴。

【方三】

【药材】藿香、吴茱萸、山药、车前子、木香、丁香各10克。

【功效】适用于小儿厌食症。

【用法】将藿香、吴茱萸、山药、车前子、木香、丁香全部药材加水煮30分钟，待水温适宜时进行全身泡浴。

【方四】

【药材】茯苓、藿香、焦曲、焦谷、稻芽各10克，木香、川厚朴、川黄连、砂仁、鸡内金各3克，栀子6克。

【功效】适用于小儿厌食症。

【用法】将全部药材加水煮30分钟，待水温适宜时进行全身泡浴。

【方五】

【药材】沙参、麦冬、扁豆、玉竹、天花粉各10克，山楂、麦芽、鸡内金各7.5克，百合15克。

【功效】适用于小儿厌食症。

【用法】将全部药材加水煮30分钟，待水温适宜时进行全身泡浴。

【方六】

【药材】北条参10克，炒白术、炒枳壳、乌梅各6克，炒扁豆、炒薏苡仁、槟榔、莲米各8克，焦三仙18克，砂仁、胡黄连各3克。

【功效】适用于小儿厌食症。

【用法】将全部药材加水煮30分钟，待水温适宜时进行全身泡浴。

【方七】

【药材】鲜石斛、麦冬各12克，玉竹9克，北沙参15克，山药10克。

【功效】适用于小儿厌食症。

【用法】将鲜石斛、麦冬、玉竹、北沙参、山药全部药材加水煮30分钟，待水温适宜时进行全身泡浴。

【方八】

【药材】白术、莱菔子各10克，神曲、枳实、山楂各6克，谷芽、麦芽各12克，陈皮3克。

【功效】适用于小儿厌食症。

【用法】将白术、莱菔子、神曲、枳实、山楂、谷芽、麦芽、陈皮全部药材加水煮30分钟，待水温适宜时进行全身泡浴。

厌食方剂部分药材图谱

槟榔	高良姜	连翘	橘皮	土茯苓	山药	车前子
木香	丁香	焦谷	稻芽	天花粉	砂仁	鸡内金
栀子	沙参	麦冬	扁豆	玉竹	麦芽	百合
炒白术	炒枳壳	乌梅	炒薏苡仁	吴茱萸	山楂	

儿童泄泻

【病因病机】婴幼儿泄泻，即小儿消化不良，是儿科常见病、多发病。以夏秋季节多发，症状为：大便次数每天数次至十几次，呈稀糊状、蛋花汤样或水样，伴泡沫或带奶块，有时候伴有轻度的呕吐。中医学认为，脾胃为后天之本，主运化水谷和输布精微，为气血生化之源。小儿对疾病的抵抗力较差，寒暖不能自调，易为饮食所伤，故以脾胃病症较为多见。治疗的常用方剂有以下几种：

【方一】

【药材】黄芪、白术、藿香、佩兰各15克。

【功效】补脾益气、甘温除热。

【用法】将黄芪、白术、藿香、佩兰全部药材加水煮30分钟，水温适宜时进行足浴，每日25分钟以上。

【方二】

【药材】覆盆子、菟丝子、桑蛸、海蛸、乌梅各30克。

【功效】适用于儿童泄泻。

【用法】将覆盆子、菟丝子、桑蛸、海蛸、乌梅全部药材加水煮30分钟，水温适宜时进行足浴，每日25分钟以上。

【方三】

【药材】凤尾草、仙鹤草、车前草、茯苓、炒山药各15克，泽泻10克，甘草3克，木香1克。

【功效】适用于儿童泄泻。

【用法】将全部药材加水煮，40分钟后温泡双足。每日1次，每次30分钟。

【方四】

【药材】苍术、吴茱萸各15克，丁香10克，肉桂5克，胡椒15粒。

【功效】适用于儿童泄泻。

【用法】将苍术、吴茱萸、丁香、肉桂、胡椒全部药材加水煮30分钟，水温适宜时进行足浴，每日25分钟以上。

【方五】

【药材】党参、白术、炙黄芪各3克，茯苓4克。

【功效】适用于儿童泄泻。

【用法】将党参、白术、炙黄芪、茯苓全部药材加水煮，40分钟后温泡双足。每日1次，每次30分钟。

【方六】

【药材】吴茱萸30克，丁香2克，胡椒30粒。

【功效】适用于儿童泄泻。

【用法】将吴茱萸、丁香、胡椒全部药材加水煮30分钟，水温适宜时进行足浴，每日25分钟以上。

【方七】

【药材】莱菔子9克，鸡内金、山药各6克，白糖适量。

【功效】适用于儿童泄泻。

【用法】将莱菔子、鸡内金、山药、白糖全部药材加水煮，40分钟后温泡双足。每日1次，每次30分钟。

【方八】

【药材】吴茱萸6克，桂楠、广木香各5克，丁香、地榆各4克。

【功效】适用于儿童泄泻。

【用法】将吴茱萸、桂楠、广木香、丁香、地榆全部药材加水煮30分钟，水温适宜时进行足浴，每日25分钟以上。

儿童泄泻方剂部分药材图谱

黄芪	藿香	佩兰	覆盆子	菟丝子	桑蛸
仙鹤	车前草	茯苓	炒山药	泽泻	甘草
吴茱	丁香	胡椒	党参	茯苓	莱菔子
白术	地榆	肉桂	苍术	乌梅	鸡内金

小儿发热

【病因病机】小儿发热,是由于致热原的作用使体温升高(超过 0.5℃)。判定是否发热,最好是和自己平时同样条件下的体温相比较。如不知自己原来的体温,则腋窝体温(检测 5 分钟)超过 37.4℃可定为发热。引起发热的原因很多,最常见的是感染(包括各种细菌感染,病毒感染,支原体感染等),其次是结缔组织病、恶性肿瘤等。治疗的常用方剂有以下几种:

【方一】

【药材】葱白 150 克,生姜 50 克,苏叶、羌活、防风、白芷、前胡、桔梗、陈皮、甘草、茯苓、杏仁各 15 克,麻黄、荆芥、桂枝各 9 克。

【功效】适用于发热。

【用法】将葱白、生姜、苏叶、羌活、防风、白芷、前胡、桔梗等药材加水煮 30 分钟,待水温适宜时进行全身泡浴。

【方二】

【药材】生姜、大蒜各 50 克,桂枝、白芍、甘草各 25 克,杏仁 15 克,大枣 30 枚。

【功效】适用于发热。

【用法】将生姜、大蒜、桂枝、白芍、甘草、杏仁、大枣全部药材加水煮 30 分钟,待水温适宜时进行全身泡浴。

【方三】

【药材】香薷、藿香、扁豆、金银花、连翘各 40 克,木棉花、丝瓜络各 20 克,厚朴、甘草各 10 克。

【功效】适用于发热。

【用法】将香薷、藿香、扁豆、金银花、连翘、木棉花、丝瓜络、厚朴、甘草全部药材加水煮 30 分钟,待水温适宜时进行全身泡浴。

【方四】

【药材】紫苏叶、生姜各 10 克,陈皮 12 克,红糖 20 克。

【功效】适用于发热。

【用法】将紫苏叶、生姜、陈皮、红糖全部药材加水煮 30 分钟,待水温适宜时进行全身泡浴。

【方五】

【药材】荆芥、紫苏叶各 10 克，生姜 15 克，红糖 20 克。

【功效】适用于发热。

【用法】将荆芥、紫苏叶、生姜、红糖全部药材加水煮 30 分钟，待水温适宜时进行全身泡浴。

【方六】

【药材】金银花 15 克，竹叶 9 克，桑叶 6 克，甘蔗 100 克，白糖 20 克，白萝卜 120 克。

【功效】适用于发热。

【用法】将金银花、竹叶、桑叶、甘蔗、白糖、白萝卜全部药材加水煮 30 分钟，待水温适宜时进行全身泡浴。

【方七】

【药材】桑叶、薄荷各 6 克，白菊花、竹叶、淡豆豉各 10 克。

【功效】适用于发热。

【用法】将桑叶、薄荷、白菊花、竹叶、淡豆豉全部药材加水煮 30 分钟，待水温适宜时进行全身泡浴。

【方八】

【药材】紫苏叶 6 克，荆芥、山楂各 10 克。

【功效】适用于发热。

【用法】将紫苏叶、荆芥、山楂全部药材加水煮 30 分钟，待水温适宜时进行全身泡浴。

小儿发热方剂部分药材图谱

葱白	生姜	羌活	防风	白芷	前胡	桔梗	陈皮
甘草	茯苓	杏仁	麻黄	荆芥	桂枝	大蒜	大枣
香薷	藿香	扁豆	金银花	连翘	丝瓜	白芍	紫苏叶
红糖	桑叶	甘蔗	白萝卜	薄荷	白菊花	淡豆豉	山楂

皮肤感染

【病因病机】皮肤感染，是细菌和真菌感染性皮肤病，患者病情有轻有重，较轻的易治疗，严重的不易治疗。常见的皮肤感染细菌是金黄色葡萄球菌，临床上表现为皮肤疖痈、坏疽、蜂窝组织炎、毛囊炎等。另外，真菌感染包括各种皮肤癣菌病和皮肤黏膜念珠菌病，如外阴炎、甲沟炎等。治疗的常用方剂有以下几种：

【方一】

【药材】地肤子、苦参、百部各30克，艾叶15克，枯矾6克。

【功效】小儿皮肤病。

【用法】将地肤子、苦参、百部、艾叶、枯矾全部药材加水煮30分钟，待水温适宜时进行全身泡浴；或者用50℃药液擦洗患处3~4次。

【方二】

【药材】路路通、苍术各50克，百部30克，艾叶15克，枯矾10克。

【功效】小儿皮肤病。

【用法】将路路通、苍术、百部、艾叶、枯矾全部药材加水煮30分钟，待水温适宜时进行全身泡浴；或者用50℃药液擦洗患处3~4次。

【方三】

【药材】王不留行、当归尾各30克，白蒺藜50克，浮萍20克，黄精10克。

【功效】小儿皮肤病。

【用法】将王不留行、当归尾、白蒺藜、浮萍、黄精全部药材加水煮30分钟，待水温适宜时进行全身泡浴；或者用50℃药液擦洗患处3~4次。

【方四】

【药材】土槿皮、苦参、百部、大黄各30克，枯矾10克。

【功效】小儿皮肤病。

【用法】将土槿皮、苦参、百部、大黄各30克，枯矾全部药材加水煮30分钟，趁热熏洗患处。

【方五】

【药材】干葛根 50 克，明矾 15 克，苍耳子 10 克，苦参 30 克。

【功效】小儿皮肤病。

【用法】将干葛根、明矾、苍耳子、苦参全部药材加水煮 30 分钟，趁热熏洗患处。

【方六】

【药材】银翘、连翘、六一散（包）、车前子、紫花地丁各 10 克，黄花地丁 15 克。

【功效】小儿皮肤病。

【用法】将银翘、连翘、六一散（包）、车前子、紫花地丁、黄花地丁全部药材加水煮 30 分钟，趁热熏洗患处。

【方七】

【药材】地肤子、蛇床子各 15 克，枯矾 9 克。

【功效】小儿皮肤病。

【用法】将地肤子、蛇床子、枯矾全部药材加水煮 30 分钟，趁热熏洗患处。

【方八】

【药材】绵茵陈 12 克，陈皮 5 克，白茅藤、金钱草、奇良各 7 克。

【功效】小儿皮肤病。

【用法】将绵茵陈、陈皮、白茅藤、金钱草、奇良全部药材加水煮 30 分钟，趁热熏洗患处。

皮肤感染方剂部分药材图谱

 地肤子   苦参   百部   艾叶   路路通   苍术   明矾

 连翘   浮萍   黄精   苍耳子   大黄   干葛根   绵茵陈

 金钱草   陈皮   车前子   紫花地丁   当归尾   蛇床子

流行性腮腺炎

【病因病机】流行性腮腺炎，俗称"痄腮""流腮"，是儿童和青少年中常见的呼吸道传染病，多见于 4~15 岁的儿童和青少年，亦可见于成人，好发于冬、春季。本病由感染腮腺炎病毒所引起，该病毒主要侵犯腮腺，也可侵犯各种腺组织、神经系统及肝、肾、心脏、关节等器官。除腮腺肿痛外，还可引起脑膜脑炎、睾丸炎、胰腺炎、卵巢炎等疾病。治疗的常用方剂有以下几种：

【方一】

【药材】板蓝根 30 克，夏枯草 20 克，白糖适量。

【功效】清热解毒，凉血散结。

【用法】将板蓝根、夏枯草、白糖全部药材加水煮 30 分钟，趁热熏洗患处。

【方二】

【药材】生石膏 50 克，黄芩、连翘、夏枯草各 10 克。

【功效】适用于流行性腮腺炎。

【用法】将生石膏、黄芩、连翘、夏枯草全部药材加水煮 30 分钟，趁热熏洗患处，每次 30 分钟。

【方三】

【药材】吴茱萸 9 克，虎杖 5 克，紫花地丁 6 克，胆南星 3 克。

【功效】适用于流行性腮腺炎。

【用法】将吴茱萸、虎杖、紫花地丁、胆南星全部药材加水煮 30 分钟，趁热熏洗患处，每次 30 分钟。

流行性腮腺炎方剂部分药材图谱

 板蓝根　 夏枯草　 白糖　 生石膏　 黄芩　 虎杖　 吴茱萸

紫花地丁　胆南星　龙胆草　连翘　蒲公英　甘草　牛蒡子

第三篇

药粥

养生祛病一碗粥

第一章

中华药粥：老祖宗留下的灵丹妙药

■ 药粥的基础知识

1. 药粥的起源

所谓药粥，即以药入粥中，食用治疗病症。《史记·扁鹊仓公列传》中有对药粥最早的记载："臣意即以火齐粥且饮，六日气下；即令更服丸药，出入六日，病已。"我国最早记载的食用药粥方，是来自于长沙马王堆汉墓出土的十四种医学方技书中。书中记载有服食青粱米粥治疗蛇咬伤，用加热石块煮米汁内服治疗肛门痒痛等方。

2. 药粥的发展演变

我国对药粥疗法记载的书籍可以追溯到春秋战国时期。汉代医圣张仲景善用米与药同煮作为药方，开创了使用药粥之先河，在其著作《伤寒杂病论》中有记载。唐代药王孙思邈收集了众多民间药粥方，编著在其《千金方》和《千金翼方》两部书中。到了宋代药粥有了更大的发展。如官方编撰的《太平圣惠方》中收集了药粥方共 129 个。《圣济总录》是宋代医学巨著之一，收集药粥方 113 个，并且还对药粥的类别进行了详细的介绍。宋朝陈直的《养老奉亲书》一书，开创了老年医学的先河。

元朝宫廷饮膳太医忽思慧编著的《饮膳正要》一书，记载了众多保健防治药粥方。"脾胃论"创始人李东垣在他的《食物本草》卷五中，专门介绍了 28 个最常用的药粥方。明代大药学家李时珍的《本草纲目》一书，记载药粥方 62 个。周王朱橚等编撰的《普济方》是明初以前记载药粥最多的一本书。明初开国元勋刘伯温的《多能鄙事》，万历进士王象晋《二如亭群芳谱》均记载了不同种类的药粥方。药粥治病在明朝已得到了普遍发展。清代，药粥疗法又得到了进一步发展。费伯雄在其《食鉴本草》书中按风、寒、暑、湿、燥、火、气、血、阴、阳、痰等项将其进行分类。直至近代，药粥疗法虽未能广泛应用于临床，但随着药膳制作的不断提高和发展，人们对药粥的益处也有了更加广泛深入的了解。药粥作为目前最佳的治疗保健的方法，正在为人类的健康发挥着巨大的作用。

3. 与普通粥的区别

普通粥只是将单一的食材，例如小米、大米等粮食煮成黏稠的食物用来充饥。而药粥则是选用药材，与粮食同煮为食物。不仅可用于充饥，还可治疗病症，具有调理和保健的功效。

■ 药粥常用食材、药材

1. 药粥材料

（1）食材类

大米：补中益气，健脾养胃，通血脉，聪耳明目，止渴止泻。

粳米：养阴生津，除烦止渴，健脾胃，补肺气，固肠止泻，消食化积。

小米：健脾和胃，增强食欲，除烦安眠，缓解精神压力。

糯米：温补脾胃，益气养阴，固表敛汗，可辅助治疗气虚自汗盗汗，气短乏力等症状。

大麦：和胃宽肠，利水，回乳。对食滞泄泻，小便淋病，水肿，妇女回乳时乳房胀痛等有食疗作用。

绿豆：降压降脂，滋补强身，调和五脏，保肝，清热解毒，消暑止渴，利水消肿。

黑豆：祛风祛湿，调中下气，活血补血，补肾乌发，解毒利尿，明目美容。

黄豆：健脾，益气，宽肠，润燥，补血，降低胆固醇，利水，抗癌。

扁豆：健脾和中，消暑清热，解毒消肿，对脾胃虚弱，便溏腹泻，体倦乏力等病症有调养作用。

芝麻：润肠，通乳，补肝，益肾，乌发，美颜，强身体，抗衰老。

猪肉：滋阴润燥，补虚养血，对消渴羸瘦，热病伤津，便秘，燥咳等病症有食疗作用。

猪腰：补肾壮腰，益精固涩，利水消肿，可用于肾虚腰痛，遗精盗汗，产后虚弱，身面水肿等症。

猪肝：补气养血，养肝明目，增强免疫力，防衰老，抗氧化，抗肿瘤。

猪蹄：补气血，填肾精，下乳汁，美容颜，多食可改善贫血及神经衰弱等症。

猪肚：补虚损，健脾胃，对于脾虚腹泻，虚劳瘦弱，消渴，小儿疳积，尿频或遗尿等症有食疗效果。

猪心：补血养心，安神定惊，可辅助治疗心虚多汗，自汗，惊悸恍惚，怔忡，失眠多梦等症。

狗肉：补肾壮阳，温里散寒，可用于治疗老年人的虚弱症，四肢冰冷，精神不振等。

羊肉：益气补虚，散寒祛湿，还可增加消化酶，保护胃壁，帮助消化。

羊肝：养肝，明目，补血，清虚热，可防治夜盲症和视力减退。

鸡肉：益气补虚，补精添髓，益五脏，健脾胃，强筋骨。

鸭肉：养胃滋阴，清肺解热，大补虚劳，利水消肿，平肝止眩。

牛肉：补脾胃，益气血，强筋骨。可用于虚损瘦弱，水肿，腰膝酸软等病症。

兔肉：兔肉富含卵磷脂，不饱和脂肪酸，多种维生素，以及8种人体所必需的氨基酸。

鸡蛋：益精补气，润肺利咽，清热解毒，滋阴润燥，养血熄风，延缓衰老。

松花蛋：中和胃酸，清热泻火，养阴止血，止泻止痢，降压止晕。

虾：补肾壮阳，通乳，安神助眠，消炎解毒。

芹菜：清热除烦，平肝降压，利水消肿，凉血止血，燥湿止带。

马蹄：清热解毒，凉血生津，利尿降压，润肺化痰，消食除胀。

胡萝卜：健脾和胃，补肝明目，益气补虚，解毒透疹，降气止咳，降脂护心。

香菇：化痰理气，益胃和中，透疹解毒，益气补虚，降脂减肥。

豆腐：益气宽中，生津润燥，清热解毒，和脾胃，抗癌，降低胆固醇，保护肝脏。

菠菜：补血止血，利五脏，通血脉，消食滑肠，清热除烦，养肝明目。

芦笋：清凉降火，消暑止渴，降压降脂，保肝抗癌，抗疲劳，利尿通淋。

竹笋：清热化痰，利膈益胃，生津止渴，利尿通淋，消食通便，防癌抗癌。

红薯：补虚乏，益气力，健脾胃，补肝肾，利肠通便，防癌抗癌。

韭菜：温肾助阳，益脾健胃，行气理血，预防便秘，降压降脂。

马齿苋：清热解毒，消肿止痛，凉血止痢，常用来治疗急性肠炎，痢疾。

青椒：温中下气，开胃消食，散寒除湿，缓解疲劳，降脂减肥。

玉米：开胃益智，宁心活血，调理中气，降低血脂，防癌抗癌。

芋头：补脾益胃，润肠通便，消肿止痛，化痰散结，填精益髓。

冬瓜：清热解毒，利水消肿，减肥美容，润肺止咳。

牛蒡：疏风散热，宣肺透疹，解毒利咽，美白消斑。

梨：止咳化痰，清热降火，养血生津，润肺去燥。

佛手柑：疏肝解郁，理气和中，化痰止咳。

香蕉：清热通便，解酒，降压，抗癌，对便秘，痔疮，肠癌患者大有益处。

木瓜：和中祛湿，健脾消食，解毒消肿，平肝舒筋，清热解暑，降压，通乳。

甜瓜：清暑热，解烦渴，利小便，保护肝脏，防治肝炎。

（2）药材类

党参：补中益气，健脾益肺。用于劳倦乏力，气短心悸，食少，虚喘咳嗽，内热消渴等症。

山药：补脾养胃，生津益肺，补肾涩精。用于脾虚食少，久泻不止，肺虚喘咳，肾虚遗精，虚弱消渴等症。

枸杞子：滋肾润肺，补肝明目。多用于治疗肝肾阴亏，腰膝酸软，头晕目眩，目昏多泪，虚劳咳嗽，消渴，遗精等症。

大枣：补脾和胃，益气生津。常用于治疗胃虚食少，脾弱便溏，气血不足，心悸怔忡等病症。

甘草：补脾益气，清热解毒，祛痰止咳。用于脾胃虚弱，心悸气短，咳嗽痰多等症。

蜂蜜：调补脾胃，缓急止痛，润肺止咳，润肠通便，润肤生肌，解毒，主治肺燥咳嗽，肠燥便秘，目赤口疮，溃疡不敛，水火烫伤，手足皲裂等症。

核桃仁：温补肺肾，定喘润肠。可用于治疗腰腿酸软，筋骨疼痛，须发早白，虚劳咳嗽，小便频数，便秘等。

当归：补血活血，调经止痛，润燥滑肠。多用于月经不调，经闭腹痛，瘀血，崩漏，血虚头痛，眩晕，跌打损伤等症。

何首乌：补肝益肾，养血祛风。治肝肾阴亏，发须早白，血虚头晕，腰膝软弱，筋骨酸痛，遗精，崩带，久疟久痢，慢性肝炎等症。

阿胶：滋阴润燥，补血，止血，安胎。可用于治疗眩晕，心悸失眠，血虚，虚劳咳嗽，吐血，便秘等症。

龙眼肉：补益心脾，养血宁神，健脾止泻。适用于病后体虚，心悸怔忡，健忘失眠等症。

麦冬：养阴生津，润肺清心。常治疗肺燥干咳，虚劳咳嗽，心烦失眠，内热消渴，肠燥便秘等症。

百合：润肺止咳，清心安神。常用来治肺热久咳，痰中带血，热病后余热未清，虚烦惊悸，神志恍惚等症。

银耳：滋补生津，润肺养胃。主要用于治疗虚劳，咳嗽，痰中带血，津少口渴，病后体虚，气短乏力等病症。

生姜：解表，散寒，止呕，开痰。常用于脾胃虚寒，食欲减退，胃寒呕吐，风寒或寒痰咳嗽，恶风发热，鼻塞头痛等病症。

葱白：发汗解表，散寒祛风，通阳解毒。主治风寒感冒，寒热头痛，阴寒腹痛，虫积内阻，二便不通，痢疾痈肿等症。

薄荷：疏风散热，利咽透疹，清利头目。主治外感风热头痛，目赤，咽喉肿痛，食滞气胀等症。

菊花：疏风解散，清肝明目，清热解毒。常用于治疗肝阳上亢引起的头痛，眩晕，目赤，心胸烦热等症。

柴胡：和解表里，疏肝解郁，升阳举陷。主治寒热往来，胸满胁痛，头痛目眩，下利脱肛，子宫下垂等症。

栀子：泻火除烦，清热利湿，凉血解毒。常用于治疗热病，虚烦不眠，目赤等症。

莲子：清心安神，补脾止泻，涩精止遗。常用于治疗心烦失眠，脾虚久泻等症。

决明子：清肝明目，润肠通便。用于目赤涩痛，头痛眩晕，高血压，肝炎等症。

黄连：泻火燥湿，解毒杀虫。主治时行热盛心烦，消渴等症。

金银花：清热解毒。可治发热，热毒血痢，肿毒等一切热毒病症。

薏苡仁：健脾补肺，清热利湿。主要用于治疗泄泻，湿痹，水肿，脚气等症。

小茴香：开胃进食，理气散寒。主要治疗脾胃虚寒，食欲减退，恶心呕吐等症。

陈皮：理气健脾，燥湿化痰。治疗脾胃气滞之脘腹胀满或疼痛，消化不良等症。

山楂：消食化积，行气散瘀。治疗肉食积滞，胃脘胀满，泻痢腹痛等症。

槟榔：驱虫消积，下气行水。治疗虫积疳疾，食滞不消，腹脘胀痛等症。

杏仁：祛痰，止咳，平喘，润肠。主要用于治疗外感咳嗽，便秘等症。

白果：敛肺气。定喘咳，缩小便。主要用于治疗哮喘，白带，遗精等病症。

天麻：熄风，定惊。主治眩晕，头风头痛，半身不遂，急慢惊风等症。

2. 如何选购

大米：透明或半透明，腹白较小，硬质粒多，油性较大。

粳米：白色或蜡白色，腹白小，硬质粒多。

小米：米粒大小、颜色均匀，乳白色、黄色或金黄色，有光泽。

糯米：乳白或蜡白色，不透明，形状长椭圆形，细长，硬度小。

大麦：颗粒饱满，无杂质。

绿豆：颜色鲜绿，大小均匀，无杂质。

黑豆：圆形或球形，黑色，颗粒均匀，

坚硬，无杂质。

黄豆：颜色鲜艳，颗粒饱满，无杂质，有鲜香气。

扁豆：皮光亮，肉厚不显子。

芝麻：颜色呈深灰色，无杂质，饱满，不褪色。

猪肉：色泽光亮，红色均匀，脂肪呈乳白色，不黏手，有韧性，按压后立即恢复原状，无异味。

猪腰：颜色正常，无血点。

猪肝：色泽光亮，呈紫红色，有弹性，无硬块水肿。

猪蹄：肉色，无臭味。

猪肺：有光泽，弹性，呈粉红色，无异味。

猪肚：色泽正常，无血块，无臭味。

猪心：有弹性，质地坚韧，按压有鲜红血液渗出。

狗肉：颜色呈深红色，有弹性，有腥膻味。

羊肉：色泽光亮，鲜红，有弹性，无异味。

羊肝：色泽鲜红，有弹性，没有污点。

鸡肉：颜色呈粉红色，有光泽，肉质紧密。

鸭肉：肉质呈玫瑰色，无异味。

牛肉：色泽光亮，红色均匀，有弹性，无异味。

兔肉：色泽光亮，红色均匀，有弹性，

按压立即回复。

鸡蛋：透光度好，外表粗糙。摇动无声，哈气后有轻微生石灰味。

松花蛋：外壳呈灰白色，无黑斑，颤动大，无声响。

虾：外壳清晰鲜明，虾体完整。

芹菜：平直，颜色不宜浓绿。

马蹄：颜色呈洋紫红，个大，新鲜。

胡萝卜：色泽鲜嫩，直溜，掐后水分多。

香菇：肉厚，菇面平滑，大小均匀，有香气。

豆腐：乳白色或淡黄色，稍有光泽。豆质细嫩，富有弹性，无杂质，有香味。

菠菜：菜梗红短，叶子新鲜，叶面宽，叶柄短。

芦笋：形状正直，嫩茎新鲜、质地细密，笋尖花苞紧密，无臭味。

竹笋：外壳色泽呈鲜黄色或淡黄略带粉红，笋壳完整，饱满光洁，肉色洁白如玉。

红薯：外面光滑，发亮，坚硬。

韭菜：紫根，颜色较深，较短粗。

马齿苋：气味酸，有黏性，株小，质嫩，叶多，颜色呈青绿色。

青椒：颜色呈鲜绿色，肉厚，明亮，有弹性。

玉米：颗粒整齐，表面光滑，平整。

芋头：外皮无伤痕，有硬度，体型大。

冬瓜：外形光滑，无斑点，肉质较厚，瓜瓤少。

牛蒡：表面光滑、形态顺直，无杈根、无虫痕。

梨：个大适中，果皮薄细，光泽鲜艳，无虫眼。

佛手柑：果皮金黄，肉质白嫩。

香蕉：色泽新鲜、光亮，果皮呈鲜黄或青黄色，形大而均匀，果面光滑。

木瓜：表面斑点多，颜色刚刚发黄，摸起来不是很软。

甜瓜：蜡黄色，手感不要太软，闻起来有香味。

党参：山土色，表面有灰尘，闻起来是本香。

山药：茎干笔直、粗壮，表皮较光滑，颜色呈自然皮肤色。

大枣：皮色紫红，颗粒大而均匀，形短壮圆整，皱纹少，痕迹浅。

甘草：外皮细紧，颜色呈红棕色。根茎呈圆柱形。

蜂蜜：颜色呈浅淡色，起可见柔性长丝，不流断，有花香。

核桃仁：个大圆整，壳薄白净，色泽白净，果身干燥。

当归：土棕色或黑褐色，根略成圆柱形，根头略膨大，质较柔韧，有香味。

何首乌：外表面带红棕色。断面有云锦状花纹。

阿胶：棕褐色长方形或方形扁块，块形平整，表面光滑，边角齐整，有光泽。

龙眼肉：暗褐色，质地柔韧。

枸杞子：呈椭圆扁长而不圆，呈长形而不瘦，颜色柔和，有光泽、肉质饱满，呈暗红色。

麦冬：呈纺锤形半透明体。呈黄白色或淡白色。质地柔韧。

百合：颜色呈白色，或者稍带淡黄色或淡棕黄。质硬而脆。

银耳：呈白色或略带微黄，耳花大而松散，耳肉肥厚。干燥，无异味。

生姜：颜色发暗，较干，无异味。

葱：新鲜青绿，无枯、焦、烂叶，葱白长，管状叶短。

鲜薄荷：叶厚，颜色鲜绿。

菊花：有花萼，且颜色偏绿。

柴胡：北柴胡呈圆柱形或长圆锥形，表面黑褐色或浅棕色，质硬而韧，气微香。南柴胡根较细，圆锥形表面红棕色或黑棕

色，质稍软。

栀子：果实长圆形或椭圆形，呈橙红色、红黄色、淡红色、淡黄色。

莲子：呈椭圆形或类球形，表面呈浅黄棕色或红棕色，质硬。

决明子：呈四棱性短圆柱形，表面呈棕绿色或暗棕色，平滑，有光泽。

黄连：表面呈灰黄色或黄褐色，粗糙。多集聚成簇，常弯曲，形如鸡爪，质硬。

金银花：呈黄白色或绿白色，表面有或无毛。气清香。

薏苡仁：表面呈乳白色，光滑，粒大充实，无皮碎。

小茴香：颜色偏土黄色或者黄绿色，粒大而长，质地饱满，鲜艳光亮，有甘草味。

陈皮：外表面橙黄色或红棕色，质稍硬而脆。

山楂：片薄而大，皮色红艳，肉色嫩黄。

槟榔：表面呈淡黄棕色至暗棕色，质极坚硬，个大，无破裂。

杏仁：颗粒大、均匀、饱满、有光泽。

白果：外表洁白、无霉点、无声音。

天麻：表面呈黄白色或淡黄棕色，半透明，质坚硬。

常喝药粥保健的好处

粥，俗称稀饭，是人们日常生活中再熟悉不过的食品之一。药粥，就是中药和

米共同煮成的粥。各种药粥均以粮食为主要成分，粮食是人类饮食的主要成分，为人体提供维持生命和进行生理活动的营养物质。古人之所以对粥如此偏爱是因为粥可以治病养生。自古以来一直推崇药食同源，食物也是药物，药物也可直接食用，寓治疗于饮食之中，即食亦养，养亦治，这是中医学的一大特点。药粥疗法在我国有悠久的历史，早在数千年前的《周书》中就有"黄帝煮谷为粥"的记载。

药粥之所以能起到养生和医疗作用，是因为粥一般以五谷杂粮为原料，净水熬制而成，谷类含有人体必需的蛋白质、脂肪、糖类和多种维生素及矿物盐等营养物质，经慢火熬制之后，质地糜烂稀软，甘淡适口，容易消化吸收。在粥中加入一些药物称药粥，则治疗作用更强，效果更明显。

药粥的作用大致有以下几点：

1. 增强体质，预防疾病

药粥是在中医药理论基础上发展的以

中医学的阴阳五行、脏腑经络、辨证施治的理论为基础，按照中医处方的原则和药物、食物的性能进行选配而组合成方的。俗话说："脾胃不和，百病由生。"脾胃功能的强盛与否与人体的健康状况密切相关。药粥中的主要成分粳米、糯米、粟米等，本来就是上好的健脾益胃佳品。再与黄芪、人参、枸杞子、山药、桂圆、芝麻、核桃等共同熬成粥，其增强体质的效果可想而知。药粥通过调理脾胃，改善人体消化功能，对于增强体质、扶助正气具有重要作用。以药粥预防疾病，民间早有实践。比如，胡萝卜粥可以预防高血压，薏苡仁粥可以预防癌症、泄泻。

2. 养生保健，益寿延年

药粥是药物疗法、食物疗法与营养疗法相结合的疗法，能收到药物与米谷的双重效应。关于药粥的养生保健作用，宋代著名诗人陆游曾作诗曰："世人个个学长年，不悟长年在目前。我得宛丘平易法，只将食粥致神仙。"的确，很多中药都有延年益寿、延缓衰老的功效，如人参、枸杞子、核桃仁等。熬成药粥，经常服用，可以抗衰老，延天年。

3. 辅助治疗

一般情况下，药粥被作为病后调养的辅助治疗方法。如在急性黄疸性肝炎的治疗过程中，可以配合使用茵陈粥；在急性尿路感染的治疗过程中，可以配合使用车前子粥；在神经衰弱的治疗过程中，可以配合使用酸枣仁粥等。

药粥适合身体虚弱、需要补养的大病初愈患者或产后妇女。慢性久病患者，由于抗病能力低下，往往不能快速的痊愈，长期采用中西药物治疗，不仅服用麻烦，而且有些药物还有不良反应。根据病情的不同加入不同的中药熬粥使用，既能健脾胃，又能治疗疾病。

■ 如何制作药粥及禁忌

药粥疗法的历史悠久，影响极广，是我国饮食疗法百花园中一朵普通而又独特的奇葩。药粥的制作历来都很有讲究。如原材料、水、火候、容器、药物、煮粥方法的选择等。

1. 选料

各种食物的合理搭配对人体健康有着十分重要的意义，"五谷为养，五果为助，五畜为益，五菜为充"，药粥的基本原料一般都选用粮食作为主料，供煮粥的食物主要是米谷类：粳米、糯米、粟米、小麦、大麦、荞麦、玉米。还有豆类，如黄豆、黑豆、绿豆、蚕豆等，肉类有羊肉、羊肾、雀肉、鲤鱼、虾等。这些食物都有不同的属性和作用，同米配伍的药物，则根据不同的对象和症情，辩证选用。因此，应辨证、辨病地进行食物的选用，同时注意食物与药物之间的配伍禁忌。

2. 择水

水要以富含矿物质的泉水为佳，但总的来说是越纯洁甘美就越好。煮制药粥时应掌握好用水。如果加水太多，则会延长煎煮的时间，使一些不易久煎的药物失效。

如果煎汁太多，病人也难以按要求全部喝完。加水太少，则药物有效的成分不易煎出，粥米也不容易煮烂。用水的多少应根据药物的种类和米谷的多少来确定。

3. 掌握好火候

一般情况下，先用旺火将水烧开，然后下米，再用文火煲透，整个过程要一气呵成，中途不可间断或加水等。现在煮粥的方式越来越多，家庭中高压锅、电饭煲、甚至微波炉都能承担煮粥任务；煮粥的方法有煮和焖。煮就是先用旺火煮至滚开，再改用小火将粥汤慢慢煮至稠浓。焖法是指用旺火加热粥至滚沸后，倒入有盖的木桶内，盖紧桶盖，焖约 2 小时。

4. 容器的选择

能够供煮粥的容器很多，如砂锅、搪瓷锅、铁锅、铝制锅等。中医的传统习惯是选用砂锅，因为砂锅煎熬可以使药粥中的中药成分充分煎制出，避免因用金属锅煎熬引起一些不良化学反应。所以，用砂锅煎煮最为合适，如无砂锅也可用搪瓷容器代替。新用的砂锅要用米汤水浸煮后再使用，防止煮药粥时有外渗现象，刚煮好后的热粥锅，不能放置冰冷处，以免砂锅破裂。

5. 选择药物

药粥中所施的中药，应按中医的传统要求，进行合理的加工制作，同时还要注意药物与药物之间，药物与食物之间的配伍禁忌，使它们之间的作用相互补充，协调一致，不至于出现差错而影响药效。药物的配伍禁忌一般参照"十八反""十九畏"，另还应特别注意有些剧毒药物不宜供内服食用。

6. 煮粥的方法

煮药粥用的药一般多为植物，根据药物的特性可分为以下几种方法：

（1）药物与米直接一起煮，即将药物直接和米谷同煮，凡既是食物，又是药物的中药，如红枣、山药、绿豆、扁豆、核桃仁、薏苡仁、羊肉、鲤鱼、鸭肉等。

（2）药末和米同煮，为了方便烹制和食用，先将药物研为细末，再和米同煮。如茯苓、贝母、山药、芡实、人参等研为细末。

（3）原汁入煮法，以食物原汁如牛奶、鸡汁、酸奶与米同煮，或等粥将熟时加入。

（4）药汁代水熬粥法。先将所选中药煎后去渣，再以药液与米谷一起熬粥，这种方法较常用。如安神宁心的酸枣仁粥，补肝肾、益精血的何首乌粥。

（5）中药煎取浓汁后去渣，再与米谷同煮粥食。如黄芪粥、麦门冬粥、菟丝子粥等。

■ 喝药粥的禁忌

（1）早餐不宜空腹喝粥

早餐最好不要空腹喝粥。特别是老年人，更应该避免在早餐空腹食用。早晨吃早餐时最好先吃一片面包或其他主食，然后再喝粥。

（2）粥不宜天天喝

粥毕竟以水为主，"干货"极少，在胃容量相同的情况下，同体积的粥在营养上与馒头、米饭还是有一些距离的。尤其是那种白粥，营养远远无法达到人体的需求量。所以在饮用白粥时，最好加入一些菜或者肉，这样以求营养均衡。

（3）喝粥的同时也应吃点干饭

天气炎热，人往往食欲不佳，一些肠胃不好的人则会选择喝粥作为主食。其实光喝粥并不一定利于消化，应该再吃点干饭。吃干饭的同时注意细嚼慢咽，让食物与唾液充分混合。唾液是很利于帮助人体的消化的。

（4）老年人不宜长期喝粥

老年人若长期喝粥会导致营养缺乏。长期喝粥还会影响唾液的分泌。不利于保护自身的胃黏膜。此外喝粥缺少咀嚼，会加速器官退化。粥类中纤维含量较低，不利于老年人排便。

（5）婴儿不宜长期喝粥

粥的体积较大，营养密度却很低。以粥作为主要的固体食物喂给婴儿，会引起婴儿的营养物质缺乏，导致生长发育迟缓。

（6）八宝粥更适合成年人喝

八宝粥中各类坚果及营养物质，不利于儿童消化。相反对于成人身体的需求量的供应却是极佳的。因此八宝粥是成人日常的保健饮品。

（7）胃病患者不宜天天喝粥

稀粥没有咀嚼就吞下，得不到唾液中淀粉酶的初步消化，同时稀粥含水分较多，进入胃内稀释了胃液，从消化的角度讲是不利的。稀粥容量大，热量少，加重胃部负担。因此胃病患者是不需要天天喝粥的。

（8）夏季不宜喝冰粥

冰粥进过冰镇，和其他冷食一样。有可能促进胃肠血管的收缩，影响消化。因此在夏季还是尽量饮用温粥更加适宜。

第二章
常见病对症药粥

感冒

芋头香菇粥

【选取原料】芋头35克，猪肉、香菇、虾米、盐、鸡精、芹菜、米各适量。

制作方法

❶ 香菇用清水洗净泥沙，切片。猪肉洗净，切末。芋头洗净，去皮，切小块。虾米用水稍泡洗净，捞出。大米淘净，泡好。

❷ 锅中注水，放入大米烧开，改中火，下入其余备好的原材料。

❸ 将粥熬好，加盐、鸡精调味，撒入芹菜粒即可。

【性味归经】芋头性平，味甘、辛；归肠、胃经。

【适用疗效】用于风寒感冒。

【用法用量】温热服用，早晚各1次。

【食用禁忌】不宜久服用。

【秘方来源】经验方。

功能效用

芋头有益胃宽肠、散结和调节中气、化痰的功效；香菇可益气补虚，健脾和胃，降低血脂，改善食欲；虾米具有补肾壮阳、理气开胃之功效。此粥能治疗风寒引起的感冒等症。

山药扁豆粥

【选取原料】鲜山药30克，白扁豆15克，粳米30克。

制作方法

① 粳米、扁豆和水共煮至八成熟。

② 山药捣成泥状加入煮成稀粥。

③ 调入适量白糖。

【性味归经】山药性平，味甘；归脾、肺、肾经。

【适用疗效】可用于风寒引起的感冒。

【用法用量】温热服用，每日2次。

【食用禁忌】扁豆若没有煮熟透，会发生中毒。

【秘方来源】《中国益寿食谱》。

> **功能效用**
>
> 　　山药有促进白细胞吞噬的功效。扁豆有刺激骨髓造血、提升白细胞数的功效。几物合熬为粥，有增强人体免疫力和补益脾胃的功效，适宜风寒引起的感冒患者服用。

小白菜萝卜粥

【选取原料】小白菜30克，胡萝卜、大米、盐、味精、香油各适量。

制作方法

① 小白菜洗净，切丝。胡萝卜洗净，切小块。大米泡发洗净。

② 锅置火上，注水后，放入大米，用大火煮至米粒绽开。

③ 放入胡萝卜、小白菜，用小火煮至粥成，放入盐、味精，滴入香油即可食用。

【性味归经】白菜性平，味甘；归胃、大肠经。

【适用疗效】用于风寒引起的鼻塞。

【用法用量】每日温热服用1次。

【食用禁忌】脾胃虚寒者忌服用。

【秘方来源】经验方。

> **功能效用**
>
> 　　小白菜有通利肠胃、清热解毒、止咳化痰、利尿养胃的功效。胡萝卜能健脾、化滞，可治消化不良、久痢、咳嗽、眼疾等症。此粥能治疗风寒引起的鼻塞、咳嗽等症。

空心菜粥

【选取原料】空心菜15克，大米100克，盐2克。

制作方法

① 大米洗净，泡发。空心菜洗净，切圈。

② 锅置火上，注水后，放入大米，用旺火煮至米粒开花。

③ 放入空心菜，用文火煮至粥成，调入盐入味，即可食用。

【性味归经】空心菜性微寒，味甘；归肝、心、大肠、小肠经。

【适用疗效】驱痛解毒。

【用法用量】每日温热服用1次。

特别提示

空心菜不宜与枸杞同食，易出现腹泻腹胀等症状。

功能效用

空心菜，有清热凉血、利尿、清热解毒、利湿止血等功效。大米是人类的主食之一，含有蛋白质，脂肪，维生素B_1、维生素A、维生素E及多种矿物质。大米与空心菜合熬为粥，有驱痛解毒的功效。

南瓜红豆粥

【选取原料】红豆、南瓜各适量，大米100克，白糖6克。

制作方法

① 大米泡发洗净。红豆泡发洗净。南瓜去皮洗净，切小块。

② 锅置火上，注入清水，放入大米、红豆、南瓜，用大火煮至米粒绽开。

③ 再改用小火煮至粥成后，调入白糖即可。

【性味归经】红豆性平，味甘、酸；归心、小肠经。

【适用疗效】散寒、增强抵抗力。

【用法用量】早、晚餐服用。

【食用禁忌】红豆不宜与羊肉同食。

【秘方来源】经验方。

功能效用

红豆有补血、利尿、消肿、清心养神、健脾益肾、强化体力、增强抵抗力等功效。南瓜有保护胃黏膜、助消化的功效。此粥香甜可口，能散寒，增强抵抗力。

哮喘

核桃乌鸡粥

【选取原料】乌鸡肉200克，核桃、大米、枸杞子、姜末、鲜汤、盐、葱花各适量。

制作方法

①核桃去壳，取肉。大米淘净。枸杞子洗净。乌鸡肉洗净，切块。

②油锅烧热，爆香姜末，下入乌鸡肉过油，倒入鲜汤，放入大米烧沸，下核桃肉和枸杞子，熬煮。

③文火将粥焖煮好，调入盐调味，撒上葱花即可。

【性味归经】核桃性温，味甘；归肺、肾经。

【适用疗效】有润肺平喘之功效。

【用法用量】需温热服用。早晚各1次。

功能效用

乌鸡有滋阴、补肾、养血、添精、益肝、退热、补虚的作用。能调节人体免疫功能和抗衰老。乌鸡、核桃、大米合熬为粥，有润肺平喘的功效。

山药冬菇瘦肉粥

【选取原料】山药、冬菇、猪肉各100克，大米80克，盐3克，味精1克，葱花5克。

制作方法

①冬菇用温水泡发，切片。山药洗净，去皮，切块。猪肉洗净，切末。大米淘净，浸泡半小时后，捞出沥干水分。

②锅中注水，下入大米、山药，武火烧开至粥冒气泡，下入猪肉、冬菇煮至肉熟。

③再改文火将粥熬好，调入盐、味精调味，撒上葱花即可。

【性味归经】山药性平，味甘；归肺、脾、肾经。

【适用疗效】用于咳嗽，口干等症。

【用法用量】每日温热食用1次。

【秘方来源】经验方。

功能效用

山药有补脾养胃、助消化的功效。冬菇有补肝肾、健脾胃、益气血、益智安神的功效，可用来治疗食欲不振等症。猪肉有补肾养血、滋阴润燥的功效，对热病伤津、咳嗽等病有食疗作用。

白果瘦肉粥

【选取原料】白果20克，瘦肉50克，玉米粒、红枣、大米、盐、味精、葱花各少许。

制作方法

① 玉米粒洗净。瘦肉洗净，切丝。红枣洗净，切碎。大米淘净，泡好。白果去外壳，取心。

② 锅中注水，下大米、玉米、白果、红枣，旺火烧开，改中火，下入猪肉煮至肉熟。

③ 改小火熬煮成粥，加盐、味精调味，撒上葱花即可。

【性味归经】白果性平，味甘、苦、涩，有小毒；归肺经。

【适用疗效】用于咳嗽，气喘等症。

【用法用量】每日温热食用1次。

【食用禁忌】外感咳嗽者忌食用。

功能效用

白果具有敛肺气、定喘咳的功效，对于肺病咳嗽、老人虚弱体质的哮喘及各种哮喘痰多者，均有辅助食疗作用。瘦肉有滋阴润燥、补肾养血的功效，对咳嗽等病有食疗作用。其合熬为粥，有润肺平喘的功效。

黑豆瘦肉粥

【选取原料】大米、黑豆、猪瘦肉、皮蛋、盐、味精、胡椒粉、香油、葱花各适量。

制作方法

① 大米、黑豆洗净，放入清水中浸泡。猪瘦肉洗净切片。皮蛋去壳，洗净切丁。

② 锅置火上，注入清水，放入大米、黑豆煮至五成熟。

③ 再放入猪肉、皮蛋煮至粥将成，最后加盐、味精、胡椒粉、香油调匀，撒上葱花即可。

【性味归经】黑豆性平，味甘；归脾、胃经。

【适用疗效】用于咳嗽等症。

【用法用量】每日温热食用1次。

【秘方来源】民间方。

功能效用

黑豆具有祛风除湿、调中下气、活血、解毒、利尿、明目等功效。猪瘦肉中含有蛋白质、脂肪、碳水化合物、磷、钙、铁、维生素等营养成分，可以滋阴、润燥，对热病伤津、咳嗽等病有食疗作用。

咳嗽

枇杷叶冰糖粥

【选取原料】枇杷叶适量，大米100克，冰糖4克。

制作方法

① 大米洗净，泡发半小时后捞出沥干水分。枇杷叶刷洗干净，切成细丝。

② 锅置火上，倒入清水，放入大米，以大火煮至米粒开花。

③ 再加入枇杷叶丝，以小火煮至粥呈浓稠状，下入冰糖煮至融化，即可。

【性味归经】枇杷性平，味甘、酸；归肺、胃经。

【适用疗效】用于肺热咳喘等症。

【用法用量】温热服用，早晚各1次。

【食用禁忌】寒凉者忌服用。

【秘方来源】《老老恒言》。

功能效用

枇杷叶能化痰止咳，和胃止呕，为清解肺热和胃热的常用药。主治肺热咳喘、咯血、胃热呕吐等症。枇杷叶中含有种类丰富的熊果酸等物质和维生素等。此粥治疗咳嗽效果显著。

花生粥

【选取原料】粳米100克，花生仁30克，红枣10枚。

制作方法

① 粳米、大枣分别洗净，花生仁洗净碾碎。

② 锅中加入水、粳米共熬煮，熬煮成粥时加入花生末。

【性味归经】花生性平，味甘；归脾、肺经。

【适用疗效】用于咳嗽、痰少等症。有润肺止咳之功效。

【用法用量】温热服用，早晚各1次。

【食用禁忌】高血脂、腹泻者忌服用。

【秘方来源】《粥谱》。

功能效用

花生具有健脾和胃、润肺化痰、清喉补气、理气化痰、通乳、利肾去水、降压止血之功效，可用于治疗因阴虚阳亢而导致的高血压。红枣有健脾和胃、益气生津的功效。此粥有润肺止咳的功效。

红豆枇杷粥

【选取原料】红豆80克，枇杷叶15克，大米100克，盐2克。

制作方法

① 大米泡发洗净。枇杷叶刷洗净绒毛，切丝。红豆泡发洗净。

② 锅置火上，倒入清水，放入大米、红豆，以大火煮至米粒开花。

③ 下入枇杷叶，再转小火煮至粥呈浓稠状，调入盐拌匀即可。

【性味归经】红豆性平，味甘、酸；归心、小肠经。

【适用疗效】有润肺化痰之功效。

【用法用量】每日服用两次。

【食用禁忌】寒凉者忌服用。

【秘方来源】民间方。

功能效用

红豆有健脾生津、祛湿益气、清心养神、强化体力、增强抵抗力等功效。枇杷叶有化痰止咳、和胃止呕的功效。红豆、枇杷、大米合熬为粥，有润肺止咳的功效。

鸭腿萝卜粥

【选取原料】鸭腿肉150克，胡萝卜、大米、鲜汤、盐、味精、葱花各适量。

制作方法

① 胡萝卜洗净，切丁。大米淘净，浸泡半小时后捞出沥干水分。鸭腿肉洗净，切块。

② 油锅烧热，下入鸭腿肉过油，倒入鲜汤，放入大米，旺火煮沸，转中火熬煮。

③ 下入胡萝卜，改小火慢熬成粥，加盐、味精调味，淋麻油，撒入葱花即可。

【性味归经】胡萝卜性味甘平；归肝、肺、脾、胃经。

【适用疗效】用于咳嗽等症。

【用法用量】每日温热服用1次。

【食用禁忌】胃肠寒湿之气重者不宜食用。

【秘方来源】民间方。

功能效用

胡萝卜有明目、加强肠蠕动、增强免疫力的功效。鸭肉有利水消肿、滋阴养胃、清肺补血等功效。

便秘

大麻仁粥

【选取原料】粳米 50 克，大麻仁 5 克。

制作方法

① 取粳米洗净熬煮。

② 大麻仁洗净取汁。

③ 待粳米将熟时加入大麻仁汁，煮沸后即可食用。

【性味归经】大麻仁性平，味甘；归脾、胃、大肠经。

【适用疗效】用于小便不利，脾胃虚弱等症。

【用法用量】每日 1 次。

【食用禁忌】不宜服用过量。

【秘方来源】《济生秘览》。

功能效用

大麻仁有润燥、滑肠、通淋、活血的功效，可用来治疗体质虚弱，津血枯少的肠燥便秘，消渴，热淋，痢疾等病症。此粥适合于老人、产妇等体质虚弱者。

山楂苹果大米粥

【选取原料】山楂干 20 克，苹果 50 克，大米 100 克，冰糖 5 克，葱花少许。

制作方法

① 大米淘洗干净，用清水浸泡。苹果洗净切小块。山楂干用温水稍泡后洗净。

② 锅置火上，放入大米，加适量清水煮至八成熟。

③ 再放入苹果、山楂干煮至米烂，放入冰糖熬融后调匀，撒上葱花便可。

【性味归经】山楂性温，味甘、酸；归脾、胃、肝经。

【适用疗效】用于大便秘结等症。

【用法用量】需温热服用，空腹服用。

【秘方来源】经验方。

功能效用

山楂被人们视为"长寿食品"，其有消食、调节血脂血压等功效。苹果有健脾养胃、润肺止咳、养心益气的功效。此粥有补心润肺、益气和胃、消食化积、润肠通便的功效。

西蓝花香菇粥

【选取原料】西蓝花35克，鲜香菇25克，胡萝卜20克，大米100克。

制作方法

① 大米洗净。西蓝花洗净，撕成小朵。胡萝卜洗净，切成小块。香菇泡发洗净，切条。

② 锅置火上，注入清水，放入大米用大火煮至米粒绽开后，放入西蓝花、胡萝卜、香菇。

③ 改用小火煮至粥成后，加入盐、味精调味。

【性味归经】胡萝卜性平，味甘；归肺、脾经。

【适用疗效】健脾消食、润肠通便。

【用法用量】每日早晚温热服用1次。

【食用禁忌】不能过量食用胡萝卜。

【秘方来源】民间方。

功能效用

胡萝卜有益肝明目、利膈宽肠的功效。西蓝花有爽喉、开声、润肺、止咳的功效，长期食用可以减少乳腺癌、直肠癌及胃癌等发病概率。

萝卜猪肚大米粥

【选取原料】猪肚100克，白萝卜110克，大米80克。

制作方法

① 白萝卜洗净，去皮切块。大米淘净，浸泡半小时。猪肚洗净，切条，用盐、料酒腌渍。

② 锅内放入清水、大米，旺火烧沸，下入腌好的猪肚、姜末，滴入醋，转中火熬煮。

③ 下入白萝卜，慢熬成粥，调入盐、味精、胡椒粉，淋麻油，撒上葱花即可。

【性味归经】猪肚性温，味甘、酸；归脾、胃经。

【性味归经】消积导滞、清热化痰。

【用法用量】温热服用。每日服用1次。

【秘方来源】民间方。

功能效用

猪肚能健脾胃，可治疗虚劳羸弱等症。白萝卜能止咳化痰、清热生津、促进消化、增强食欲。此粥能健脾和胃、润肠通便。

消化不良

白术猪肚粥

【选取原料】粳米、白术、槟榔、生姜、猪肚、葱白、盐各适量。

制作方法

① 猪肚洗净切碎，生姜、白术、槟榔洗净煎后取汁一同与粳米熬煮。

② 待粥将熟时，加入盐、葱白，煮沸即可。

【性味归经】白术性温，味甘、苦；归脾、胃经。

【适用疗效】用于消化不良、腹部不适等症。有健脾和胃之功效。

【用法用量】每日1次。

【食用禁忌】服用不宜过量。

【秘方来源】《圣济总录》。

功能效用

白术有健脾益气等作用。猪肚有健脾和胃、补虚等作用。猪肚、槟榔、白术、生姜合熬为粥有益气补中的效用，对于消化不适、脾胃虚弱者效果极佳。

猪肝枸杞粥

【选取原料】猪肝、枸杞叶、枸杞子、红枣、大米、姜末、葱花、盐各适量。

制作方法

① 枸杞子、枸杞叶、红枣洗净。猪肝洗净切片。大米淘净，泡好。

② 锅中注水，下入大米，以旺火烧开，下入枸杞子、姜末、红枣，转中火熬煮至粥将成。

③ 转小火，下入猪肝、枸杞叶，加盐调味，等猪肝熟透，撒上葱花即可。

【性味归经】枸杞子性味甘平；归肝、肾、肺经。

【适用疗效】用于消化不良、腹痛等症。

【用法用量】温热服用，每日1次。

【食用禁忌】胆固醇高者不宜食用。

功能效用

猪肝有明目、补肝养血等功效。枸杞子有滋补肝肾、益精明目的功效。此粥有健脾和胃、助消化的功效。

薏苡仁豌豆粥

【选取原料】大米70克，薏苡仁、豌豆各20克，胡萝卜20克，白糖3克。

制作方法

① 大米、薏苡仁、豌豆分别洗净，红萝卜去皮洗净切块。

② 锅中注入适量清水，加入大米、薏苡仁、豌豆，同煮。

③ 粥将熟时，加入白糖即可。

【性味归经】薏苡仁性甘，味寒；归脾、胃、肺、大肠经。

【适用疗效】用于消化不良等症。有健胃助消化之功效。

【用法用量】温热服用。

【食用禁忌】便秘、孕妇、脾胃虚弱者忌服用。

功能效用

薏苡仁能祛湿除风、清热排脓，对小便不利和风湿有很好的作用。豌豆有和中益气、助消化、利小便、解疮毒、通乳及消肿的功效，是脱肛、慢性腹泻的食疗佳品。

大米竹叶汁粥

【选取原料】大米100克，竹叶适量，白糖3克。

制作方法

① 大米洗净，竹叶洗净煮后取汁。

② 锅中注入适量清水，放入大米熬煮；煮沸粥加入竹叶汁。

③ 待粥将熟时，加入白糖，稍煮即可。

【性味归经】竹叶性寒，味甘淡；归心、肺、胃经。

【适用疗效】用于消化不良等症。有开胃消食之功效。

【用法用量】温热服用。

【食用禁忌】脾胃虚寒者忌服用。

【秘方来源】民间方。

功能效用

竹叶有清火、除湿、助消化、利尿等效用。适合各类人群，尤其是老年人、消化不良者食用。此粥制作简易，疗效极佳。

胃痛

牛奶玉米粥

【选取原料】玉米粉80克，牛奶120克，枸杞子少许，白糖5克。

制作方法

① 枸杞子洗净备用。

② 锅置火上，倒入牛奶煮至沸后，缓缓倒入玉米粉，搅拌至半凝固。

③ 放入枸杞子，用小火煮至粥呈浓稠状，调入白糖入味即可食用。

【性味归经】玉米性平，味甘；归肝、膀胱经。

【适用疗效】调理肠胃。

【用法用量】早晚各1次。

【食用禁忌】遗尿、糖尿病患者忌食。

【秘方来源】经验方。

功能效用

　　牛奶含钙量很高，还含有适量的胆固醇成分。玉米含蛋白质、脂肪、维生素E及钙、铁、铜、锌等多种矿物质，有开胃消食、调理中气的功效。此粥对胃痛、肠胃病患者有一定的疗效。

木耳山药粥

【选取原料】水发木耳20克，山药30克，大米100克，盐、味精、香油、葱各少许。

制作方法

① 大米洗净泡发；山药去皮洗净切块；水发木耳洗净切丝；葱洗净切花。

② 锅置火上，注入水后，放入大米用大火煮至米粒绽开时，放入山药、木耳。

③ 改用小火煮至粥成，调入盐、味精入味，滴入香油，撒上葱花即可食用。

【性味归经】黑木耳性平，味甘；归胃、大肠经。

【适用疗效】温中和胃。

【用法用量】每日1次。

【食用禁忌】慢性肠炎患者忌服用。

功能效用

　　黑木耳有补气血、滋阴、补肾、活血等功效，对痔疮、胆结石有很好的疗效。黑木耳与山药同熬煮成粥对胃痛、肠胃病患者有很好的疗效。

南瓜百合杂粮粥

【选取原料】南瓜、百合各30克，糯米、糙米各40克，白糖5克。

制作方法

① 糯米、糙米均泡发洗净。南瓜去皮洗净，切丁。百合洗净，切片。

② 锅置火上，倒入清水，放入糯米、糙米、南瓜煮开。

③ 加入百合同煮至浓稠状，调入白糖拌匀即可。

【性味归经】南瓜性温味甘；归脾、胃经。

【适用疗效】滋阴益胃、宁心安神。

【用法用量】早晚各1次。

【食用禁忌】有脚气、黄疸、气滞湿阻病症患者忌食。

【秘方来源】经验方。

功能效用

　　南瓜有润肺益气、化痰、消炎止痛、降低血糖的功效。百合具有润肺止咳、清心安神的功效。南瓜、百合熬煮成粥具有滋阴益胃的功效。

萝卜芦荟粥

【选取原料】胡萝卜少许，芦荟、罗汉果各适量，大米100克，白糖6克。

制作方法

① 大米泡发洗净；芦荟洗净，切成小丁；胡萝卜洗净切块；罗汉果洗净打碎，熬取汁液待用。

② 锅置火上，加入适量清水，放入大米煮至米粒绽开，放入芦荟、胡萝卜。

③ 再淋入熬好的罗汉果汁液，改用小火煮至粥成，调入白糖入味，即可食用。

【性味归经】芦荟性味苦、寒；归肺、大肠经。

【适用疗效】增强食欲、化痰清热、消除胃痛。

【用法用量】每日1次。

【食用禁忌】孕妇、儿童忌食。

功能效用

　　白萝卜可以有效促进新陈代谢、增强食欲、化痰清热、促消化、治胃痛、治消渴，对头痛等症有很好的疗效。

腹泻

山药薏苡仁白菜粥

【选取原料】山药、薏苡仁各20克，白菜30克，大米70克，盐2克。

制作方法

①大米、薏苡仁均泡发洗净；山药洗净；白菜洗净，切丝。

②锅置火上，倒入清水，放入大米、薏苡仁、山药，以大火煮开。

③加入白菜煮至浓稠状，调入盐拌匀即可。

【性味归经】山药性味甘平；归脾、肺、肾经。

【适用疗效】用于腹泻等症。

【用法用量】每日服用1次。

【食用禁忌】孕妇忌食。

【秘方来源】民间方。

功能效用

薏苡仁富含蛋白质、维生素 B_1、维生素 B_2，能利尿、消肿、减少皱纹。山药含有胆碱、淀粉酶、多酚氧化酶、维生素C等营养成分，可用于糖尿病腹胀、病后虚弱、慢性肾炎、长期腹泻者。

红枣薏苡仁粥

【选取原料】红枣、薏苡仁各20克，大米70克，白糖3克，葱5克。

制作方法

①大米、薏苡仁均泡发洗净。红枣洗净，去核，切成小块。葱洗净，切成花。

②锅置火上，倒入清水，放入大米、薏苡仁，以大火煮开。

③加入红枣煮至浓稠状，撒上葱花，调入白糖拌匀即可。

【性味归经】红枣性味甘温；归脾、胃经。

【适用疗效】有补脾止泻之功效。

【用法用量】每日温热服用1次。

【食用禁忌】孕妇忌食。

【秘方来源】民间方。

功能效用

红枣有健脾胃、补气养血、安神的功效。薏苡仁有利尿、消水肿的功效。大米有补中益气、健脾养胃、益精强志的功效。红枣、薏苡仁、大米合熬为粥，有补脾止泻的功效。

鸡腿瘦肉粥

【选取原料】鸡腿肉、猪肉、大米、姜丝、盐、味精、葱花各适量。

制作方法

① 猪肉洗净，切片。大米淘净，泡好。鸡腿肉洗净，切小块。

② 锅中注水，下入大米，武火煮沸，放入鸡腿肉、猪肉、姜丝，中火熬煮至米粒软散。

③ 文火将粥熬煮至浓稠，调入盐、味精调味，淋麻油，撒入葱花即可。

【性味归经】猪肉甘咸；归脾、胃、肾三经。

【适用疗效】滋养身体，用于腹泻等症。

【用法用量】每日温热服用1次。

【食用禁忌】胆囊炎患者忌食。

【秘方来源】经验方。

功能效用

鸡肉有补脾益气、养血补肾的功效；猪肉有补肾养血、滋阴润燥的功效。此粥可用于腹泻等症。

香菇鸡腿粥

【选取原料】鲜香菇、鸡腿肉、大米、姜丝、葱花、盐、胡椒粉各适量。

制作方法

① 鲜香菇洗净，切成细丝。大米淘净。鸡腿肉洗净，切块，再下入油锅中过油后盛出备用。

② 砂锅中加入清水，下入大米，大火煮沸，放入香菇、姜丝，中火熬煮至米粒开花。

③ 再加入炒好的鸡腿肉，熬煮成粥，调入盐、胡椒粉调味，撒上葱花即可。

【性味归经】香菇性平，味甘；归脾、胃经。

【适用疗效】有止泻的功效。

【用法用量】每日食用1次。

【食用禁忌】胆囊炎患者忌食。

【秘方来源】民间方。

功能效用

香菇有提高机体免疫力、延缓衰老等功效。香菇与有补脾益气、养血补肾功效的鸡腿肉合熬为粥，有提高免疫力、止泻的功效。

痢疾

山药黑豆粥

【选取原料】大米60克，山药、黑豆、玉米粒各适量，薏苡仁30克，盐2克，葱8克。

制作方法

① 大米、薏苡仁、黑豆均泡发洗净。山药、玉米粒均洗净，再将山药切成小丁。葱洗净，切花。

② 锅置火上，倒入清水，放入大米、薏米、黑豆、玉米粒，以大火煮至开花。

③ 加入山药丁煮至浓稠状，调入盐拌匀，撒上葱花即可。

【性味归经】山药性平，味甘；归肺、脾、肾经。

【适用疗效】消炎止泻。

【用法用量】温热服用，每日1次。

功能效用

黑豆有祛风除湿、调中下气、活血、解毒、利尿、明目等功效。山药与黑豆同煮粥，有养胃护胃、防治痢疾的作用。

扁豆山药粥

【选取原料】扁豆20克，山药30克，红腰豆10克，大米90克，葱少许，盐2克。

制作方法

① 扁豆洗净，切段。腰豆洗净。山药去皮洗净，切块。大米洗净，泡发。葱洗净，切花。

② 锅置火上，注水后，放入大米、红腰豆、山药，用大火煮至米粒开花，放入扁豆。

③ 用小火煮至粥浓稠时，放入盐调味，撒上葱花即可食用。

【性味归经】扁豆性平，味甘；归脾、胃经。

【适用疗效】健脾和中、除湿止泻。

【用法用量】温热服用，早晚各1次。

【食用禁忌】寒热病者，患疟者、腹胀者忌食。

功能效用

扁豆是甘淡温和的健脾化湿药，能健脾和中，消暑清热，解毒消肿，适用于脾胃虚弱、便溏腹泻等症。

绿豆苋菜枸杞粥

【选取原料】大米、绿豆各40克，苋菜30克，枸杞子5克，冰糖10克。

制作方法

① 大米、绿豆均泡发洗净。苋菜洗净，切碎。枸杞子洗净，备用。

② 锅置火上，倒入清水，放入大米、绿豆、枸杞子煮至开花。

③ 待煮至浓稠状时，加入苋菜、冰糖稍煮即可。

【性味归经】苋菜性凉，味微甘；归肺、大肠经。

【适用疗效】抗菌止泻、消炎消肿。

【用法用量】温热服用，每日1次。

【食用禁忌】腹满、肠鸣、大便稀薄等脾胃虚寒者忌食。

功能效用

中医认为，苋菜具有解毒清热、补血止血、抗菌止泻、消炎消肿、通利小便等功效。绿豆、苋菜、枸杞子三者同煮粥，有增强人体免疫力、消炎止痛、防治痢疾的作用。

豆芽豆腐粥

【选取原料】大米100克，黄豆芽15克，豆腐30克，盐2克，香油5克，葱少许。

制作方法

① 豆腐洗净，切块。黄豆芽洗净。大米洗净。葱洗净，切花。

② 锅置火上，注水后放入大米，用大火煮至米粒完全绽开。

③ 放入黄豆芽、豆腐，改用小火煮至粥成，调入盐、香油入味，撒上葱花即可。

【性味归经】豆腐性凉，味甘；归脾、胃、大肠经。

【适用疗效】温中补气、防治痢疾。

【用法用量】温热服用，3天1次。

【食用禁忌】痛风、肾病、缺铁性贫血、腹泻患者忌食。

功能效用

豆腐含有脂肪、碳水化合物、维生素和矿物质等。此粥具有温中补气、防治痢疾的功效。

失眠

红枣桂圆粥

【选取原料】大米100克，桂圆肉、红枣各20克，红糖10克，葱花少许。

制作方法

❶ 大米淘洗干净，放入清水中浸泡。桂圆肉、红枣洗净备用。

❷ 锅置火上，注入清水，放入大米，煮至粥将成。

❸ 放入桂圆肉、红枣煨煮至酥烂，加红糖调匀，撒葱花即可。

【性味归经】桂圆性温，味甘；归心、肝、脾、肾经。

【适用疗效】补血、养气、安神。

【用法用量】温热服用。早晚各1次。

【食用禁忌】尿道炎、月经过多者忌食。

功能效用

　　红枣甘温，可以养心补血安神，提升人体内的元气；桂圆能清热安神，去除体内虚火。红枣、桂圆合在一起煮粥吃，可调节气血归于平和，消除虚火烦热，人自然而然也就睡得安稳。

莲子青菜粥

【选取原料】莲子30克，青菜少许，大米100克，糖5克。

制作方法

❶ 大米、莲子洗净，用清水浸泡。青菜洗净切丝。

❷ 锅置火上，放入大米、莲子，加适量清水熬煮至粥成。

❸ 放入青菜，加白糖稍煮，调匀便可食用。

【性味归经】莲子性平，味甘；归心、脾经。

【适用疗效】养气安神、镇静神经。

【用法用量】温热服用。每日2次。

【食用禁忌】便秘、消化不良、腹胀者忌食。

【秘方来源】民间方。

功能效用

　　莲子中的钙、磷和钾含量非常丰富，有促进凝血、使某些酶活化、维持神经传导性、镇静神经、维持肌肉的伸缩性和心跳节律等作用。莲子有养心安神的功效。

红豆核桃粥

【选取原料】红豆30克，核桃仁20克，大米70克，白糖3克。

制作方法

① 大米、红豆均泡发洗净。核桃仁洗净。

② 锅置火上，倒入清水，放入大米、红豆同煮至开花。

③ 加入核桃仁煮至浓稠状，调入白糖拌匀即可。

【性味归经】核桃性温，味甘；归肾、肺、大肠经。

【适用疗效】益气养血、健脾补心、防治失眠。

【用法用量】温热服用，每日1次。

【食用禁忌】尿多者忌食。

【秘方来源】经验方。

功能效用

桂圆的糖分含量很高，且含有能被人体直接吸收的葡萄糖，经常吃些桂圆很有补益。红豆富含铁质，可使人体气色红润，多摄取红豆，还有补血、促进血液循环的功效。

核桃红枣木耳粥

【选取原料】核桃仁、红枣、水发黑木耳各适量，大米80克，白糖4克。

制作方法

① 大米泡发洗净。木耳泡发，洗净，切丝。红枣洗净，去核，切成小块。核桃仁洗净。

② 锅置火上，倒入清水，放入大米煮至米粒开花。

③ 加入木耳、红枣、核桃仁同煮至浓稠状，调入白糖拌匀即可。

【性味归经】核桃性温，味甘；归肾、肺、大肠经。

【适用疗效】增强免疫力、镇静安神。

【用法用量】温热服用，每日1次。

【食用禁忌】肺脓肿、慢性肠炎患者忌食。

功能效用

红枣甘温，可以养心补血安神，提升人体内的元气；核桃有补血益气、延年益寿的功效。核桃、红枣、木耳一起煮粥，有补血益气的功效，对失眠有一定的疗效。

第三章
慢性病对症调养药粥

高血压病

槐花大米粥

【选取原料】大米80克，白糖3克，槐花适量。

制作方法

① 取大米洗净熬煮。

② 槐花洗净煮后取汁。

③ 槐花汁加入大米中与大米同煮，加入白糖煮沸即可。

【性味归经】槐花性寒，味苦；归大肠、肝经。

【适用疗效】用于高血压等症，有降低血压之功效。

【用法用量】每日2次。

【食用禁忌】脾胃虚寒、阴虚发热者忌服用。

【秘方来源】民间方。

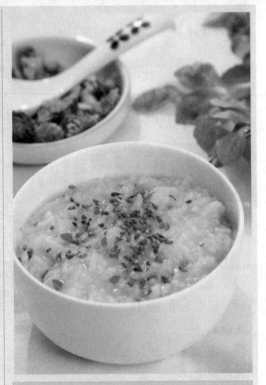

特别提示

所有用于医疗的均指黑槐，即笨槐，洋槐不入中药。

功能效用

槐花有保持毛细血管的正常抵抗力、凉血止血、清肝泻火、降血压、润肺止咳、清热解毒、预防中风的功效。大米、白糖、槐花合熬为粥，其不仅香甜可口，还有降血压的功效，可用于高血压病、高脂血症。

玉米核桃粥

【选取原料】核桃仁20克，玉米粒30克，大米80克，白糖、葱少许。

制作方法

❶ 大米泡发，玉米粒、核桃仁洗净，葱洗净切花。

❷ 大米与玉米一同煮开。

❸ 加入核桃仁同煮至浓稠状，调入白糖拌匀，撒上葱花即可。

【性味归经】核桃仁性温，味甘；归肾、肺、大肠经。

【适用疗效】降低血压。

【用法用量】每日早晚温热服用。

【食用禁忌】玉米发霉后不能食用。

【秘方来源】经验方。

功能效用

玉米含有丰富的蛋白质、脂肪、维生素、纤维素及多糖等，能开胃益智、宁心活血、增强记忆力。核桃仁能温肺定喘，润肠通便。玉米与核桃合煮为粥能降低血压，延缓人体衰老，是保健佳品。

红枣杏仁粥

【选取原料】大米100克，红枣15克，杏仁10克，盐2克。

制作方法

大米与红枣、杏仁洗净后一同煮粥，加入盐煮沸即可。

【性味归经】红枣性温，味甘；归脾、胃经。

【适用疗效】用于高血压等症。有降低血压等功效。

【用法用量】温热食用。每日1次。

【秘方来源】民间方。

特别提示

杏仁分为甜杏仁和苦杏仁两种。中国南方产的叫甜杏仁，多用于食用；中国北方产的叫苦杏仁，多作为药用。

功能效用

红枣有补脾和胃、益气生津、调营卫、解毒药的功效。常用于治疗胃虚食少、脾弱便溏、气血不足、心悸怔忡等病症。杏仁有祛痰、止咳、平喘、润肠的效用。此粥具有降低血压的功效。

山药山楂黄豆粥

【选取原料】大米90克，山药30克，盐2克，味精、黄豆、山楂、豌豆各适量。

制作方法

1 先取大米洗净备用。

2 锅中加入山药、黄豆、山楂、豌豆、大米、适量水，共熬粥。

3 粥将熟时加入盐，味精，稍煮即可。

【性味归经】山药性平，味甘；归肺、脾、肾经。

【适用疗效】用于高血压等症。有降低血压之功效。

【用法用量】温热食用。每日1次。

【秘方来源】民间方。

功能效用

　　黄豆有保持血管弹性、健脑和防止脂肪肝形成的作用。常食豆制品不仅可防肠癌、胃癌，还因为维生素E、胡萝卜素、磷脂的含量丰富，可防止老年斑、老年夜盲症、高血压、增强老人记忆力，是延年益寿的最佳食品。

鳕鱼蘑菇粥

【选取原料】大米80克，鳕鱼肉50克，蘑菇、青豆各20克，枸杞子、盐、姜丝、香油各适量。

制作方法

1 取大米洗净备用。

2 鳕鱼用盐腌制后与大米一同煮粥。

3 粥将熟时加入洗好的香菇、青豆、枸杞子，然后加入盐、姜丝、香油，煮沸即可。

【性味归经】蘑菇性平，味甘；归肝、胃经。

【适用疗效】用于高血压等症。

【用法用量】温热食用。每日1次。

【秘方来源】民间方。

特别提示

　　痛风、尿酸过高患者不宜食用鳕鱼；本品中的蘑菇最好选用香菇，效果更佳。

功能效用

　　鳕鱼具有高营养，能降血压、降胆固醇、易于被人体吸收，可用于治疗跌打损伤、脚气、糖尿病等症。鳕鱼、蘑菇、青豆、枸杞子、大米合熬为粥，其不仅味美可口，还可用于降血压。

高脂血症

红枣双米粥

【选取原料】 红枣、桂圆干各适量，黑米70克，薏苡仁30克，白糖适量。

制作方法

① 黑米、薏苡仁均泡发洗净；桂圆干洗净；红枣洗净，切片。

② 锅置火上，倒入清水，放入黑米、薏苡仁煮开。

③ 加入桂圆、红枣同煮至浓稠状，调入白糖拌匀即可。

【性味归经】 红枣性温，味甘；归脾、胃经。

【适用疗效】 降低血脂、降低血压、防治中风。

【用法用量】 温热服用，早晚各1次。

【食用禁忌】 湿热内盛者忌食。

功能效用

红枣富含维生素C，可有效降低血液中的胆固醇，软化血管；薏苡仁中含有丰富的水溶性纤维素，可以降低血液中的胆固醇，能有效预防高血压、高脂血症、脑卒中。

燕麦南瓜豌豆粥

【选取原料】 燕麦40克，南瓜、豌豆各30克，大米50克，白糖4克。

制作方法

① 大米、燕麦均泡发洗净；南瓜去皮洗净，切丁；豌豆洗净。

② 锅置火上，倒入清水，放入大米、南瓜、豌豆、燕麦煮开。

③ 待煮至浓稠状时，调入白糖拌匀即可。

【性味归经】 南瓜性温，味甘；归脾、胃经。

【适用疗效】 降低血脂、降低血压。

【用法用量】 温热服用，每日1次。

【食用禁忌】 有脚气、黄疸、气滞湿阻病症患者忌食。

【秘方来源】 民间方。

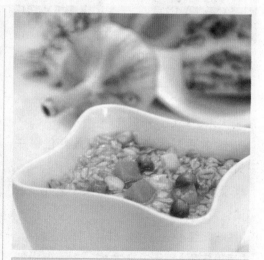

功能效用

燕麦是很好的粗粮，它是富含皂苷素的作物，可以调节人体的肠胃功能，降低胆固醇，因此经常食用燕麦，可以有效防治高血脂、高血压和心脑血管疾病。

芝麻麦仁粥

【选取原料】黑芝麻20克，麦仁80克，白糖3克。

制作方法

1 麦仁泡发洗净。黑芝麻洗净。

2 锅置火上，倒入清水，放入麦仁煮开。

3 加入黑芝麻同煮至浓稠状，调入白糖拌匀即可。

【性味归经】芝麻性平，味甘；归肝、肾、肺、脾经。

【适用疗效】降血脂。

【用法用量】温热服用，可当早餐来食用。

【食用禁忌】患有慢性肠炎、便溏腹泻、阳痿、遗精等病症的人忌食。

【秘方来源】经验方。

功能效用

芝麻含有丰富的亚油酸和膳食纤维，具有调节胆固醇、降低血脂的作用。因此本粥含有亚油酸等不饱和脂肪酸，可降低胆固醇，降低血脂，防止动脉硬化。

虾仁干贝粥

【选取原料】大米100克，虾仁、干贝各20克，盐3克，香菜、葱花、酱油各适量。

制作方法

1 大米、虾仁、干贝洗净。

2 锅中注入适量清水，加入虾仁、干贝、大米，同煮。

3 粥将成时，加入盐、香菜、葱花、酱油，煮沸即可。

【性味归经】虾仁性温，味甘；归肝、肾经。

【适用疗效】用于高脂血症。有降低血脂之功效。

【用法用量】每日1次。

【食用禁忌】温热服用。

【秘方来源】民间方。

功能效用

虾仁有预防高血压及心肌梗死等效用。干贝有滋阴补肾、降低血脂等功效。干贝还可预防癌症。此粥口味极佳，是很好的保健食品。

糖尿病

党参百合冰糖粥

【选取原料】 大米 100 克，党参、百合各 20 克，冰糖 8 克。

制作方法

① 取大米洗净，放入锅中熬煮。

② 将洗净的党参、百合一起放入锅中，与大米同煮粥。

③ 加入冰糖，待粥熟后即可食用。

【性味归经】 党参性平，味甘；归脾、肺经。

【适用疗效】 用于糖尿病等症。有降低血糖之功效。

【用法用量】 温热服用。每日 1 次。

【秘方来源】 民间方。

功能效用

党参有补脾益肺，养血生津的作用。还有扩张血管，降低血压、血糖等功效。百合有润肺清心、定心安神的作用。此粥尤其适合老年人服用。

大米高良姜粥

【选取原料】 大米 110 克，高良姜 15 克，盐 3 克，葱少许。

制作方法

① 取大米洗净，放入锅中熬煮。

② 将洗净切好的高良姜放入锅中，与大米同煮粥。

③ 将盐、葱一起放入锅中，煮沸即可。

【性味归经】 高良姜性热，味辛；归脾、胃经。

【适用疗效】 用于糖尿病等症。有降低血糖之功效。

【用法用量】 温热服用。每日 1 次。

【秘方来源】 民间方。

功能效用

高良姜具有散寒止痛、健胃消食等效用，适用于脘腹冷痛、胃寒呕吐、嗳气吞酸等症。脾胃寒冷、腹中疼痛者应常服用。但阴虚有热者禁服。胃热者忌服。此粥适合各类人群，尤其是女性食用。

枸杞麦冬花生粥

【选取原料】大米80克，枸杞子、麦冬各适量，花生米30克。

制作方法

1. 取大米洗净熬煮。
2. 加入枸杞子、麦冬、花生米与大米同煮。
3. 加入白糖煮沸即可。

【性味归经】枸杞子性平、味甘；归肝、肾、肺经。

【适用疗效】用于糖尿病等症。有降低血糖之功效。

【用法用量】温热服用。每日1次。

【秘方来源】民间方。

特别提示

感冒发热、身体有炎症、腹泻的人不要吃枸杞子。

功能效用

枸杞子有降低血脂、血糖的功效，且其含有的丰富维生素，对人体具有良好的保健作用。花生中含有的植物活性物质，如植物固醇、皂角苷、白藜芦醇等，对防止营养不良，预防糖尿病、心血管病具有显著作用。麦冬具有协调胰岛素功能，能降低血糖，促使胰岛细胞恢复正常。此粥对糖尿病有较好的疗效。

龙荔红枣糯米粥

【选取原料】桂圆、荔枝各20克，红枣10克，糯米100克。

制作方法

1. 将糯米洗净，放入锅中。
2. 将桂圆、荔枝去壳取肉，红枣去核，一起放入锅中，煮至米粒开花。
3. 加入冰糖熬融后调匀即可。

【性味归经】桂圆性温，味甘；归心、肝、脾、肾经。

【适用疗效】用于糖尿病等症，有开胃健脾之功效。

【用法用量】每日1次。

【食用禁忌】阴虚火旺者忌食。

【秘方来源】民间方。

功能效用

桂圆有补益心脾、养血宁神的功效，对中老年人而言，有保护血管、防止血管硬化和脆性的作用。红枣有益气补血、滋补身体的功效。荔枝有理气补血、止痛等功效。常食用此粥，对糖尿病有很好的疗效。

莲子山药粥

【选取原料】粳米80克，山药20克，莲子13克，玉米10克，盐3克，葱少量。

制作方法

① 取粳米洗净，放入锅中熬煮。

② 将山药、莲子、玉米一起放入锅中，与粳米同煮。

③ 加入盐、葱，待其煮沸即可食用。

【性味归经】莲子性平，味甘、涩；归心、脾、肾、胃、膀胱经。

【适用疗效】用于糖尿病等症。有降低血糖之功效。

【用法用量】温热服用。每日1次。

【秘方来源】民间方。

特别提示

大便燥结者不宜食用山药。

功能效用

莲子中含有丰富的营养成分，有养心安神、益脾补肾等功效。对于失眠健忘者很有帮助。玉米有调中和胃、利尿、降血脂、降血压的功效。此粥适合各类人群，尤其是女性食用。

南瓜山药粥

【选取原料】大米90克，南瓜、山药各30克，盐2克。

制作方法

① 取大米洗净，放入锅中熬煮。

② 加入洗净切好的南瓜、山药、与大米同煮。

③ 加入盐，待其煮沸即可食用。

【性味归经】南瓜性温，味甘；归脾、胃经。

【适用疗效】用于糖尿病等症。有降低血糖之功效。

【用法用量】温热服用。每日1次。

【秘方来源】民间方。

功能效用

南瓜中含有大量丰富的营养物质，有润肠助消化、降低血糖血脂、预防糖尿病等功效。山药有补脾养胃、助消化的功效。此粥适合各类人群，尤其是老年人食用。

冠心病

油菜枸杞粥

【选取原料】鲜油菜叶、枸杞子各适量，大米100克，盐2克，味精1克。

制作方法

① 油菜叶洗净，切碎片。枸杞子洗净。大米泡发洗净。

② 锅置火上，注入清水，放入大米，用旺火煮至米粒绽开。

③ 放入油菜叶、枸杞子，用文火慢慢煮至粥浓稠时，加入盐、味精调味即可。

【性味归经】枸杞子性味甘平；归肝、肾、肺经。

【适用疗效】适用于治疗冠心病，高血压。

【用法用量】需温热服用。每日服用1次。

【秘方来源】经验方。

功能效用

　　油菜有散血、消肿的功效。枸杞子有养肝补肾、润肺止咳等作用，可治疗肝肾阴亏、腰膝酸软、头晕等症。此粥可用于治疗冠心病、高血压等症。

菠菜玉米枸杞粥

【选取原料】菠菜、玉米粒、枸杞子各15克，大米100克，盐3克，味精1克。

制作方法

① 大米泡发洗净。枸杞子、玉米粒洗净。菠菜择去根，洗净，切成碎末。

② 锅置火上，注入清水后，放入大米、玉米、枸杞子，用大火煮至米粒开花。

③ 再放入菠菜，用小火煮至粥成，调入盐、味精入味即可。

【性味归经】玉米性平，味甘；归肝、胆、膀胱经。

【适用疗效】用于冠心病等症。

【用法用量】需温热服用。早晚各1次。

【秘方来源】民间方。

功能效用

　　菠菜能滋阴润燥，通利肠胃，对津液不足、肠燥便秘、高血压等症有一定的疗效。玉米有调中和胃、利尿、降血脂、降血压的功效。此粥具有保健作用，适合各类人群。

枸杞木瓜粥

【选取原料】枸杞子10克，木瓜50克，糯米100克，白糖5克，葱花少许。

制作方法

❶糯米洗净，用清水浸泡。枸杞子洗净。木瓜切开取果肉，切成小块。

❷锅置火上，放入糯米，加适量清水煮至八成熟。

❸放入木瓜、枸杞子煮至米烂，加白糖调匀，撒葱花便可。

【性味归经】木瓜性平、微寒，味甘；归肝、脾经。

【适用疗效】用于治疗冠心病。

【用法用量】每日2次。

【食用禁忌】此粥忌长久服用。

【秘方来源】经验方。

功能效用

　　木瓜，别名木瓜实、乳瓜等，其汁水丰多，甜美可口，营养丰富。有理脾和胃、平肝舒筋的功效。枸杞子有养肝补肾、润肺止咳的功效。木瓜、枸杞子、糯米合熬为粥，可治疗冠心病等症。

木耳枣杞粥

【选取原料】黑木耳、红枣、枸杞子各15克，糯米80克，盐2克，葱少许。

制作方法

❶糯米洗净。黑木耳泡发洗净，切成细丝。红枣去核洗净，切块。枸杞子洗净。葱洗净，切花。

❷锅置火上，注入清水，放入糯米煮至米粒绽开，放入黑木耳、红枣、枸杞子。

❸用小火煮至粥成时，调入盐入味，撒上葱花即可。

【性味归经】黑木耳性平，味甘；归胃、大肠经。

【适用疗效】用于冠心病、心肌梗死。

【用法用量】需温热服用。每日两次。

【秘方来源】经验方。

功能效用

　　常吃黑木耳可抑制血小板凝聚，降低血液中胆固醇的含量，对冠心病、动脉血管硬化、心脑血管病颇为有益，并有一定的抗癌作用。

西红柿桂圆粥

【选取原料】西红柿、桂圆肉各20克，糯米100克，青菜少许，盐3克。

制作方法

① 西红柿洗净，切丁。桂圆肉洗净。糯米洗净，泡发半小时。青菜洗净，切碎。

② 锅置火上，注入清水，放入糯米、桂圆，用旺火煮至绽开。

③ 再放入西红柿，改用小火煮粥浓稠时，下入青菜稍煮，再加入盐调味即可。

【性味归经】桂圆性温，味甘；归心、肝、脾、肾经。

【适用疗效】可用于治疗冠心病。

【用法用量】需温热服用。每日2次。

【秘方来源】民间方。

功能效用

桂圆对中老年人而言，有保护血管、防止血管硬化和脆性的作用。西红柿有清热解毒、生津止渴、健胃消食等作用。

桂圆银耳粥

【选取原料】银耳、桂圆肉各适量，大米100克，白糖5克。

制作方法

① 大米洗净备用。银耳泡发洗净，切碎。桂圆肉洗净备用。

② 锅置火上，放入大米，倒入清水煮至米粒开花。

③ 待粥至浓稠状时，放入银耳、桂圆同煮片刻，调入白糖拌匀即可。

【性味归经】银耳性味甘平；归心、肺、肾、胃经。

【适用疗效】可用于治疗冠心病等症。

【用法用量】每日温热服用1次。

【食用禁忌】忌隔夜服用。

【秘方来源】经验方。

功能效用

桂圆含有蛋白质、脂肪、碳水化合物、粗纤维等营养物质。银耳富含维生素、天然植物性胶质等营养物质，能滋阴润燥、益气养胃。此粥可用于治疗冠心病等症。

肝炎

刺五加粥

【选取原料】大米80克，白糖3克，刺五加适量。

制作方法

① 取大米洗净备用。锅中加入适量清水、大米、刺五加同煮。

② 粥将熟时调入白糖，稍煮即可。

【性味归经】刺五加性温，味辛苦；归脾、肾、心经。

【适用疗效】适用于肝炎等症。有疏肝理气之功效。

【用法用量】温热服用。

【食用禁忌】高血压、动脉硬化、神经衰弱、阴虚火旺者忌服用。

【秘方来源】民间方。

功能效用

刺五加可治风湿痹痛、筋骨痿软、小儿行迟、体虚乏力、水肿、脚气等症。大米有补中益气、益精强志、和五脏的功效。刺五加、大米合熬为粥，有疏肝理气的功效。

天冬米粥

【选取原料】大米100克，天冬适量，白糖3克，葱5克。

制作方法

① 取大米洗净备用。

② 锅中加入适量清水、天冬、大米，共熬煮。

③ 粥将熟时调入白糖、葱，稍煮即可。

【性味归经】天冬性寒，味甘；归肺、肾经。

【适用疗效】适用于肝炎等症。有疏肝理气之功效。

【用法用量】每日1次。

【食用禁忌】风寒者忌服用。

【秘方来源】民间方。

功能效用

天冬有润肺、疏肝理气、滋阴、生津止渴、润肠通便的功效。有补中益气、健脾养胃、益精强志、和五脏、通血脉、聪耳明目、止烦、止渴等功效。天冬、大米、白糖、葱合熬为粥，有疏肝理气的功效，适用于肝炎等患者食用。

羊骨杜仲粥

【选取原料】大米80克，羊骨250克，杜仲60克，料酒、生抽、盐、味精、葱白、姜末、葱花适量。

制作方法

① 取大米洗净熬煮。

② 杜仲洗净煮后取汁，羊骨用料酒、生抽腌制后切好一起加入粥中。

③ 加入盐、味精、葱白、葱花、姜末，煮沸即可。

【性味归经】杜仲性温，味甘；归肝、肾经。

【适用疗效】适用于肝炎等症。有疏肝理气之功效。

【用法用量】每日1次。

【食用禁忌】阴虚火旺者忌服用。

【秘方来源】民间方。

功能效用

杜仲富含木脂素、维生素C、杜仲胶等。用于肾虚腰痛、筋骨无力、妊娠漏血、胎动不安、高血压等症。羊骨有补肾、益气、强壮骨骼等效用。羊骨中的营养成分，对于骨质十分有益。

白菜薏苡仁粥

【选取原料】大米、薏苡仁各40克，芹菜、白菜各适量，盐2克。

制作方法

① 大米洗净。

② 锅中注入适量清水，加入薏苡仁、芹菜、白菜、大米，共煮粥。

③ 粥将熟时加入盐，稍煮即可。

【性味归经】白菜性平，味甘；归肠、胃经。

【适用疗效】适用于肝炎等症。

【用法用量】每日1次。

【食用禁忌】脾胃虚寒者忌服用。

特别提示

在煮粥前先将薏苡仁用温水浸泡2～3小时，更易煮熟。

功能效用

白菜含蛋白质、脂肪、多种维生素、粗纤维、钙、磷、铁、锌等营养成分，具有补肝、通利肠胃、清热解毒、止咳化痰、利尿养胃的功效。薏苡仁适合风湿性关节痛、尿路感染、白带过多、癌症患者食用。此粥适合于肝炎患者食用。

胡萝卜薏苡仁粥

【选取原料】胡萝卜30克，薏苡仁30克，大米80克，白糖3克。

制作方法

1. 将大米、薏苡仁泡发，大火煮至米粒开花。
2. 加入切丁胡萝卜同煮至浓稠。
3. 加入冰糖拌匀即可。

【性味归经】薏苡仁性寒，味甘；归脾、胃、肺、大肠经。

【适用疗效】用于肝炎等症，有疏肝理气之功效。

【用法用量】每日温热服用1次。

【食用禁忌】不能过量食用。

【秘方来源】民间方。

功能效用

　　薏苡仁有祛湿除风、清热排脓、除痹止痛的功效。胡萝卜营养丰富，含较多的胡萝卜素、糖、钙等营养物质，对人体有保健功效，其能健脾、化滞，可降血糖。胡萝卜、薏苡仁、大米合熬为粥，有补肝明目的功效，长期食用，可辅助治疗肝炎等症。

鹌鹑瘦肉粥

【选取原料】大米80克，鹌鹑1只，猪肉80克，料酒、盐、味精、姜丝、胡椒粉、葱花、香油适量。

制作方法

1. 取大米洗净熬煮。
2. 加入料酒、煮后的鹌鹑与大米同煮粥。
3. 再加入猪肉、盐、味精、姜丝、胡椒粉、葱花至沸即可。

【性味归经】鹌鹑性平，味甘；归大肠、心、肝、脾、肺、肾经。

【适用疗效】适用于肝炎等症。有疏肝理气之功效。

【用法用量】温热服用。每日1次。

【秘方来源】民间方。

功能效用

　　鹌鹑含有高蛋白、低脂肪、低胆固醇、多种无机盐、卵磷脂、激素和多种人体必需的氨基酸。有补五脏、益精血、温肾助阳、增力气、壮筋骨、防治高血压及动脉硬化等功效，对于贫血、头晕、高血压等效果较佳。

第四章
女性常见病调养药粥

贫血

桂圆枸杞糯米粥

【选取原料】桂圆肉40克，枸杞子10克，糯米100克，白糖5克。

制作方法

① 糯米洗净，用清水浸泡。桂圆肉、枸杞子洗净。

② 锅置火上，放入糯米，加适量清水煮至粥将成。

③ 放入桂圆肉、枸杞子煮至米烂，加白糖稍煮，调匀便可。

【性味归经】桂圆性温，味甘；归心、肝、脾、肾经。

【适用疗效】补中益气、养血安神。

【用法用量】温热服用。每日1次。

【食用禁忌】肠滑泄泻、风寒感冒者忌食。

【秘方来源】经验方。

特别提示

枸杞的烹饪时间不宜过长，应在炒菜或煲汤收尾时放入枸杞，这样可防止大量营养成分流失。

功能效用

红枣含丰富的蛋白质、脂肪、粗纤维、糖类、有机酸、黏液质和钙、磷、铁等营养物质，又含有多种维生素，故有"天然维生素丸"之美称。

山药枣荔粥

【选取原料】山药、荔枝各30克，红枣10克，大米100克，冰糖5克，葱花少许。

制作方法

① 大米淘洗干净，用清水浸泡。荔枝去壳洗净。山药去皮、洗净切小块，氽水后捞出。红枣洗净，去核备用。

② 锅置火上，注入清水，放入大米煮至八成熟。

③ 放入荔枝、山药、红枣煮至米烂，放入冰糖熬融后调匀，撒上葱花便可。

【性味归经】山药性平，味甘；归肺、脾、肾经。

【适用疗效】补血益气、提高免疫力。

【用法用量】温热服用，早晚各1次。

【食用禁忌】肠滑泄泻和风寒感冒者忌食。

功能效用

　　山药是虚弱、疲劳或病愈者恢复体力的最佳食品，经常食用又能提高免疫力。

红豆腰果燕麦粥

【选取原料】红豆30克，腰果适量，燕麦片40克，白糖4克。

制作方法

① 红豆泡发洗净，备用。燕麦片洗净。腰果洗净。

② 锅置火上，倒入清水，放入燕麦片和红豆、腰果，以大火煮开。

③ 转小火将粥煮至呈浓稠状，调入白糖拌匀即可。

【性味归经】腰果性平，味甘；归脾、胃、肾经。

【适用疗效】补血、止血、促进血液循环。

【用法用量】温热服用，早晚各1次。

【食用禁忌】孕妇忌食。

【秘方来源】经验方。

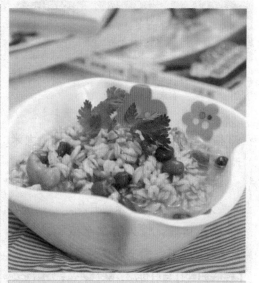

功能效用

　　红豆富含铁质，有补血、促进血液循环、强化体力、增强抵抗力的效果。燕麦有补益脾肾、润肠止汗、止血的作用。此粥能补血止血。

桃仁红米粥

【选取原料】核桃仁30克，红米80克，枸杞子少许，白糖3克。

制作方法

① 红米淘洗干净，置于冷水中泡发半小时后捞出沥干水分。核桃仁洗净。枸杞子洗净，备用。

② 锅置火上，倒入清水，放入红米煮至米粒开花。

③ 加入核桃仁、枸杞子同煮至浓稠状，调入白糖拌匀即可。

【性味归经】核桃性温，味甘；归肾、肺、大肠经。

【适用疗效】预防贫血、舒缓疲劳、改善失眠。

【用法用量】温热服用，可当早餐食用。

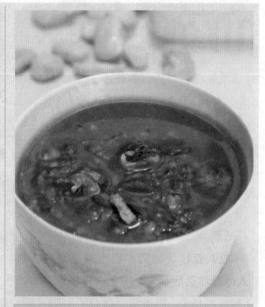

功能效用

红米含蛋白质、糖类、膳食纤维等。其中以铁质最为丰富，故有补血及预防贫血的功效。

猪肝粥

【选取原料】大米、猪肝、盐、味精、料酒、葱花、姜末各适量。

制作方法

① 猪肝洗净，切片，用料酒腌渍。大米淘净，泡好。

② 锅中注水，放入大米，旺火烧沸，下入姜末，转中火熬至米粒开花。

③ 放入猪肝，慢火熬粥至浓稠，加入盐、味精调味，撒上葱花即可。

【性味归经】猪肝性温，味甘、苦；归肝经。

【适用疗效】补血健脾、养肝明目。

【用法用量】温热服用，当早餐食用。

【食用禁忌】高血压、肥胖症、冠心病及高脂血症患者。

【秘方来源】民间方。

功能效用

猪肝中铁的含量是猪肉的18倍，人体的吸收利用率也很高，是天然的补血妙品，对贫血、头昏、目眩、夜盲及目赤等均有较好的效果。

痛经

银耳桂圆蛋粥

【选取原料】银耳、桂圆肉各20克，鹌鹑蛋2个，大米80克。

制作方法

① 大米洗净，入清水浸泡。银耳泡发，洗净后撕小朵。桂圆去壳洗净。鹌鹑蛋煮熟去壳。

② 锅中注入清水，放入大米，煮至七成熟。

③ 放入银耳、桂圆煮至米粒开花，放入鹌鹑蛋稍煮，加冰糖煮融后调匀，撒上葱花即可。

【性味归经】银耳性味甘平；归心、肺、肾、胃经。

【适用疗效】补气血、活血化瘀。

【用法用量】每日温热服用1次。

功能效用

银耳有"菌中之冠"的美称，其富含维生素、天然植物性胶质、硒等营养物质，有滋阴润燥、益气养胃、增强抵抗力、护肝的功效。

红枣茄子粥

【选取原料】大米80克，茄子30克，红枣20克，鸡蛋1个，盐3克。

制作方法

① 大米洗净，用清水浸泡。茄子洗净切小条，用清水略泡。红枣洗净，去核。鸡蛋煮熟后切碎。

② 锅置火上，注入清水，放入大米煮至五成熟。

③ 放入茄子、红枣煮至粥成时，放入鸡蛋，加盐、香油、胡椒粉调匀，撒上葱花即可。

【性味归经】红枣性温，味甘；归脾、胃经。

【适用疗效】健脾胃、补气血。

【用法用量】每日温热服用1次。

【秘方来源】经验方。

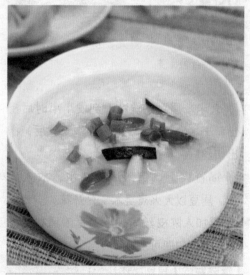

功能效用

红枣具有补虚益气、养血安神、健脾和胃的功效。茄子具有清热解毒、利尿消肿、祛风通络、活血化瘀功效。

陈皮白术粥

【选取原料】陈皮、白术各适量，大米100克，盐2克。

制作方法

1 大米泡发洗净。陈皮洗净，切丝。白术洗净，加水煮好，取汁待用。

2 锅置火上，倒入熬好的汁，放入大米，以大火煮开。

3 加入陈皮，再以小火煮至浓稠状，调入盐拌匀即可。

【性味归经】陈皮性温，味辛、苦；归脾、胃、肺经。

【适用疗效】散寒止痛。

【用法用量】每日温热服用1次。

【食用禁忌】服温热香燥药期间不宜喝此粥。

【秘方来源】经验方。

功能效用

陈皮有辛散通温、理气的功效。白术有健脾益气、燥湿利水、止汗的功效，用于脾虚食少、腹胀泄泻等症。陈皮、白术、大米合熬为粥，能健脾暖胃、散寒止痛、活血化瘀。

陈皮眉豆粥

【选取原料】大米80克，眉豆30克，陈皮适量，白糖4克。

制作方法

1 大米、眉豆均洗净，泡发半小时后捞出沥干水分。陈皮洗净，浸泡至软后，捞出切丝。

2 锅置火上，倒入适量清水，放入大米、眉豆以大火煮至米、豆开花。

3 再加入陈皮丝同煮至粥呈浓稠状，调入白糖拌匀即可。

【性味归经】眉豆性味甘平；归脾、肾经。

【适用疗效】活血化瘀、散寒止痛。

【用法用量】每日温热服用1次。

【食用禁忌】气虚体燥、阴虚燥咳者慎用。

【秘方来源】经验方。

功能效用

眉豆有健脾、止消渴、补肾、生精髓、和五脏、理中益气的功效。陈皮能辛散通温，气味芳香，长于理气。陈皮、眉豆、大米合煮为粥，能健脾暖胃、活血化瘀、散寒止痛。

月经不调

益母红枣粥

【选取原料】 益母草 20 克，红枣 10 枚，大米 100 克，红糖适量。

制作方法

1. 大米泡发。红枣去核，切成小块。益母草嫩叶洗净切碎。

2. 大米与适量清水煮开。

3. 放入红枣煮至粥成浓稠状时，下入益母草，调入盐拌匀。

【性味归经】 益母草味辛、苦，性微寒；归心、肝、膀胱经。

【适用疗效】 活血化瘀，调经消水。

【用法用量】 需温热服用。每天服用 1 次。

【秘方来源】 经验方。

功能效用

益母草嫩茎叶含有蛋白质、碳水化合物等多种营养成分，具有活血、祛瘀、调经、消水的功效；红枣具有补虚益气、养血安神、健脾和胃的功效。益母草、红枣与大米同煮为粥，能活血化瘀、补血养颜，可以治疗妇女月经不调、痛经等症。

牛奶鸡蛋小米粥

【选取原料】 牛奶 50 克，鸡蛋 1 个，小米 100 克，白糖 5 克。

制作方法

1. 小米洗净，浸泡片刻。鸡蛋煮熟后切碎。

2. 锅置火上，注入清水，放入小米，煮至八成熟。

3. 倒入牛奶，煮至米烂，再放入鸡蛋，加白糖调匀，撒上葱花即可。

【性味归经】 小米性味甘、咸；归肾、脾、胃经。

【适用疗效】 通经止痛。

【用法用量】 每日食用 1 次。

【食用禁忌】 鸡蛋不能与红糖同食。

【秘方来源】 民间方。

功能效用

牛奶含有丰富的蛋白质、脂肪、糖类及矿物质钙、磷、铁、镁、钾和维生素等营养成分，有镇静安神、美容养颜的功效。鸡蛋能健脑益智、延缓衰老。

冬瓜鸡蛋粥

【选取原料】冬瓜20克，鸡蛋1个，大米80克，盐3克。

制作方法

❶ 大米淘洗干净，放入清水中浸泡。冬瓜去皮洗净，切小块。鸡蛋煮熟取蛋黄，切碎。

❷ 锅置火上，注入清水，放入大米煮至七成熟。

❸ 再放入冬瓜，煮至米稠瓜熟，放入鸡蛋黄，加盐、麻油、胡椒粉调匀，撒上葱花即可食用。

【性味归经】冬瓜性寒，味甘；归肺、肾经。

【适用疗效】活血化瘀，通经止痛。

【用法用量】每日食用1次。

【秘方来源】经验方。

功能效用

冬瓜有止烦渴、利小便的功效。鸡蛋含有丰富的营养，能健脑益智、保护肝脏、延缓衰老。

鸡蛋生菜粥

【选取原料】鸡蛋1个，玉米粒20克，大米80克，生菜10克，盐2克。

制作方法

❶ 大米洗净，用清水浸泡。玉米粒洗净。生菜叶洗净，切丝。鸡蛋煮熟后切碎。

❷ 锅置火上，注入清水，放入大米、玉米煮至八成熟。

❸ 倒入鸡汤稍煮，放入鸡蛋、生菜，加盐、香油调匀，撒上葱花即可。

【性味归经】生菜性凉，味甘；归膀胱经。

【适用疗效】活血调经。

【用法用量】每日食用1次。

【秘方来源】民间方。

功能效用

生菜有清热安神、清肝利胆、养胃的功效，适用于神经衰弱者。鸡蛋有健脑益智、延缓衰老、保护肝脏，补充营养的功效。

带下病

莲子百合糯米粥

【选取原料】莲子、胡萝卜各15克，百合10克，糯米100克，盐3克。

制作方法

1 糯米洗净。百合洗净。莲子泡发洗净。胡萝卜洗净，切丁。

2 锅置火上，注入清水，放入糯米，用大火煮至米粒开花。

3 放入百合、莲子、胡萝卜，改用小火煮至粥成，加入盐、味精调味即可。

【性味归经】莲子性平，味甘；归心、脾、肾、胃、肝、膀胱经。

【适用疗效】收涩止带。

【用法用量】每日1次，空腹温热食用。

功能效用

莲子有防癌抗癌、降血压、强心安神、滋养补虚、止遗涩精、补脾止泻、养心安神的功效。

桂圆枸杞红枣粥

【选取原料】桂圆肉、枸杞子、红枣各适量，大米80克。

制作方法

1 大米泡发洗净。桂圆肉、枸杞子、红枣均洗净，红枣去核，切成小块备用。

2 锅置火上，倒入清水，放入大米，以大火煮开。

3 加入桂圆肉、枸杞子、红枣同煮片刻，再以小火煮至浓稠状，调入白糖搅匀入味即可。

【性味归经】枸杞子味甘，性平；归心、肺、脾、肾经。

【适用疗效】补气血、止带。

【用法用量】需温热食用。每日食用1次。

功能效用

桂圆富含碳水化合物、蛋白质、多种氨基酸和维生素，有补益心脾、养血宁神的功效。枸杞子有滋补肝肾、益精明目的功效，适用于虚劳精亏、腰膝酸痛等症。

山药赤小豆糯米粥

【选取原料】山药35克，赤小豆15克，糯米90克，蜜枣15克，白糖10克。

制作方法

❶ 糯米泡发洗净。山药去皮洗净，切块。赤小豆泡发洗净。蜜枣去核洗净。

❷ 锅内注水，放入糯米，用大火煮至米粒绽开，放入山药、赤小豆、蜜枣。

❸ 改用小火煮至粥成，闻见香味时，放入白糖调味，即可食用。

【性味归经】赤小豆性平，味甘酸；归心、小肠经。

【适用疗效】补肾养阴，止带。

【用法用量】空腹温热服用。

【食用禁忌】大便秘结者不宜服用。

【秘方来源】民间方。

> **功能效用**
>
> 赤豆富含蛋白质及多种矿物质，有补血、利尿、消肿、强化体力、增强抵抗力等功效。山药有益气养阴、补脾益肾、固精止带的功效。

花生红枣大米粥

【选取原料】花生米30克，红枣20克，大米80克，白糖3克。

制作方法

❶ 大米泡发洗净。花生米洗净。红枣洗净，去核，切成小块。葱洗净，切花。

❷ 锅置火上，倒入清水，放入大米、花生米煮开。

❸ 再加入红枣同煮至粥呈浓稠状，调入白糖拌匀，撒上葱花即可。

【性味归经】红枣性温，味甘；归脾、胃经。

【适用疗效】有止带的功效。

【用法用量】需温热食用。每日食用1次。

【秘方来源】经验方。

> **功能效用**
>
> 红枣自古以来就被列为"五果"之一，其历史悠久。红枣具有健脾、益气、和中的功效，可用于脾胃虚弱、肠胃病、食欲不振、大便溏泄、疲乏无力、气血不足等症。

闭经

桂圆羊肉粥

【选取原料】桂圆 70 克，羊肉 100 克，大米 80 克，葱花少许。

制作方法

❶ 桂圆去壳，取肉洗净。羊肉洗净，切片。大米淘净，泡好。

❷ 锅中注入适量清水，下入大米，大火烧开，下入羊肉、桂圆，改中火熬煮。

❸ 转小火，熬煮成粥，加盐、鸡精调味，撒入葱花即可。

【性味归经】羊肉性热，味甘；归脾、胃、肾经。

【适用疗效】活血化瘀，痛经止痛。

【用法用量】需温热食用。每日 1 次。

【秘方来源】经验方。

功能效用

羊肉含有丰富的脂肪、维生素、钙、磷、铁等，有补气滋阴、暖中补虚、开胃健力的功效。桂圆含有蛋白质、脂肪等营养成分，有开胃益脾、养血安神的功效。

红枣羊肉糯米粥

【选取原料】红枣 25 克，羊肉 50 克，糯米 150 克，盐 2 克。

制作方法

❶ 红枣洗净，去核备用。羊肉洗净，切片，用开水汆烫，捞出。糯米淘净，泡好。

❷ 锅中添适量清水，下入糯米大火煮开，下入羊肉、红枣、姜末，转中火熬煮。

❸ 改小火，下入葱白，待粥熬出香味，加盐、味精调味，撒入葱花即可。

【性味归经】红枣性温，味甘；归脾、胃经。

【适用疗效】健脾暖胃、活血、解郁。

【用法用量】温热食用。每日 1 次。

【秘方来源】民间方。

功能效用

红枣有补脾和胃、益气生津、解毒药的功效。常用于治疗胃虚食少、脾弱便溏、气血不足、心悸怔忡等病症。

鸡肉枸杞萝卜粥

【选取原料】鸡脯肉100克，白萝卜120克，枸杞子30克，大米80克，盐适量。

制作方法

❶白萝卜洗净，去皮，切块。枸杞子洗净。鸡脯肉洗净，切丝。大米淘净，泡好。

❷大米放入锅中，倒入鸡汤，武火烧沸，下入白萝卜、枸杞子，转中火熬煮至米粒软散。

❸下入鸡脯肉，将粥熬至浓稠，加盐调味，撒上葱花即可。

【性味归经】鸡肉性平，味甘；归脾、胃经。

【适用疗效】补虚填精、活血化瘀。

【用法用量】温热食用。每日1次。

【秘方来源】民间方。

功能效用

白萝卜含蛋白质、糖类、B族维生素、维生素C等营养成分，有降低胆固醇的功效。鸡肉有温中益气、补虚填精、健脾胃、活血脉的功效。

红枣桂圆鸡肉粥

【选取原料】鸡脯肉50克，红枣10克，大米120克，桂圆、荔枝适量，葱花5克，盐3克。

制作方法

❶荔枝、桂圆去壳，取肉。红枣洗净，去核，切开。大米淘净，浸泡半小时。鸡脯肉洗净，切丁。

❷大米放入锅中，加适量清水，大火烧沸，下入处理好的各种原材料，转中火熬煮至米粒软散。

❸改小火，熬煮成粥，加盐调味，淋麻油，撒上葱花即可。

【性味归经】红枣性温，味甘；归脾、胃经。

【适用疗效】补血养血、活血化瘀。

【用法用量】温热食用。每日1次。

【秘方来源】经验方。

功能效用

鸡肉含有丰富的蛋白质、磷脂类，容易被人体吸收利用，有温中益气、补虚填精、强筋骨的功效。

崩漏

枸杞牛肉莲子粥

【选取原料】 牛肉100克，枸杞子30克，莲子50克，大米80克。

制作方法

❶ 牛肉洗净，切片。莲子洗净，浸泡后，挑去莲心。枸杞子洗净。大米淘净，泡半小时。

❷ 大米入锅，加适量清水，旺火烧沸，下入枸杞子、莲子，转中火熬煮至米粒开花。

❸ 放入牛肉片，用慢火将粥熬出香味，加盐、鸡精调味，撒上葱花即可。

【性味归经】 枸杞子性平，味甘；归肝、肾、肺经。

【适用疗效】 凉血、止血。

【用法用量】 温热食用。每日1次。

功能效用

莲子有强心安神、滋养补虚、止遗涩精、补脾止泻、益肾涩精、养心安神的功效，可用来治疗肾虚遗精、滑泄等症。

红枣百合核桃粥

【选取原料】 糯米100克，红枣、百合、核桃仁各20克，白糖5克。

制作方法

❶ 糯米泡发洗净。百合洗净。红枣去核洗净。核桃仁泡发洗净。

❷ 锅置火上，注水后，放入糯米，用武火煮至米粒绽开。

❸ 放入百合、红枣、核桃仁，改用文火煮至粥成，调入白糖入味即可。

【性味归经】 红枣性温，味甘；归脾、胃经。

【适用疗效】 补血活血、滋阴补虚。

【用法用量】 每日食用1次。

【食用禁忌】 虚寒出血者忌食。

【秘方来源】 经验方。

功能效用

红枣有增强肌力、消除疲劳、补血的功效；百合有良好的营养滋补之功，特别是对病后体弱、神经衰弱等症大有裨益。核桃有润肺、补肾、壮阳、健肾等功能。

羊肉枸杞姜粥

【选取原料】羊肉100克，枸杞子30克，大米80克，盐3克，生姜20克。

制作方法

①大米淘净，泡半小时。羊肉洗净，切片。生姜洗净，去皮，切丝。枸杞子洗净。

②大米入锅，加水旺火煮沸，下入羊肉、枸杞子、姜丝，转中火熬煮至米粒软散。

③慢火熬煮成粥，加盐、味精调味，撒上葱花即可。

【性味归经】枸杞子味甘，性平；归肝、肾、肺经。

【适用疗效】适用于男子阳痿、早泄，女子月经不调，有补气滋阴之功效。

【用法用量】每日温热服用1次。

功能效用

　　羊肉含有丰富的脂肪、维生素、钙、磷等，有补气滋阴的功效。

羊肉麦仁粥

【选取原料】羊肉100克，盐2克，味精1克，胡椒粉3克，麦仁50克。

制作方法

①羊肉洗净，切片，用料酒、生抽腌渍。麦仁淘净，浸泡3小时。

②锅中注水，下入麦仁，旺火煮沸，下入腌好的羊肉、姜丝，转中火熬煮至麦粒开花。

③改小火，待粥熬出香味，放盐、味精、胡椒粉调味即可。

【性味归经】羊肉性温，味甘；归脾、肾经。

【适用疗效】用于月经不调、体虚等症，有益肾、和血、补虚益气之功效。

【用法用量】每日温热服用1次。

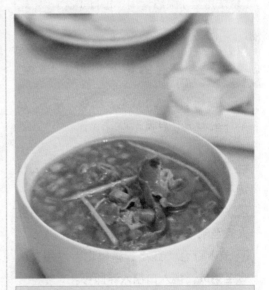

功能效用

　　羊肉营养丰富，有补虚益气、温中暖肾的功能。麦仁含有丰富的糖类、蛋白质、维生素和矿物质，有养心、益肾、和血、健脾的功能。

流产

青菜枸杞牛奶粥

【选取原料】青菜、枸杞子各适量，大米80克，鲜牛奶100毫升，白糖3克。

制作方法

①大米泡发洗净。青菜洗净，切丝。枸杞子洗净。

②锅置火上，倒入鲜牛奶，放入大米煮至米粒开花。

③加入青菜、枸杞子同煮至浓稠状，调入白糖拌匀即可。

【性味归经】枸杞子味甘，性平；归肝、肾、肺经。

【适用疗效】用于流产、腰膝酸痛等症，有滋补、抗衰老、安胎之功效。

【用法用量】每日温热服用1次。

功能效用

　　青菜为含维生素和矿物质最丰富的蔬菜之一，能满足人体所需的维生素、胡萝卜素、钙、铁等，有助于增强机体免疫能力。枸杞子常常被当作滋补调养和抗衰老的良药。

山药人参鸡粥

【选取原料】山药100克，人参1根，大米80克，鸡肝50克，盐3克。

制作方法

①山药洗净，去皮，切片。人参洗净。大米淘净，泡好。鸡肝用水泡洗干净，切片。

②大米入锅，加适量清水旺火煮沸，放入山药、人参，转中火煮至米粒开花。

③再下入鸡肝，慢火将粥熬至浓稠，加盐、鸡精调味，撒入葱花即可。

【性味归经】人参性平，味甘、微苦；归脾、肺、心经。

【适用疗效】用于虚劳咳嗽、流产等症，具有补气生血、健脾胃、活血脉之功效。

【用法用量】每日温热服用1次。

功能效用

　　山药有补脾养胃、生津益肺、补肾涩精的功效。

百合板栗糯米粥

【选取原料】百合、板栗各20克，糯米90克，白糖5克，葱少许。

制作方法

❶ 板栗去壳。糯米泡发。葱切花。

❷ 锅置火上，加清水，放入糯米，大火煮至米粒绽开。

❸ 百合、板栗入锅，中火煮至粥成，加白糖，撒葱花即可。

【性味归经】百合性平，味甘；归心、肺经。

【适用疗效】用于流产、脾胃虚弱等症，有滋补、安神之功效。

【用法用量】每日温热服用1次。

【食用禁忌】不能过量食用。

【秘方来源】经验方。

功能效用

百合含生物素、秋水碱等多种生物碱和营养物质，对病后体弱、神经衰弱等症有很好的营养疗效。栗子有补肾强腰、益脾胃、止泻的功效，可治由肾气不足引起的脾胃虚弱等症。

鸡蛋紫菜粥

【选取原料】大米100克，紫菜10克，鸡蛋1个，盐3克，香油、胡椒、葱花适量。

制作方法

❶ 大米淘净浸泡。紫菜泡发撕碎。鸡蛋煮熟切碎。

❷ 锅置火上，加水、大米煮至粥成。

❸ 放入紫菜、鸡蛋煮至粥稠，加盐、香油、胡椒粉调匀，撒上葱花即可。

【性味归经】紫菜味甘咸，性寒；归肺经。

【适用疗效】用于流产、贫血等症，有预防流产之功效。

【用法用量】每日温热服用1次。

【食用禁忌】胃肠消化功能不好的人应少量食用。

【秘方来源】民间方。

功能效用

鸡蛋能健脑益智、延缓衰老、保护肝脏。紫菜有软坚散结的功能，含胆碱和钙、铁，能增强记忆力、治疗妇幼贫血、促进骨骼、牙齿的生长和保健。

妊娠呕吐

蛋奶菇粥

【选取原料】鸡蛋1个，牛奶100克，茶树菇10克，大米80克，白糖5克，葱适量。

制作方法

①大米洗净，用清水浸泡。茶树菇泡发摘净。

②锅置火上，注入清水，放入大米煮至七成熟。

③入茶树菇煮至米粒开花，入鸡蛋打撒后稍煮，再入牛奶、白糖调匀，撒葱花即可。

【性味归经】香菇味甘、平，性凉；归肝、胃经。

【适用疗效】用于妊娠呕吐等症，有增强食欲、提高机体免疫力之功效。

【用法用量】每日温热服用1次。

功能效用

鸡蛋能健脑益智、延缓衰老、保护肝脏。牛奶可降低胆固醇，防止消化道溃疡。香菇有提高免疫力、延缓衰老、降血压、降血脂、降胆固醇的功效。

生姜黄瓜粥

【选取原料】鲜嫩黄瓜、生姜各20克，大米90克，盐3克。

制作方法

①大米泡发。黄瓜切小块。生姜切丝。

②锅置火上，注入清水，放入大米用大火煮至米粒开花。

③放入黄瓜、姜丝，用小火煮至粥成，加盐入味，即可食用。

【性味归经】生姜性温，味辛；归肺、脾、胃经。

【适用疗效】用于妊娠呕吐、糖尿病等症，有温中止呕、降胆固醇之功效。

【用法用量】每日温热服用1次。

【食用禁忌】不宜与花生、辣椒、芹菜同食。

功能效用

生姜有温中止呕、温肺止咳、解鱼蟹毒、解药毒的功效，可用来治疗外感风寒、头痛、痰饮、咳嗽、胃寒呕吐等症。黄瓜能促进肠道蠕动，加速废物排泄，改善人体新陈代谢。

皮蛋玉米萝卜粥

【选取原料】皮蛋1个，玉米、胡萝卜适量，白粥1碗，盐、麻油、葱适量。

制作方法

① 白粥倒入锅中，再加少许开水，烧沸。

② 皮蛋去壳，洗净切丁。将玉米粒、胡萝卜丁洗净，与皮蛋丁一起倒入白粥中煮至各材料均熟。

③ 再调入盐、胡椒粉，撒上葱花即可。

【性味归经】萝卜性味甘辛、平，无毒；归肺、脾经。

【适用疗效】用于妊娠呕吐、肺热、心脏病等，有调中开胃、益肺宁心的功效。

【用法用量】每日温热服用1次。

【食用禁忌】服人参及滋补药品期间忌服用。

【秘方来源】民间方。

功能效用

皮蛋能泻肺热、醒酒、去大肠火、治泻痢。其合熬为粥，能提高免疫力、降血压，可用来治疗咽喉痛、声音嘶哑、便秘等症。

蛋花南瓜粥

【选取原料】大米100克，鸡蛋1个，南瓜20克，盐3克，香油、葱花各适量。

制作方法

① 大米淘净，用清水浸泡。南瓜去皮切小块。

② 锅置火上，注入清水，放入大米煮至七成熟。

③ 放入南瓜煮至米粒开花，入鸡蛋打散后稍煮，加盐、香油调匀，撒上葱花即可。

【性味归经】南瓜性温，味甘；归脾、胃经。

【适用疗效】用于妊娠呕吐、营养不良等症，有补中益气、健脾养胃之功效。

【用法用量】每日温热服用1次。

【食用禁忌】南瓜性温，素体胃热炽盛者少食。

功能效用

鸡蛋能健脑益智、延缓衰老、保护肝脏。南瓜有解毒、保护胃黏膜、助消化、防治糖尿病、降低血糖、消除致癌物质、促进生长发育的功效。

妊娠水肿

玉米须大米粥

【选取原料】玉米须适量，大米100克，盐1克，葱5克。

制作方法

1. 大米泡发半小时沥干。玉米须稍浸泡沥干。葱切圈。

2. 锅置火上，加大米和水煮至米粒开花。

3. 加玉米须煮至浓稠，加盐拌匀，撒葱即可。

【性味归经】性微温，味甘；归膀胱、肝、胆经。

【适用疗效】用于妊娠水肿等症，有利尿、平肝、健脾养胃之功效。

【用法用量】每日温热服用1次。

【食用禁忌】不能过量食用。

功能效用

　　玉米须有利尿、平肝、利胆的功效。大米有补中益气、健脾养胃、益精强志、和五脏、通血脉、聪耳明目、止烦、止渴、止泻的功效，因此，因肺阴亏虚所致的咳嗽、便秘患者可早晚用大米煮粥服用。

莲子红米粥

【选取原料】莲子40克，红米80克，红糖10克。

制作方法

1. 红米泡发洗干净。莲子去心洗干净。

2. 锅置火上，倒入清水，放入红米、莲子煮至开花。

3. 加入红糖同煮至浓稠状即可。

【性味归经】莲子性味甘平；归脾、肾、心经。

【适用疗效】用于妊娠水肿等症，有补脾止泻、健脾消食之功效。

【用法用量】每日温热服用1次。

【食用禁忌】不能过量食用。

【秘方来源】经验方。

功能效用

　　莲子有防癌抗癌、降血压、强心安神、滋养补虚、止遗涩精、补脾止泻、益肾涩精、养心安神的功效，可用来治疗脾虚久泻、泻久痢、肾虚遗精、滑泄、小便不禁、妇人崩漏带下、心神不宁、惊悸、不眠等症。

扁豆玉米红枣粥

【选取原料】玉米、白扁豆、红枣各15克，大米110克，白糖6克。

制作方法

① 玉米、白扁豆洗净。红枣去核洗净。大米泡发洗净。

② 锅置火上，注入清水后，放入大米、玉米、白扁豆、红枣，大火煮至米粒绽开。

③ 再用小火煮至粥成，调入白糖入味即可。

【性味归经】扁豆味甘，性平；归脾、胃经。

【适用疗效】用于水肿、心血管疾病等症，有补脾胃、利尿之功效。

【用法用量】每日温热服用1次。

【食用禁忌】不能过量食用。

【秘方来源】经验方。

功能效用

扁豆有补脾胃、消暑解毒、除湿止泻等功效，能治疗脾胃虚热、呕吐泄泻、口渴烦躁、妇女白带、糖尿病等症。玉米能调中开胃、益肺宁心、清湿热、利肝胆、延缓衰老，能预防心脏病、癌症。

鲤鱼米豆粥

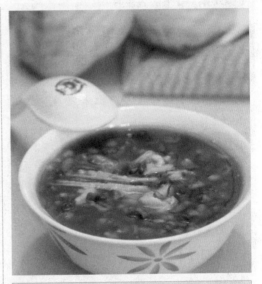

【选取原料】大米、红豆、薏苡仁、绿豆30克，鲤鱼50克，盐、姜、葱、料酒适量。

制作方法

① 大米、红豆、薏苡仁、绿豆洗净，放入清水中浸泡。鲤鱼洗净切小块，用料酒腌渍去腥。

② 锅置火上，注入清水，加大米、红豆、薏米、绿豆煮至五成熟。

③ 放入鲤鱼、姜丝煮至粥将成，加盐调匀，撒葱花便可。

【性味归经】绿豆味甘性寒；归心、胃经。

【适用疗效】用于水肿、贫血等症，有利尿消肿、健脾益肾之功效。

【用法用量】每日温热服用1次。

【食用禁忌】不能过量食用。

功能效用

鲤鱼有健脾开胃、利尿消肿、止咳平喘、安胎通乳、清热解毒的功效。薏苡仁能治疗泄泻、湿痹、水肿等症。红豆有补血利尿、消肿清心等效。

产后缺乳

雪梨红枣糯米粥

【选取原料】糯米80克，雪梨50克，红枣、葡萄干各10克，白糖5克。

制作方法

❶ 糯米洗净，用清水浸泡。雪梨洗净后去皮、去核，切小块。红枣、葡萄干洗净备用。

❷ 锅置火上，注入清水，放入糯米、红枣、葡萄干煮至七成熟。

❸ 放入雪梨煮至米烂、各材料均熟，加白糖调匀便可。

【性味归经】红枣性味甘温；归脾、胃经。

【适用疗效】用于产后缺乳、贫血等症，有止咳化痰、补血益气之功效。

【用法用量】每日温热服用1次。

功能效用

梨能帮助器官排毒、软化血管、促进血液循环和钙质输送、维持机体健康，有生津止渴、止咳化痰、清热降火、养血生肌、润肺去燥等功效。

四豆陈皮粥

【选取原料】绿豆、红豆、眉豆、毛豆各20克，陈皮适量，大米50克，红糖5克。

制作方法

❶ 大米、绿豆、红豆、眉豆均泡发。陈皮切丝。毛豆沥水。

❷ 锅置火上，倒入清水，放入大米、绿豆、红豆、眉豆、毛豆，以大火煮至开花。

❸ 加陈皮同煮粥至稠，加红糖拌匀。

【性味归经】红豆性平，味甘酸；归心、小肠经。

【适用疗效】用于水肿、产后缺乳等症，有补血和五脏、理中益气之功效。

【用法用量】每日温热服用1次。

【食用禁忌】对黄豆过敏者不宜多食。

功能效用

绿豆能抗菌抑菌、增强食欲、保肝护肾。红豆有补血、利尿、消肿、促进心脏活化、清心养神、健脾益肾、强化体力、增强抵抗力等功效。

西葫芦韭菜粥

【选取原料】西葫芦、韭菜各15克，枸杞子适量，大米100克，盐2克，味精1克。

制作方法

① 韭菜切段。西葫芦去皮切薄片。大米泡发半小时。

② 锅置火上，注水后，放入大米、枸杞子，用大火煮至米粒绽开。

③ 放韭菜、西葫芦，改小火煮至粥成，加盐、味精调味即可。

【性味归经】韭菜性温，味辛甘；归肝、脾、胃、肾经。

【适用疗效】补血通乳，利血脉。

【用法用量】每日食用1次。

【食用禁忌】阴虚火旺者忌食。

【秘方来源】民间方。

功能效用

　　韭菜有温肾助阳、益脾健胃、行气理血的功效，能增强脾胃之气。西葫芦有润肺止咳、消肿散结、提高免疫力的功效。韭菜、西葫芦合熬煮粥。能起到补血通乳、疏利血脉的良好功效。

香菇猪蹄粥

【选取原料】大米150克，净猪前蹄120克，香菇20克。

制作方法

① 大米淘净，浸泡半小时后捞出沥干水分。猪蹄洗净，剁成小块，再下入锅中炖好捞出。香菇洗净，切成薄片。

② 大米入锅，加水煮沸，下入猪蹄、香菇、姜末，再用中火熬煮至米粒开花。

③ 粥将熟时调入盐、鸡精，撒上葱花。

【性味归经】香菇性平，味甘；归肝、胃经。

【适用疗效】延缓衰老、利水通乳。

【用法用量】温热服用，每日1次。

【食用禁忌】动脉硬化及高血压患者忌服用。

【秘方来源】经验方。

功能效用

　　香菇有提高机体免疫力、延缓衰老、降血压、降血脂、降胆固醇、防癌、减肥的功效。

产后恶露不净

芥菜大米粥

【选取原料】芥菜20克，大米90克，盐2克，香油适量。

【制作方法】

1 大米洗净泡发1小时。芥菜洗净，切碎。

2 锅置火上，注入清水，放入大米，煮至米粒开花。

3 放入芥菜，改用小火煮至粥成，调入盐入味，再滴入香油，拌匀即可食用。

【性味归经】芥菜性温，味辛；归肺、肝、肾、胃经。

【适用疗效】适用于产后恶露不尽等症。补中益气，补虚养血。

【用法用量】每日食用1次。

【食用禁忌】体内热者忌服用。

功能效用

芥菜中含有丰富的营养物质，是活性很强的还原物质，能增加大脑中氧含量，激发大脑对氧的利用，有醒脑提神、解除疲劳的作用。芥菜与补中益气的大米合熬为粥，能补中益气。

洋葱豆腐粥

【选取原料】大米120克，豆腐50克，青菜、猪肉、洋葱、虾米、盐、味精、香油适量。

【制作方法】

1 豆腐切块。青菜切碎。洋葱切条。猪肉切末。虾米洗净。米泡发。

2 锅中注水，入大米大火烧开，改中火，下入猪肉、虾米、洋葱煮至虾米变红。

3 改小火，放入豆腐、青菜熬至粥成，加盐、味精调味，淋上香油搅匀即可。

【性味归经】洋葱性温，味甘辛；归肝、脾、胃、肺经。

【适用疗效】适用于产后恶露不尽等症。

【用法用量】每日食用1次。

【食用禁忌】热病患者慎食。

功能效用

洋葱有预防糖尿病、杀菌的作用，可用于治疗妇女产后恶露淋漓等症。

子宫脱垂

红枣红米补血粥

【选取原料】红米80克，红枣、枸杞子各适量，红糖10克。

制作方法

1. 红米洗净泡发。红枣洗净，去核，切成小块。枸杞子洗净，用温水浸泡至回软备用。

2. 锅置火上，倒入清水，放入红米煮开。

3. 加入红枣、枸杞子、红糖同煮至浓稠状即可。

【性味归经】红枣性温，味甘；归脾、胃经。

【适用疗效】适用于子宫脱垂等症。益气补虚。

【用法用量】需温热食用。每日食用1次。

【秘方来源】民间方。

功能效用

　　红枣有健脾胃、补气养血、安神的功效。红米有活血化瘀、健脾消食的功效。红枣、红米、枸杞子合熬为粥，能益气补虚，适用于子宫下垂等症。

飘香鳝鱼粥

【选取原料】鳝鱼50克，大米100克，盐、味精、料酒、香菜叶、枸杞子、胡椒各适量。

制作方法

1. 大米洗净，清水浸泡。鳝鱼洗净切小段。

2. 鳝鱼段入油锅，加料酒、盐炒熟。

3. 锅置火上，放入大米，加适量清水煮至五成熟。放入鳝鱼段、枸杞子煮至粥将成，加盐、味精、胡椒粉调匀，撒上香菜叶即可。

【性味归经】鳝鱼性味甘平；归肝、脾、肾三经。

【适用疗效】适用于子宫脱垂等症。补中益血。

【用法用量】每日食用1次。

功能效用

　　鳝鱼有温补强壮、补中益血、温阳健脾的功效；枸杞子有抗衰老、抗动脉硬化的功效。二者与大米合熬粥，有补中益血、滋补肝肾的功效。

更年期综合征

甘麦大枣粥

【选取原料】甘草15克，小麦50克，大枣10枚。

制作方法

①将甘草入锅熬煮，过滤去渣后取汁，备用。

②将药汁与小麦、大枣一起放入锅中煮粥，调味即可。

【性味归经】甘草性平，味甘；归心、肺、脾、胃经。

【适用疗效】适用于更年期综合征。有益气养心安神的功效。

【用法用量】每日2次，空腹温热服用。

【食用禁忌】湿盛脘腹胀满及痰热咳嗽者忌服。

功能效用

甘草有清热解毒、补脾益气、缓急止痛的功效；小麦有养心、益肾、和血、健脾的功效；大枣有养血安神、缓肝急、治心虚的功效。三味相伍，能甘缓滋补、宁心安神、柔肝缓急，适用于妇女脏躁症。

洋葱青菜肉丝粥

【选取原料】洋葱50克，青菜30克，猪瘦肉100克，大米80克，盐3克，鸡精1克。

制作方法

①青菜洗净，切碎。洋葱洗净，切丝。猪肉洗净，切丝。大米淘净，泡好。

②锅中注水，下入大米煮开，改中火，下入猪肉、洋葱，煮至猪肉变熟。

③改小火，下入青菜，将粥熬化，调入盐、鸡精调味即可。

【性味归经】洋葱性温，味甘辛；归肝、脾、胃、肺经。

【适用疗效】适用于更年期综合征。养心安神。

【用法用量】每日1次。

功能效用

洋葱有降血脂、杀菌、防治动脉硬化的功效。青菜有降低血脂，润肠通便等功效。二者与猪肉、大米合熬为粥，常食能治妇女更年期综合征。

山楂猪骨大米粥

【选取原料】干山楂 50 克，猪骨 500 克，大米 80 克，盐、味精、料酒、醋、葱各适量。

制作方法

1. 干山楂用温水泡发，洗净。猪骨洗净，斩件，入沸水汆烫，捞出。大米淘净，泡好。
2. 猪骨入锅，加清水、料酒，旺火烧开，滴入醋，下入大米至米粒开花，转中火熬煮。
3. 转小火，放入山楂，熬煮成粥，加入盐、味精调味，撒上葱花即可。

【性味归经】山楂性温，味甘酸；归脾、胃、肺、肝经。

【适用疗效】适用于更年期综合征。健脾和胃，养心安神。

【用法用量】每日 1 次。

【食用禁忌】脾胃虚弱者忌服用。

功能效用

山楂有保护心肌的作用。与猪骨、大米合熬为粥，有健脾和胃、养心安神的功效。

河虾鸭肉粥

【选取原料】鸭肉 200 克，河虾 70 克，大米 80 克，料酒、生抽、姜、盐、葱各适量。

制作方法

1. 鸭肉切块，用料酒、生抽腌渍，入锅煲好。河虾入锅稍煸捞出。大米淘净泡好。
2. 锅中注水，下入大米大火煮沸，入姜丝、河虾，转中火熬煮至米粒开花。
3. 鸭肉连汁入锅，改小火煲熟，加盐调味，撒葱花即可。

【性味归经】鸭肉性味甘平；归脾、胃、肺、肾经。

【适用疗效】适用于更年期综合征。养心安神。

【用法用量】每日温热食用 1 次。

【食用禁忌】大便泄泻患者忌食用。

功能效用

鸭肉有滋脏清虚、补血行水、养胃生津、止咳息惊等功效。河虾有养血固精、益气滋阳的功效。与大米合熬粥，有养心安神的功效。

乳腺炎

豆腐杏仁花生粥

【选取原料】豆腐、南杏仁、花生仁各20克，大米110克，盐2克，味精1克。

制作方法

① 豆腐切小块。大米洗净泡发半小时。

② 锅置火上，注水后，放入大米用大火煮至米粒开花。

③ 放入南杏仁、豆腐、花生仁，改用小火煮至粥浓稠时，调入盐、味精即可。

【性味归经】杏仁性微温，味苦；归肺、大肠经。

【适用疗效】适用于乳腺炎。消肿散结，清热解毒。

【用法用量】每日食用1次。

【食用禁忌】阴虚咳嗽者忌食。

功能效用

豆腐能补益清热，常食可补脾益胃、清热润燥、利小便、解热毒。花生有健脾和胃、润肺化痰、清喉补气的功效。长食用此粥，有清热解毒的功效，可治疗乳腺炎。

青菜罗汉果粥

【选取原料】大米100克，猪肉50克，罗汉果1个，青菜20克，盐3克，鸡精1克。

制作方法

① 猪肉切丝。青菜切碎。大米淘净泡好。罗汉果打碎入锅煎煮，取汁液。

② 锅中加清水、大米，旺火煮开，改中火，下入猪肉煮至肉熟。

③ 倒入罗汉果汁，改小火，放入青菜，熬至粥成，下入盐、鸡精调味即可。

【性味归经】罗汉果性凉，味甘；归肺、脾经。

【适用疗效】适用于乳腺炎。利水消肿、清热解毒。

【用法用量】每日温热服用1次。

功能效用

罗汉果可以清热解毒、清肺利咽、散寒燥湿、化痰止咳、健脾消食、润肠通便、利水消肿。此粥有利水消肿、清热解毒的功效。

扁豆山药糯米粥

【选取原料】扁豆20克，鲜山药35克，糯米90克，红糖10克。

制作方法

① 山药去皮洗净，切块。扁豆撕去头、尾老筋，洗净，切成小段。糯米洗净，泡发。

② 锅内注入适量清水，放入糯米，用大火煮至米粒绽开时，放入山药、扁豆。

③ 用小火煮至粥成闻见香味时，放入红糖调味即食用。

【性味归经】山药性平，味甘；归肺、脾、肾经。

【适用疗效】适用于乳腺炎，可清热解毒。

【用法用量】每日温热服用1次。

【秘方来源】民间方。

功能效用

　　山药有健脾除湿、固肾益精的功效。扁豆有消暑清热、解毒消肿、健脾化湿的功效。长期食用此粥，有清热解毒的功效。

胡萝卜玉米罗汉粥

【选取原料】罗汉果、郁李仁各15克，大米100克，胡萝卜、玉米、冰糖适量。

制作方法

① 大米淘净，入清水浸泡。

② 罗汉果放入纱布袋，扎紧封口，放入锅中加适量清水熬汁。

③ 锅置火上，放入大米、郁李仁，加清水、兑入汤汁煮至八成熟。放入胡萝卜丁、玉米煮至米粒开花，放入冰糖熬煮调匀。

【性味归经】胡萝卜性味甘平；归肝、肺、脾、胃经。

【适用疗效】适用于乳腺炎。利水消肿、清热解毒。

【用法用量】每日温热服用1次。

【食用禁忌】不宜过量食用。

功能效用

　　玉米有清热利胆、调中开胃的功效。罗汉果有清热解毒、散寒燥湿、化痰止咳的功效。常食用此粥，可辅助治疗乳腺炎。

猪肚马蹄粥

【选取原料】猪肚35克，马蹄50克，大米80克，葱、姜、盐、味精、料酒适量。

制作方法

① 马蹄去皮洗净。大米淘净，浸泡半小时。猪肚洗净，切条，用盐、料酒腌制。

② 锅中注水，放入大米，大火烧开，下入猪肚、马蹄、姜片，转中火熬煮。

③ 至粥变浓稠，加盐、味精调味，撒上葱段即可。

【性味归经】猪肚性微温，味甘；归脾、胃经。

【适用疗效】适用于乳腺炎。补气健脾、清热解毒。

【用法用量】温热服用。

【食用禁忌】不宜过量食用。

功能效用

猪肚有健脾和胃、补虚等作用。马蹄有清热化痰、生津开胃、明目清音、清食消酒的功效。此粥有补气健脾、清热解毒的功效。

猪腰香菇粥

【选取原料】大米80克，猪腰100克，香菇50克，盐3克，鸡精1克，葱花少许。

制作方法

① 香菇对切。猪腰去腰臊切花刀。大米淘净浸泡半小时。

② 锅中注水，入大米以旺火煮沸，再入香菇熬煮至将成。

③ 下入猪腰，待猪腰变熟，调入盐、鸡精搅匀，撒上葱花即可。

【性味归经】猪腰性平，味咸；归肾经。

【适用疗效】适用于乳腺炎。健脾胃、清热解毒。

【用法用量】每日温热服用1次。

【食用禁忌】血脂、胆固醇高者忌服用。

【秘方来源】民间方。

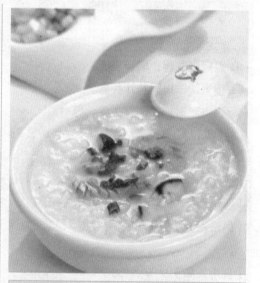

功能效用

猪腰有理肾气、舒肝脏、通膀胱等效用。香菇有补肝肾、健脾胃、益智安神、美容养颜之功效。猪腰、香菇、大米合熬为粥，有健脾胃、清热解毒的功效。

第五章
男性常见病调养药粥

 早泄

苁蓉羊肉粥

【选取原料】肉苁蓉30克，羊肉200克，粳米、葱白、生姜、食盐各适量。

制作方法

1. 煎煮肉苁蓉，取汁去渣。
2. 粳米、羊肉同药汁共煮。
3. 粥将熟时加入盐、生姜、葱白。

【性味归经】肉苁蓉性温，味甘酸咸；归肾、大肠、脾、肝、膀胱经。

【适用疗效】补肾助阳，温肾补虚，壮阳暖脾。

【用法用量】每日早晚温热服用，5～7天为一疗程。

【食用禁忌】夏季不宜服用。

【秘方来源】《药性论》。

特别提示

肉苁蓉忌用铜、铁器烹煮。

功能效用

肉苁蓉能补肾壮阳、填精益髓、润肠通便、延缓衰老，是历代补肾壮阳类处方中使用频率最高的补肾药物之一。其与性甘温能益气补虚、温中暖下的羊肉合煮为粥，能增强补肾益精的功效。

遗精

牛筋三蔬粥

【选取原料】水发牛蹄筋、糯米各100克，胡萝卜、玉米粒、豌豆各20克。

制作方法

① 胡萝卜洗净，切丁；糯米洗净；玉米粒、豌豆洗净；牛蹄筋洗净炖好切条。

② 糯米放入锅中，加适量清水，以旺火烧沸，下入牛蹄筋、玉米、豌豆、胡萝卜，转中火熬煮；改小火，熬煮至粥稠且冒气泡，调入盐、味精即可。

【性味归经】胡萝卜性平，味甘；归肝、肺、脾、胃经。

【适用疗效】补肾固摄，缩尿止遗。

【用法用量】每日温热服用1次。

【秘方来源】民间方。

功能效用

牛蹄筋有强筋壮骨之功效。豌豆能益中气、止泻痢、利小便。胡萝卜能健脾消食、补肝明目、降气止咳。此粥能强筋壮骨、补肾止遗。

猪肚槟榔粥

【选取原料】白术10克，槟榔10克，猪肚80克，大米120克。

制作方法

① 大米淘净，浸泡半小时至发透；猪肚洗净切条；白术、槟榔洗净。

② 锅中注水，放入大米，旺火烧沸，下入猪肚、白术、槟榔、姜末，转中火熬煮。

③ 待粥将成时，调入盐、鸡精，撒上葱花。

【性味归经】猪肚性微温，味甘；归脾、胃经。

【用法用量】每日温热服用1次。

【秘方来源】民间方。

功能效用

猪肚有补虚损、健脾胃的功效。白术有健脾益气、燥湿利水的功效。槟榔有杀虫、破积、下气、行水的功效。其合熬为粥，具有补脾益气的功效。

鸭肉菇杞粥

【选取原料】鸭肉80克，冬菇30克，枸杞子10克，大米120克。

制作方法

① 大米淘净；冬菇洗净切片；枸杞子洗净；鸭肉洗净切块，用料酒、生抽腌制。

② 油锅烧热，放入鸭肉过油盛出；锅加清水，放入大米旺火煮沸，下入冬菇、枸杞子，转中火熬煮至米粒开花。

③ 下入鸭肉，将粥熬煮至浓稠，调入盐、味精，撒上葱花。

【性味归经】鸭肉性平，味咸；归肺、胃、肾经。

【适用疗效】滋补肝肾。

【用法用量】每日温热服用1次。

【食用禁忌】感冒患者不宜食用。

功能效用

鸭肉有滋补、养胃、补肾、除痨热骨蒸、消水肿、止热痢、止咳化痰的功效。冬菇有补肝肾、健脾胃的功效。此粥能滋补肝肾、涩精止遗。

枸杞鸽粥

【选取原料】枸杞子50克，黄芪30克，乳鸽1只，大米80克。

制作方法

① 枸杞子、黄芪洗净；大米淘净；鸽子洗净斩块，用料酒、生抽腌制，炖好。

② 大米放入锅中，加适量清水，旺火煮沸，下入枸杞子、黄芪；中火熬煮至米开花。

③ 下入鸽肉熬煮成粥，调入盐、鸡精、胡椒粉，撒上葱花即可。

【性味归经】枸杞子性平，味甘；归肝、肾、肺经。

【适用疗效】补益脾肾、固精止遗。

【用法用量】早、晚餐食用。

【食用禁忌】脾虚泄泻者忌食。

【秘方来源】民间方。

功能效用

鸽肉有滋肾益气、祛风解毒、补气虚、益精血、暖腰膝、利小便、补肾、生机活力的功效。黄芪有补气固表、利水退肿等功效。二味与鸽肉合熬为粥，能补益肝肾、涩精止遗。

第六章
小儿常见病调养药粥

 小儿腹泻

茯苓大枣粥

【选取原料】茯苓粉20克，粳米50克，大枣10克，白糖适量。

制作方法

❶ 大枣去核，同粳米煮粥。

❷ 粥将熟时加入茯苓粉调匀。

【性味归经】茯苓性平，味甘；归心、肺、脾经。

【适用疗效】健脾益气，利水渗湿。

【用法用量】温热服用，每日2～3次。

【食用禁忌】腹胀及小便多者忌服用。

【秘方来源】民间方。

特别提示

如果有多汗、肾虚、肝脏方面的问题，请在医生的指导下服用本品。另外服用茯苓的时候要忌米醋。枣虽然可以经常食用，但一次最好别超过20枚，吃得过量会损伤消化功能，引发便秘。

功能效用

茯苓被世人誉为"除湿之圣药"，其有渗湿利水、健脾和胃、宁心安神的功效，可用来治疗小便不利、水肿胀满、呕逆、恶阻、泄泻、遗精、淋浊、惊悸、健忘等症。大枣有温中健脾和益脾的功效。二味合一，使此粥具有利水渗湿、健脾补中的功效。

小儿厌食症

香菜大米粥

【选取原料】鲜香菜少许，大米90克，红糖5克。

制作方法

① 大米泡发洗净；香菜洗净，切成细末。

② 锅置火上，注入清水，放入大米用大火煮至米粒绽开。

③ 放入香菜，改用小火煮至粥浓稠后，加入红糖调味，即可食用。

【性味归经】香菜性温，味辛。

【适用疗效】用于消化不良、小儿厌食等症，有健脾开胃、止渴、止泻之功效。

【用法用量】每日温热服用1次。

【食用禁忌】不能过量食用。

【秘方来源】民间方。

功能效用

香菜，其气味芳香，有健脾开胃的功效。粳米有补中益气、健脾养胃、益精强志、和五脏、通血脉、聪耳明目、止烦、止渴、止泻的功效。香菜与粳米煮粥，有开胃的功效。

毛豆糙米粥

【选取原料】毛豆仁30克，糙米80克，盐2克。

制作方法

① 糙米泡发洗净；毛豆仁洗净。

② 锅置火上，倒入清水，放入糙米、毛豆煮开。

③ 待粥煮至浓稠状时，调入盐拌匀即可。

【性味归经】毛豆性平，味甘；归脾、大肠经。

【适用疗效】用于消化不良等症。

【用法用量】每日温热服用1次。

【食用禁忌】对黄豆过敏者不宜多食。

【秘方来源】经验方。

功能效用

毛豆有健脾宽中、润燥消水、清热解毒、益气的功效。糙米中含有大量纤维素，可以减肥、降低胆固醇、通便等，有改善肠胃功能、净化血液、预防便秘、减肥及排毒等作用。

鲜藕雪梨粥

【选取原料】莲藕、红枣、雪梨各20克，大米80克，蜂蜜适量。

制作方法

1 雪梨去皮后洗净，切成片；红枣去核后洗净；莲藕洗净后切片；大米洗净备用。

2 锅置火上，放入水，大米煮至米粒绽开，放入雪梨、红枣、莲藕。

3 用小火煮至粥成，调入蜂蜜即可。

【性味归经】莲藕性凉，味甘。

【适用疗效】有健脾开胃、利尿的功效。

【用法用量】每日温热服用1次。

【食用禁忌】不能过量食用。

【秘方来源】经验方。

功能效用

莲藕有清热凉血、通便止泻、健脾开胃的功效；雪梨能促进食欲，帮助消化，并有利尿通便和解热的作用，可用于高热时补充水分和营养；煮熟的雪梨有助于肾脏排泄尿酸和预防痛风、风湿性关节炎。此粥亦适合小儿厌食症。

菠萝麦仁粥

【选取原料】菠萝30克，麦仁80克，白糖12克，葱少许。

制作方法

1 菠萝去皮洗净切块，浸泡在淡盐水中；麦仁洗净；葱切花。

2 锅置火上，入清水，放入麦仁煮至熟，放入菠萝同煮。

3 改用小火煮至粥浓稠，调入白糖，撒上葱花即可。

【性味归经】菠萝味甘、微酸，性微寒。

【适用疗效】用于消化不良、小便不利等症，有生津止渴、健脾之功效。

【用法用量】每日温热服用1次。

【食用禁忌】不能过量食用。

【秘方来源】民间方。

功能效用

菠萝营养丰富，有清热解暑、生津止渴的功效，可用于消化不良、小便不利、头昏眼花等症。麦仁含有丰富的糖类、蛋白质、维生素和矿物质，有养心、益肾、健脾的功效。

积滞疳积

银耳山楂大米粥

【选取原料】银耳15克，山楂片少许，大米100克，冰糖5克。

制作方法

❶ 大米洗净，用清水浸泡；银耳泡发后洗净，撕小块。

❷ 锅置火上，放入大米，加适量清水煮至七成熟。

❸ 放入银耳、山楂煮至米粒开花，加冰糖熬融后调匀便可。

【性味归经】山楂性温，味甘酸；归脾、胃、肺、肝经。

【适用疗效】宽中下气，消积导滞。

【用法用量】每日2次。

【食用禁忌】空腹、脾胃虚弱者慎服。

功能效用

　　山楂有丰富的营养，适于生食，有开胃消食的功效。银耳富含维生素、天然植物性胶质、硒等营养物质，有滋阴润燥，益气养胃、增强抵抗力、护肝的功效。其合熬为粥，有宽中下气、消积导滞的功效。

茶叶消食粥

【选取原料】茶叶适量，粳米100克。

制作方法

❶ 粳米泡发洗净，加米煮好，取汁待用。

❷ 锅置火上，倒入茶叶汁，放入大米，以大火煮开。

❸ 小火煮至粥浓稠，调入盐拌匀。

【性味归经】茶叶性甘，味苦；归心、肺、胃经。

【适用疗效】化痰消食，利尿消肿，益气提神。

【用法用量】温热服用，每日2次。

【食用禁忌】不能与药物同服。

【秘方来源】经验方。

功能效用

　　茶叶中富含叶绿素、儿茶素、咖啡因等成分，能开胃消食；粳米能促进血液循环。茶叶、大米合煮为粥，能消积食而不伤胃，特别适合儿童食用。

小儿流涎

韭菜枸杞粥

【选取原料】白米100克，韭菜、枸杞子各15克，盐2克，味精1克。

制作方法

❶韭菜洗净，切段；枸杞子洗净；白米泡发洗净。

❷锅置火上，注水后，放入白米，用大火煮至米粒开花。

❸放入韭菜、枸杞子，改用小火煮至粥成，加入盐、味精入味即可。

【性味归经】枸杞子性平，味甘；归肝、肾、肺经。

【适用疗效】益脾暖肾。

【用法用量】每日温热服用1次。

【秘方来源】经验方。

功能效用

枸杞子具有补气强精、滋补肝肾、抗衰老、止消渴、暖身体、抗肿瘤的功效。韭菜具有健胃、提神、止汗固涩、补肾助阳、固精等功效。韭菜、枸杞子、大米合熬成粥，有温脾暖肾的功效。

多味水果粥

【选取原料】梨、杧果、西瓜、苹果、葡萄各10克，大米100克，冰糖5克。

制作方法

❶大米洗净，用清水浸泡片刻；梨、苹果洗净切块；杧果、西瓜取肉切块；葡萄洗净。

❷锅置火上，放入大米，加适量清水煮至粥将成。

❸放入所有水果煮至米粒开花，加冰糖熬融后调匀便可。

【性味归经】杧果味甘、酸；归肺、脾、胃经。

【适用疗效】用于小儿流涎等症。

【用法用量】每日温热服用2次。

【食用禁忌】不能过量食用。

功能效用

梨有助消化、利尿通便的功效。杧果能延缓细胞衰老。西瓜有开胃口、助消化、去暑疾的功效。苹果有健脾养胃、润肺止咳、养心益气等作用。葡萄有降低胃酸、利胆的功效。

流行性腮腺炎

猪肉紫菜粥

【选取原料】 大米、紫菜、猪肉、皮蛋、盐、胡椒粉、葱花、枸杞子各适量。

制作方法

1. 大米洗净，放入清水中浸泡；猪肉洗净切末；皮蛋去壳，洗净切丁；紫菜泡发后撕碎。

2. 锅置火上，注入清水，放入大米煮至五成熟。

3. 放入猪肉、皮蛋、紫菜、枸杞子煮至米粒开花，加盐、麻油、胡椒粉调匀，撒上葱花即可。

【性味归经】 紫菜性寒，味甘咸；归肺经。

【适用疗效】 清热利湿。

【用法用量】 每日温热服用1次。

功能效用

紫菜有化痰软坚、清热利水、补肾养心的功效。猪肉有补虚强身、滋阴润燥的功效。此粥有清热利湿、解毒消肿的功效。

玉米须玉米粥

【选取原料】 玉米须、山药各适量，玉米粒80克，大米100克，盐2克。

制作方法

1. 玉米粒泡发洗净；山药去皮，洗净，切丁；玉米须洗净，加水煎煮，滤取汁液备用；大米泡发，洗净备用。

2. 锅置火上，注入适量清水，放入大米、玉米粒、山药烧开。

3. 倒入玉米须汁液，煮至浓稠，调入盐拌匀即可。

【性味归经】 玉米须味甘，性平；归膀胱、肝、胆经。

【适用疗效】 利尿、泄热。

【用法用量】 每日温热服用1次。

功能效用

玉米须有利尿、泄热、平肝、利胆的功效。山药有健脾、补肺、固肾、益精等功效。其合熬为粥有清热利尿、泄热的功效。

水痘

香蕉菠萝薏苡仁粥

【选取原料】香蕉、菠萝各适量，薏苡仁40克，大米60克，白糖12克。

制作方法

① 大米、薏苡仁泡发洗净；菠萝去皮洗净，切块；香蕉去皮，切片。

② 锅置火上，注入清水，放入大米、薏苡仁用大火煮至米粒开花。

③ 放入菠萝、香蕉，改小火煮至粥成，调入白糖入味，即可食用。

【性味归经】薏苡仁味甘淡，性凉；归脾、胃、肺经。

【适用疗效】健脾祛湿。

【用法用量】每日温热服用1次。

【食用禁忌】孕妇忌用。

功能效用

薏苡仁具有健脾渗湿、清热排脓、除痹、利水的功能。香蕉有养阴润燥、生津止渴的功效。香蕉、菠萝、薏苡仁、大米合熬成粥，有健脾祛湿的功效，可用于小儿水痘的治疗。

桃仁花生蛋粥

【选取原料】大米80克，核桃仁、花生米各10克，鹌鹑蛋2个，白糖、葱花适量。

制作方法

① 大米淘洗干净；鹌鹑蛋煮熟后去壳；核桃仁、花生米洗净。

② 锅置火上，注入清水，放入大米、花生米煮至五成熟。

③ 再放入核桃仁煮至米粒开花，放入鹌鹑蛋，加白糖调匀，撒上葱花即可。

【性味归经】核桃仁性味甘、温；归肾、肺、大肠经。

【适用疗效】清热除湿、散肿消毒。

【用法用量】每日温热服用1次。

【秘方来源】经验方。

功能效用

核桃仁具有补气养血、润燥化痰、肿消毒等功效。花生有健脾益胃、益气养血、润肺止咳、通便滑肠的功效。其合熬成粥有清热除湿、散肿消毒的功效。

第七章
美容美体调养药粥

肥胖

绿茶乌梅粥

【选取原料】绿茶5克，乌梅5克，大米80克，青菜、姜、红糖、盐适量。

制作方法

❶ 大米泡发，洗净后捞出；生姜去皮，洗净切丝，与绿茶一同加水煮，取汁待用；青菜洗净，切碎。

❷ 锅置火上，加入清水，倒入姜汁茶，放入大米，大火煮开。

❸ 加入乌梅肉同煮至浓稠，放入青菜煮片刻，调入盐、红糖拌匀。

【性味归经】乌梅性平，味酸、涩；归肝、脾、肺、大肠经。

【适用疗效】排毒养颜，瘦身。

【用法用量】每日温热服用1次。

【食用禁忌】妇女正常月经期以及怀孕妇女产前产后忌食之。湿热型菌痢患者忌用。

【秘方来源】经验方。

功能效用

乌梅有止泻痢、止咳的功效。绿茶有提神清心、清热解暑、消食化痰、去腻减肥、清心除烦等功效，此粥能排毒养颜，生津止渴，减肥塑身。

莱菔子大米粥

【选取原料】大米100克，莱菔子5克，陈皮5克。

制作方法

①陈皮切成小块。

②煮大米至米粒开花。

③放入莱菔子、陈皮，粥煮成后调入白糖。

【性味归经】莱菔子性辛，味甘；归脾、胃、肺经。

【适用疗效】排毒瘦身。

【用法用量】每日温热服用1次。

【食用禁忌】气虚无食积，痰滞者要慎用；服此品期间，不宜与人参同用。

【秘方来源】民间方。

功能效用

莱菔子能消食除胀、降气化痰，可用来治疗饮食停滞、脘腹胀痛、大便秘结等症；陈皮有理气健脾、调中、燥湿、化痰的功效。经常食用此粥，有排毒瘦身的功效。

绿豆莲子百合粥

【选取原料】绿豆40克，大米50克，莲子、百合、红枣各适量。

制作方法

①大米、绿豆均泡发洗净；莲子去心洗净；红枣、百合均洗净切片；葱洗净切花。

②锅置火上，倒入清水，放入大米、绿豆、莲子一同煮开。

③加入红枣、百合同煮至浓稠状，调入白糖，撒上葱花。

【性味归经】莲子性平，味甘；归脾、肾、心经。

【适用疗效】排毒瘦身。

【用法用量】每日服用1次。

【食用禁忌】素体虚寒者不宜多食。

功能效用

绿豆能清热解毒、消暑除烦、利水消肿；百合能润肺、清火、安神；莲子能强心安神、滋养补虚、止遗涩精。几味合熬为粥，能清热解毒，排毒瘦身。

玉米须荷叶葱花粥

【选取原料】玉米须、鲜荷叶各适量，大米 80 克，葱适量。

制作方法

① 荷叶熬汁。

② 大米煮至浓稠时加入荷叶汁、玉米须同煮片刻，调入盐拌匀，撒上葱花。

【性味归经】荷叶性平，味苦；归心、肝、脾经。

【适用疗效】解暑热、减肥胖。

【用法用量】每日 2 次，可作为早晚餐服用。

【秘方来源】经验方。

特别提示

鲜荷叶洗净后最好用保鲜袋封好，放在冰箱中保存。

功能效用

玉米须有利尿、平肝、利胆的功效；荷叶清香升散，有消暑利湿、健脾升阳、散瘀止血的功效。中国自古以来就把荷叶奉为瘦身的良药，因为荷花的根和叶有单纯利尿、通便的作用。二味与大米合煮为粥，能减肥。

燕麦枸杞粥

【选取原料】燕麦片 50 克，枸杞子 10 克，大米 100 克，糖适量。

制作方法

① 枸杞子、燕麦片泡发后，洗净。

② 燕麦片、大米、枸杞子一起入锅加水煮半小时至成粥。调入白糖，煮至糖溶化即可。

【性味归经】枸杞子性平，味甘；归肝、肾、肺经。

【适用疗效】益气补血、减肥塑身。

【用法用量】早、晚餐服用。

【秘方来源】经验方。

特别提示

运动前 3 小时吃燕麦片，可有效提高人体耐力。

功能效用

燕麦中含有丰富的维生素、叶酸，可以改善血液循环，缓解生活与工作带来的压力；此外还含有钙、磷、铁等矿物质，有预防骨质疏松、促进伤口愈合、防止贫血的功效。燕麦片属低热食品，食后易产生饱腹感，长期食用具有减肥的功效。

美发乌发

木瓜芝麻粥

【选取原料】木瓜20克，熟芝麻少许，大米80克，盐2克，葱少许。

制作方法

① 大米泡发洗净；木瓜去皮洗净切小块；葱洗净切花。

② 锅置火上，注入水，加入大米，煮至熟后，加入木瓜同煮。

③ 用小火煮至粥呈浓稠状时，调入盐入味，撒上葱花、熟芝麻即可。

【性味归经】芝麻性平，味甘；归脾、肺、大肠经。

【适用疗效】滋养肝肾。

【用法用量】每日温热服用1次。

【秘方来源】经验方。

功能效用

芝麻有滋养肝肾、养血润燥、通乳、养发等功效。木瓜是润肤、美颜、通便的美容圣品。木瓜、芝麻、大米合熬成粥，具有滋养肝肾、明目润燥的功效。

芝麻花生杏仁粥

【选取原料】黑芝麻10克，花生米、南杏仁各30克，大米、白糖、葱各适量。

制作方法

① 大米洗净；黑芝麻、花生米、南杏仁均洗净；葱洗净切花。

② 锅置火上，倒入清水，放入大米、花生米、南杏仁一同煮开。

③ 加入黑芝麻同煮至浓稠状，调入白糖拌匀，撒上葱花即可。

【性味归经】芝麻性平，味甘；归肝、肾、大肠经。

【适用疗效】有润肠、乌发之功效。

【用法用量】每日温热服用1次。

【食用禁忌】不能过量食用。

功能效用

芝麻能补肝，益肾，乌发，美颜，强身体，抗衰老。杏仁中镁、钙含量丰富，其内的脂肪油与挥发油更可滋润肌肤，改善血液状态，使头发亮丽。

芝麻牛奶粥

【选取原料】熟黑芝麻、纯牛奶各适量，大米80克，白糖3克。

制作方法

① 大米泡发洗净。

② 锅置火上，倒入清水，放入大米，煮至米粒开花。

③ 注入牛奶，加入熟黑芝麻同煮至浓稠状，调入白糖拌匀即可。

【性味归经】芝麻性平，味甘；归脾、肺、大肠经。

【适用疗效】补肝肾、益精血。

【用法用量】每日温热服用1次。

【食用禁忌】患有慢性肠炎、便溏腹泻者最好不吃。

【秘方来源】经验方。

功能效用

芝麻有滋养肝肾、养血润燥、减肥塑身、补血、润肠、生津、通乳、养发等功效。牛奶具有补虚损，益肺胃，生津润肠之功效。芝麻、牛奶、大米合熬成粥有补肝肾、益精血的功效。

南瓜银耳粥

【选取原料】南瓜20克，银耳40克，大米60克，白糖5克，葱少许。

制作方法

① 大米洗净；南瓜去皮洗净切小块；银耳泡发洗净，撕成小朵。

② 锅置火上，注入清水，放入大米、南瓜煮至米粒绽开后，再放入银耳。

③ 用小火熬煮成粥时，调入白糖，撒上葱花即可。

【性味归经】南瓜性温，味甘；归脾、胃经。

【适用疗效】美发乌发。

【用法用量】每日温热服用1次。

【食用禁忌】不能过量食用。

【秘方来源】经验方。

功能效用

南瓜有补中益气、清热解毒的功效。银耳能提高肝脏解毒能力，保护肝脏，有补脾开胃、益气清肠、安眠健胃、补脑、养阴清热、润燥的功效。其合熬为粥有美发乌发的功效。

芋头芝麻粥

【选取原料】 大米60克，鲜芋头20克，黑芝麻、玉米糁各适量，白糖5克。

制作方法

① 大米洗净，泡发半小时后，捞起沥干水分；芋头去皮洗净，切成小块。

② 锅置火上，注入清水，放入大米、玉米糁、芋头用大火煮熟。

③ 再放入黑芝麻，改用小火煮至粥成，调入白糖即可食用。

【性味归经】 芝麻性平，味甘；归肝、肾、大肠经。

【适用疗效】 有润肠、乌发之功效。

【用法用量】 每日温热服用1次。

【食用禁忌】 不能过量食用。

【秘方来源】 经验方。

功能效用

芋头有益胃、宽肠、通便散结、补中益肝肾、添精益髓等功效。芝麻有补肝益肾、强身的作用，还有润燥、滑肠、美发的作用。

猪骨芝麻粥

【选取原料】 大米80克，猪骨150克，熟芝麻10克，醋、盐、味精、葱花各适量。

制作方法

① 大米淘净，猪骨洗净，剁成块，入沸水中汆烫去除血水后，捞出。

② 锅中注水，下入猪骨和大米，大火煮沸，滴入醋，转中火熬煮至米粒开花。

③ 改文火熬煮至粥浓稠，加盐、味精调味，撒上熟芝麻、葱花即可。

【性味归经】 猪骨性温，味甘、咸；归脾、胃经。

【适用疗效】 有润肠、乌发之功效。

【用法用量】 每日温热服用1次。

【食用禁忌】 不能过量食用。

【秘方来源】 民间方。

功能效用

猪骨能补阴益髓、增血液、清热，可用来治疗下痢、疮疡等症。芝麻富含蛋白质、维生素等营养成分，有润肠、益肾、乌发、美颜的功效。常食用此粥有美发的功效。